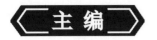
主 编

U0121734

张玉娟 朱宗敏 谷民举 刘 晓

中药药理及功效解析

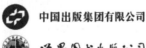
中国出版集团有限公司

世界图书出版公司
广州·上海·西安·北京

图书在版编目（ＣＩＰ）数据

中药药理及功效解析 / 张玉娟等主编 . －－ 广州：
世界图书出版广东有限公司 , 2023.11

ISBN 978-7-5232-0922-6

Ⅰ．①中…　Ⅱ．①张…　Ⅲ．①中药学－药理学　Ⅳ．
① R285

中国国家版本馆 CIP 数据核字 (2023) 第 208247 号

书　　名	中药药理及功效解析
	ZHONGYAO YAOLI JI GONGXIAO JIEXI
主　　编	张玉娟　朱宗敏　谷民举　刘　晓
责任编辑	曹桔方
出版发行	世界图书出版有限公司　　世界图书出版广东有限公司
地　　址	广州市新港西路大江冲 25 号
邮　　编	510300
电　　话	020-84460408
网　　址	http：//www.gdst.com.cn
邮　　箱	wpc_gdst@163.com
经　　销	各地新华书店
印　　刷	广州市迪桦彩印有限公司
开　　本	787mm×1092mm　1/16
印　　张	12.75
字　　数	289 千字
版　　次	2023 年 11 月第 1 版　　2023 年 11 月第 1 次印刷
国际书号	ISBN 978-7-5232-0922-6
定　　价	65.00 元

《中药药理及功效解析》
编委会

前　言

　　中药研究的重心在于中药的基本理论和常用中药的性能、功效，以及临床应用规律等，对发展中医药事业和提高我国医疗水平有着推动作用。中医理论作为中药学的指导思想，认为人作为万物之灵，其生命来源于太虚元气化生的阴阳二气；构成生命的阴阳二气除了交感变化，还需要保持和合平衡；人的生命包含形、神两个方面，是形与神合一的整体；气是推动人体生命发展的动力。人的一生中，经历生、长、壮、老、已不同的阶段性变化，各个阶段呈现不同的生理特点。因此，对中药药理和功效的研究都是以维持人体阴阳平衡展开讨论，对于人体阴阳失调、邪胜正衰的现象，在整体审查、病证结合、辨证论治后，多方复法、以平为期，进行配伍用药，做到早期干预、未病先防、既病防变、病后防复。

　　本书共两篇，包含总论和各论两部分。总论系统地介绍了重要的基本理论，包括中药的产地、采集、贮藏与炮制；中药的性能是总论的核心，阐述了中药药性的基础概念和中药治病的机制；中药的配伍包括中药配伍应用的目的、原则、规律以及禁忌。各论收载了临床上常见的中药，按主要功效分为十章进行介绍。每味药物都包含了其产地、药性、功效、功能解析、用法用量，以及药理分析等内容。

　　本书汇集了不同科室的医者从事临床多年的宝贵成果。除此之外，本书也参考了近年国内最新的应用研究和大量的权威性著作，使本书内容更加新颖和实用，以适合现代中医药的临床应用，可作为中医师和其他相关临床学科医务人员的参考用书，希望对读者有所帮助。

　　这本书虽经过编者严谨求实、反复推敲之后编写而成。但由于编者水平有限，书中可能有疏漏之处，希望广大读者能够积极批评指正，以期进一步完善和改进本书，我们将不胜感激。

编　者

2023.5

目 录

第一篇　总　论

第一章　中药的产地、采集、贮藏与炮制

中药的来源除部分人工制品外，绝大部分都是来自天然的动物、植物、矿物。中药的产地、采收与贮藏合宜，直接影响药物的质量和疗效。《神农本草经》说："阴干曝干，采造时月，生熟，土地所出，真伪陈新，并各有法。"《用药法象》也谓："凡诸草木昆虫，产之有地；根叶花实，采之有时。失其地则性味少异，失其时则性味不全。"可见，研究中药的产地、采集规律和贮藏方法，对保证和提高药材的质量和保护药源都有十分重要的意义。

中药的炮制，历史上又称"炮炙""修治"，是指中药在应用或制成各种剂型前，根据中医药理论，依照辨证施治用药的需要和药材自身性质，以及调剂、制剂的不同要求而进行必要的加工处理的过程。它既是我国制备中药饮片的一门传统制药技术，也是体现中医药学特色的特定专用制药术语。中药材大都是生药，其中不少药物必须经过一定的炮制处理，才能符合临床用药的需要。按照不同的药性和治疗要求又有多种炮制方法，同时有毒之品必须经过炮制后才能确保用药安全。有些药材的炮制还要加用适宜的辅料，并且注意操作技术和掌握火候，故《本草蒙筌》谓："凡药制造，贵在适中，不及则功效难求，太过则气味反失。"可见炮制得当，对保障药效、用药安全、便于制剂和调剂都有十分重要的意义。

第一节　中药的产地与采集

一、中药的产地

天然药材的分布和生产离不开一定的自然条件。我国疆域辽阔，地处亚洲东部，大部分地处北温带，并有大兴安岭北部的寒温带、秦岭淮河以南的亚热带，以及华南低纬度的热带，加之地貌复杂，江河湖泽、山陵丘壑、平原沃野及辽阔的海域，形成了复杂的自然地理环境，水土、日照、气候、生物分布等生态环境各地不尽相同，甚至南北迥异，差别很大，因而为各种药用动物、植物的生长和矿物的形成提供了有利的条件，各种中药材的生产无论是品种，还是产量和质量，都有一定的地域性。古代医药学家经过长期使用、观察和比较，认识到即便是分布较广的药材，由于各地自然条件的不同，其质量参差不齐，

由此逐渐形成了"道地药材"的概念。

所谓道地药材，又称地道药材，是优质纯真药材的专用名词，是指历史悠久、产地适宜、品种优良、产量宏丰、炮制考究、疗效突出、带有地域特点的药材。明代陈嘉谟《本草蒙筌》谓："凡诸草本、昆虫，各有相宜地产。气味功力，自异寻常。"说明水土气候等自然条件与药材的生产、气味的形成、疗效的高低都有着密切的关系。

道地药材的确定，与药材的产地、品种、质量等多种因素有关，而临床疗效则是其关键因素。历代医药学家都十分重视道地药材的生产。从《神农本草经》《名医别录》起，众多的本草文献都记载了道地药材的品种产地资料。中国传统的道地药材按资源分布区域主要分为川药、广药、云药、贵药、怀药、浙药、关药、北药、江南药、西药、藏药等类。道地药材是在长期的生产和用药实践中形成的，但并不是一成不变的。例如环境条件的变化使上党人参绝灭，人们遂贵东北人参；川芎在宋代始成为道地药材；三七原产广西，称为广三七、田三七，云南产者后来居上，称为滇三七，云南成为三七的新道地产区。

长期的临床医疗实践证明，重视中药产地与质量的关系，强调道地药材的开发和应用，对保证中药疗效有十分重要的作用。随着医疗事业的发展、国内外中药材需求的日益增加，再加上很多道地药材的生产周期较长、产量有限，单靠强调道地药材产区扩大生产，已经无法完全满足临床的需求。因此，在不影响疗效的前提下，研究道地药材的生态环境、栽培技术，创造特定的生产条件，对发展优质药材生产、开拓新的药源都是必要的。

当前，我们对道地药材的栽培研究，从道地药材栽培品种的地理分布及生态环境的调查、道地药材生态型与生长环境关系的研究（包括光照、温度、湿度、土壤等），到道地药材种植化的研究、道地药材的药理研究及野生变家种的生态研究等方面都做了大量的工作，动物驯养工作也在进行，从而在一定程度上满足了部分短缺药材的需求。当然，在药材的引种或驯养工作中，我们也必须要确保该品种原有的性能和疗效。

二、中药的采集

中药的采收时节和方法是确保药物质量的重要环节之一。由于动、植物在生长发育的不同时期，其药用部分所含的有效及有害成分各不相同，药物的疗效和毒副作用也往往有较大差异，因此，药材必须在适当的时节采集。唐代孙思邈《备急千金要方》云："早则药势未成，晚则盛时已歇。"《千金翼方》也谓："夫药采取，不知时节，不以阴干曝干，虽有药名，终无药实，故不依时采取，与朽木不殊，虚费人功，卒无神益。"其强调了药材适时采收的重要性。近代药物化学研究也证实，人参皂苷以8月含量最高，麻黄碱秋季含量最高；槐花在花蕾时芦丁含量最高，青蒿中青蒿素含量以7～8月中花蕾出现前为高峰，故槐花、青蒿均应在开花前采收为好。通常以入药部分的成熟程度为依据，即在药用部位的有效成分含量最高的时节采集。

（一）植物类药材的采集

每种植物都有一定的采收时节和方法，按药用部位的不同可归纳为以下几个方面：

1. 全草　大多数在植物枝叶茂盛、花朵初开时采集，从根以上割取地上部分，如益母草、荆芥、豨莶草等；如需要连根入药的则可拔起全株，如车前草、蒲公英、紫花地丁等；而需要用带叶、花、梢的更要适时采收，如夏枯草、薄荷等。

2. 叶　通常在花蕾将放或正盛开的时候采集，此时叶片茂盛、性味完壮、药力雄厚，最适于采收，如枇杷叶、荷叶、大青叶、艾叶等。有些特定的药物，如桑叶须在深秋或初冬经霜后采集。

3. 花、花粉　花类药材，一般采收未开放的花蕾或刚开放的花朵，以免气味散失、花瓣散落而影响质量，如野菊花、金银花、月季花、旋覆花等。对花期短的植物或花朵次第开放者，应分次及时摘取。以花粉入药者如蒲黄之类，须在花朵盛开时采取。

4. 果实、种子　果实类药物除青皮、枳实、覆盆子等少数药材要在果实未成熟时采收果皮或果实外，一般都在果实成熟时采收，如栝楼、马兜铃等。以种子入药者，通常在果实成熟后采集，如莲子、白果、沙苑子、菟丝子等。有些既用全草又用种子入药者，可在种子成熟后割取全草，将种子打下后分别晒干贮存，如车前草与车前子等。有些种子成熟时易脱落，或果壳易裂开、种子散失者，如小茴香、牵牛子、豆蔻等，则应在刚成熟时采集。容易变质的浆果，如枸杞子、女贞子等，最好在略熟时于清晨或傍晚时分采收。

5. 根、根（块）茎　一般以早春或深秋时节（即农历二月或八月）采收为佳，因为"春初津润始萌，未充枝叶，势力淳浓""至秋枝叶干枯，津润归流于下"，且"春宁宜早，秋宁宜晚"（《本草纲目》）。药理分析也证明，早春及深秋时植物的根或根（块）茎中有效成分含量较高，此时采集则产量和质量都较高，如天麻、葛根、玉竹、大黄、桔梗、苍术等。但也有少数例外，如半夏、延胡索等则要在夏天采收。

6. 树皮、根皮　通常在春、夏时节植物生长旺盛，植物体内浆液充沛时采集，则药性较强，疗效较高，并容易剥离，如黄柏、杜仲、厚朴等。另有些植物根皮则以秋后采收为宜，如牡丹皮、苦楝皮、地骨皮等。需要注意的是，由于木本植物生长周期长，成材缓慢，因此应尽量避免伐树取皮或环剥树皮，造成树木枯死的掠夺式方法，以保护药源。

（二）动物类药材的采集

动物类药材的采集不具有明显的规律性，因品种不同而采收各异。其具体时间须根据它们各自的生长活动季节，以保证药效及容易获取为原则。如一般潜藏在地下的全蝎、土鳖虫、地龙、蟋蟀、蝼蛄、斑蝥等虫类药材，大多在夏末秋初捕捉其虫，此时气温高，湿度大，宜生长，是采收的最好季节；桑螵蛸为螳螂的卵鞘，蜂房为黄蜂的蜂巢，这类药材多在秋季卵鞘、蜂巢形成后采集，并用开水煮烫以杀死虫卵，以免来年春天孵化成虫；再如蝉蜕为黑蚱若虫羽化时蜕的皮壳，多于夏秋季采取；蛇蜕为锦蛇、乌梢蛇等多种蛇类蜕下的皮膜，因其反复蜕皮，故全年可以采收，唯3～4月最多；又蟾酥为蟾蜍耳后腺分泌物干燥而成，此药宜在夏、秋二季蟾蜍多活动时采收，此时容易捕捉，腺液充足，质量最佳；石决明、海蛤壳等海生贝壳类药材，多在夏秋季捕采，此时生长发育旺盛，钙质充足，药效最佳。

（三）矿物类药材的采集

矿物类药材成分较为稳定，故全年随时可采收。

总之，植物药、动物药及矿物药，其采收方法各不相同。正如《本草蒙筌》所谓："茎叶花实，四季随宜。采未老枝茎，汁正充溢；摘将开花蕊，气尚包藏；实收已熟，味纯；叶采新生，力倍。入药诚妙，治病方灵。其诸玉石禽兽虫鱼，或取无时，或收按节，亦有深义。匪为虚文，并各遵依，毋恣孟浪。"足见药材不同，采收方法各异，但还是有一定规律可循的。

第二节　中药的贮藏

中药在运输、贮藏过程中，如果管理不当、养护不善，在外界条件和自身性质相互作用下，就会逐渐发生物理、化学变化，出现发霉、虫蛀、变色、变味、泛油、风化等现象，直接影响药物的质量与疗效，这种现象称为中药的变异现象。中药的变异现象不仅取决于中药自身的性质（包括所含化学成分及其性质、含水量等），而且和外界环境密切相关。掌握中药各种变异现象及特色，了解发生变异的原因，才能有效地进行防治，从而保证临床用药的安全有效。

一、影响中药变异的常见外界因素

（一）温度

中药在常温下成分基本稳定，利于贮藏，但当温度升至 34 ℃及以上时某些中药就会发生变异，如含油脂较多的苦杏仁、柏子仁等油分外溢，含糖类较多的黄精、玉竹黏连、变味等。而温度低于 0 ℃时，某些含水量较高的中药（如鲜地黄、鲜石斛等）所含水分就会结冰，细胞壁及原生质受损，从而导致中药疗效降低。

（二）湿度

湿度可影响中药的含水量，直接引起中药的潮解、溶化、糖质分解、霉变、风化、干裂等各种变化。

（三）空气

空气中的氧和臭氧对中药的质变起着重要作用。害虫的生长发育及繁殖都离不开氧，因此，改变空气成分的组成比例是防治害虫的有效途径之一。

（四）日光

长时间的日光照射会促使中药成分发生氧化、分解、聚合等光化反应，日光中的紫外线和热还可使含蛋白质的中药材变性、色素分解。

（五）微生物

微生物是中药材发霉、腐烂的主要因素。中药材中的营养物质，包括脂肪、蛋白质、碳水化合物和水分等有利于微生物的生长繁殖，其中霉菌类是造成中药发霉变质的主要微生物。

（六）虫害

由于中药来源广泛，受采收、加工、运输、贮藏、包装等多种途径的影响，加之害虫生物学特性多样，容易对药物构成不同程度的污染和危害。在常用的中药饮片中，易被虫蛀的占 4% 以上。

（七）鼠害

鼠类易破坏中药的包装，造成药物的窃食，同时还可造成排泄物污染、病毒及致病菌传播等危害，尤其是死鼠对中药危害更大。

二、中药常见的变质情况

（一）虫蛀

虫蛀是指害虫侵入中药内部所引起的破坏性作用。中药材（饮片）及其制剂大都含有淀粉、脂肪、糖、氨基酸等，营养丰富，当温度在 25～32 ℃、空气相对湿度在 7%～8%，中药材及饮片含水量在 15% 以上时，极易滋生害虫，发生虫蛀。中药经虫蛀后，会形成蛀孔，产生蛀粉，成分损耗，且会受排泄物污染，造成疗效降低，甚至完全失效。如泽泻、莲子、甘草、党参等最易受虫蛀蚀心。

（一）发霉

发霉是指在适当温度（20～35 ℃）和湿度（相对湿度 75% 以上或中药含水量超过 15%）及足够的营养条件下，中药表面附着或内部寄生的霉菌繁殖滋生的现象。它能够侵蚀药材内部组织，使其变质，以致失效。

（二）变色

变色是指中药在采收、加工、贮藏过程中，由于受到温度、空气、日光的影响而引起中药自身原有色泽改变的现象。变色的原因主要是中药所含化学成分不稳定，或由于酶的作用而发生氧化、聚合、水解等反应而产生新的有色物质。如花类药材，光线直射过久就会褪色。颜色的变化不仅影响外观，更重要的是有可能发生有效成分的变化。

（三）走油

走油也称泛油，是指含有脂肪油、挥发油、黏液质、糖类等成分较多的中药，在温度和湿度较高的条件下，出现的油润、返软、发黏、颜色变深等现象。因此，贮藏这类药材，必须将其放置在阴凉干燥处。

此外，常见的变异现象还包括中药的气味散失、风化、潮解、粘连融化、升华、腐烂等。因此，要恰当地贮藏中药，以避免上述常见中药变异现象的发生。

三、常用的中药贮藏和养护方法

（一）干燥养护

干燥是保存中药的最基本条件，因为没有水分，许多化学变化就不会发生，微生物也不易繁殖。常用的干燥方法有晒干法、阴干法、烘干法、木炭干燥法、生石灰干燥法、通风干燥法、密封吸湿干燥法、微波干燥法、远红外干燥法、太阳能集热器干燥法等方法。如细辛、辛夷宜阴干，大黄、山药可以烘干，人参、鹿茸采用石灰干燥法，款冬花、红花运输时常采用木炭干燥法。

（二）冷藏养护

采用低温（0～10℃）贮存方法，可以有效防止不宜烘晾中药发生生虫、发霉、变色等变异现象。低温冷藏不仅可以防止中药材及饮片的有效成分变化或散失，还可以防止菌类孢子和虫卵的繁殖，如人参、哈蟆油等常用此法。

（三）密封养护

密封或密闭贮藏可以避免外界空气、光线、温度、湿度、微生物、害虫等对中药质量的影响，可在密闭容器中添加石灰、沙子、糠壳、木炭等吸湿剂或贮藏于地下室。如刺猬皮、蜣螂虫等动物类药材可以采用生石灰埋藏贮存，熟地黄、龙眼肉等可用薄膜材料密封于密闭容器贮藏等。

（四）化学药剂养护

本法主要适用于储存大量药材的仓库。但由于化学杀虫剂往往对人体也有不良影响，因此适用于中药的防霉杀虫剂很少，以选择毒性小的为宜，常选用不易残留的化学熏蒸法来灭菌杀虫。常用磷化铝或硫黄熏蒸，需要注意熏蒸后通风排毒。

（五）对抗同贮养护

本法为利用不同性能的中药和特殊物质同贮具有相互制约，抑制虫蛀、霉变、泛油现象等作用的传统贮藏养护方法。如泽泻、山药等与牡丹皮同贮防虫保色，番红花与冬虫夏草同贮防冬虫夏草生虫，花椒与地龙、蕲蛇、金钱白花蛇及全蝎同贮防虫蛀，冰片与灯心草同贮防霉变等。此外，乙醇或高浓度白酒是良好的杀菌剂，某些药物与乙醇或白酒密封贮存，也是较好的养护方法。

（六）气调养护

气调即空气组成的调整，简称"CA"贮藏。气调养护，系指通过采用一定的技术措施调节或控制密封容器内的气体组成成分，降低氧的浓度以防中药变质的方法，是一种无毒、无污染、科学而经济的贮藏方法。

此外，近年来还出现 ^{60}Co-γ 射线辐射技术、气幕防潮技术、气体灭菌技术、无菌包装技术、埃-京氏杀虫技术、高频介质电热杀虫技术等。我们应根据中药的品种、特性、季节气温的变化采取不同的措施，对特殊中药应重点保护，做到科学养护，保证质量，降低损耗。

第三节　中药的炮制

一、中药炮制的目的

（一）纯净药材，保证质量，分拣药物，区分等级

一般中药原药材多附着泥土、夹带沙石及非药用部分和其他异物，必须经过挑拣修治，水洗清洁，才能使药物纯净，方可保证质量，以供药用。如石膏挑出沙石、茯苓去净泥土、防风去掉芦头、黄柏刮净粗皮、鳖甲除去残肉、枳壳去瓤、远志抽心等。同一药物，来源不同，入药部位还需分拣入药，如麻黄（草质茎）、麻黄根、荷叶、莲子等。再如人参、鹿茸、冬虫夏草、三七等贵重药材尚须分拣，区分优劣等级。

（二）切制饮片，便于调剂制剂

将净选后的中药材，经过软化、切削、干燥等加工工序，制成一定规格的饮片（如片、段、丝、块等）。它便于准确称量、计量，按处方调剂，同时增加饮片与溶剂之间的接触面积，利于有效成分的煎出，便于制剂。一些矿物、介壳类药物如磁石、代赭石、石决明、牡蛎等，经煅烧、醋淬等炮制处理，使之酥脆，同样也是为了有效成分易于煎出。

（三）干燥药材，利于贮藏

药材经晒干、阴干、烘干、炒制等炮制加工处理，使之干燥，并使所含酶类失去活性，防止霉变，便于保存，久不变质。特别是一些具有活性的药材，如种子药材白扁豆、赤小豆等，必须加热干燥，才能防止萌动变质。再如桑螵蛸、蜂房、刺猬皮等动物药，不经干燥处理就更难保存了。药材的酒制品、醋制品均有一定的防腐作用。

（四）矫味、矫臭，便于服用

动物药及一些具有特殊气味的药物，经过麸炒、酒制、醋制等处理后，能起到矫味和矫臭的作用，如酒制乌梢蛇、醋炒五灵脂、麸炒白僵蚕、滑石烫刺猬皮、水漂海藻、麸炒斑蝥等，以便临床服用。

（五）降低毒副作用，保证安全用药

一些毒副作用较强的药物经过加工炮制后，可以明显降低药物的毒性和副作用，使之广泛用于临床，并保证安全用药。如巴豆压油取霜，醋煮甘遂、京大戟，酒炒常山，甘草银花水煮川乌、草乌，姜矾水制半夏、天南星等，均能降低其毒副作用。

（六）增强药物功效，提高临床疗效

如延胡索醋制以后能增强活血止痛功效，百部、紫菀、款冬花蜜制增强润肺止咳作用，大黄酒制后活血作用增强，淫羊藿用羊脂炒后能增强补肾助阳作用。

（七）改变药物性能，扩大应用范围

如生地黄清热凉血、养阴生津，而酒制成熟地黄后则成补血滋阴、益精填髓之品；生

首乌补益力弱且不收敛，能截疟解毒、润肠通便，经黑豆汁拌蒸成制首乌后功专补肝肾、益精血；再如生天南星加生姜、白矾制后称制南星，功能燥湿化痰、祛风止痉，药性辛温燥烈，而经牛胆汁制后称胆南星则变为药性凉润、清化热痰、息风定惊之品。由此可见药物经炮制之后，可以改变药物性能，扩大应用范围，使之更适应病情的需要。

（八）引药入经，便于定向用药

有些药物经炮制后，可以在特定脏腑经络中发挥治疗作用，《本草蒙筌》所谓"入盐走肾脏""用醋注肝经"就是这个意思。如知母、黄柏、杜仲经盐炙后，可增强入肾经的作用；如柴胡、香附、青皮经醋炙后，增强入肝经的作用，便于临床定向选择用药。

二、中药炮制的方法

炮制方法是历代逐步发展和充实起来的。参照前人的记载，根据现代实际炮制经验，炮制方法一般来讲可以分为以下五类。

（一）修治

修治包括纯净、粉碎、切制药材三道工序，为进一步加工贮存、调剂、制剂和临床用药做好准备。

1. 纯净药材　借助一定的工具，用手工或机械的方法，如挑、筛、簸、刷、刮、挖、撞等方法，去掉泥土杂质、非药用部分及药效作用不一致的部分，使药物清洁纯净，这是原药材加工的第一道工序。如拣去辛夷花的枝、叶，筛选王不留行及车前子，簸去薏苡仁的杂质，刷除枇杷叶、石韦叶背面的绒毛，刮去厚朴、肉桂的粗皮，挖掉海蛤壳、石决明的肉留壳，撞去白蒺藜的硬刺。再有如西洋参、天麻、冬虫夏草等按药材质量不同，经过挑选区分药材的等级。

2. 粉碎药材　以捣、碾、研、磨、镑、锉等方法，使药材粉碎达到一定粉碎度，以符合制剂和其他炮制的要求，便于有效成分的提取和利用。如贝母、砂仁、郁李仁等用铜药缸捣碎便于煎煮；琥珀研末便于吞服；水牛角、羚羊角等用镑刀镑成薄片或碎屑，或以锉刀锉成粉末，便于制剂或服用。现多用药碾子、粉碎机直接研磨成粉末，如人参粉、贝母粉、三七粉、黄连粉等，以供散剂、制剂或其他炮制使用。

3. 切制药材　用刀具采用切、铡的方法将药切成片、段、丝、块等一定的规格，使药物有效成分易于溶出，并便于进行其他炮制，也利于干燥、贮藏和调剂时称量。根据药材性质或制剂及临床需要的不同，还有不同的切制规格要求，如槟榔宜切薄片，白术宜切厚片，甘草宜切圆片，肉桂宜切圆盘片，黄芪宜切斜片，麻黄、白茅根宜切段，葛根宜切块等。

（二）水制法

用水或其他液体辅料处理药材的方法称为水制法。其目的主要是清洁药物、除去杂质、软化药物、便于切制、降低毒性及调整药性等。常见的水制方法有漂洗、浸泡、闷润、喷洒、水飞等。

1. 漂洗　其方法是将药物置于宽水或长流水中，反复地换水，以除去杂质、盐味及腥味。

如将芦根、白茅根洗去泥土杂质，海藻、昆布漂去盐分，紫河车漂去腥味等。

2. 浸泡　将质地松软或经水泡易损失有效成分的药物，置于水中浸湿后立即取出，称为"浸"，又称"沾水"；而将药物置于清水或辅料药液中，使水分渗入，药材软化，便于切制，或用以除去药物的毒性及非药用部分，称为"泡"。如用白矾水浸泡半夏、天南星，用胆巴水浸泡附子等。操作时要根据浸泡的目的、季节、气温的不同，掌握浸泡时间及搅拌和换水次数，以免药材腐烂变质影响药效。

3. 闷润　根据药材质地的软坚、加工时的气温、工具的不同，而采用淋润、洗润、泡润、浸润、晾润、盖润、伏润、露润、复润、双润等多种方法，使清水或其他液体辅料徐徐渗入药物组织内部，至内外湿度均匀，便于切制饮片。例如淋润荆芥、泡润槟榔、酒洗润当归、姜润厚朴、伏润天麻、盖润大黄等。

4. 喷洒　对一些不宜用水浸泡，但又需要潮湿者，可采用喷洒湿润的方法。而在炒制药物时，按不同要求，可喷洒清水、酒、醋、蜜水、姜汁等辅料药液。

5. 水飞　是借药物在水中的沉降性质分取药材极细粉末的方法。将不溶于水的药材粉碎后置乳钵、碾槽、球磨机等容器内，加水共研，然后再加入多量的水搅拌，粗粉即下沉，细粉混悬于水中，随水倾出，剩余之粗粉再研再飞，倾出的混悬液静置沉淀后，将水除净，干燥后即成极细粉末。此法所制粉末既细，又减少了研磨中粉末的飞扬损失，常用于矿物类、贝壳类药物的制粉，如水飞朱砂、炉甘石、滑石、海蛤壳、雄黄等。

（三）火制

火制是将药物经火加热处理的方法。根据加热的温度、时间和方法的不同，可分为炒、炙、煅、煨等。

1. 炒　将药物置锅中加热不断翻动，炒至一定程度取出。根据炒法的操作及加辅料与否，可分为清炒法（单炒法）和加辅料炒法（合炒法）。

（1）清炒法：根据加热程度不同分为炒黄、炒焦和炒炭。①炒黄：是将药物炒至表面微黄或能嗅到药物固有的气味为度，如炒牛蒡子、炒苏子。②炒焦：是将药物炒至表面呈焦黄，或焦褐色，内部颜色加深，并具有焦香气味，如焦山楂、焦白术、焦麦芽等。③炒炭：是将药物炒至外部枯黑，内部焦黄为度，即"炒炭存性"，如艾叶炭、地榆炭、姜炭等。药材炒炭后要洒水，以免复燃。炒黄、炒焦使药材易于粉碎加工，并缓和药性。种子类药材炒后则煎煮时有效成分易于溶出。而炒炭能缓和药物的烈性或副作用，或增强其收敛止血、止泻的作用。

（2）加辅料炒法：根据所加辅料的不同而分为麦麸炒、米炒、土炒、砂炒、蛤粉炒和滑石粉炒等法。其中，加砂、蛤粉或滑石粉炒的方法也称"烫"。它是先在锅内加热中间物体（如砂、蛤粉、滑石粉等），温度可达 $150 \sim 300℃$，用以烫制药物，使其受热均匀，质地酥脆或鼓起，烫毕，筛去中间物体，至冷即得。如蛤粉烫阿胶、滑石粉烫制刺猬皮等。

2. 炙　将药物与液体辅料共置锅中加热拌炒，使液体辅料渗入药物组织内部或附着于药物表面，以改变药性、增强疗效或降低毒副作用的方法。常用的液体辅料有蜜、酒、醋、姜汁、盐水等。如蜜炙百部、款冬花、枇杷叶可增强润肺止咳作用；酒炙川芎、当归、牛膝可增强活血之功；醋炙香附、柴胡可增强疏肝解郁之功；醋制芫花、甘遂、京大戟可降低毒性；盐炙杜仲、补骨脂可引药入肾和增强补肾作用；酒炙常山可减弱催吐作用；姜炙半夏、竹茹可增强止呕作用。

3. 煅 将药物用猛火直接或间接煅烧，使质地松脆，易于粉碎，便于有效成分的煎出，以充分发挥疗效。坚硬的矿物药或贝壳类药多直接煅烧，以煅至透红为度，如紫石英、龙骨、牡蛎。间接煅是将药物置于耐火容器中密闭煅烧，至容器底部红透为度，如棕榈炭、血余炭等。

4. 煨 将药物用湿面或湿纸包裹，置于热火灰中或用吸油纸与药物隔层分开进行加热的方法。其目的是除去药物中的部分挥发性及刺激性成分，以缓和药性，降低副作用，增强疗效。如煨肉豆蔻、煨木香、煨生姜、煨葛根等。

（四）水火共制

这类炮制方法既要用水又要用火，有些药物还必须加入其他辅料进行炮制，包括煮、蒸、炖、淬等方法。

1. 煮法 是将药物与水或辅料置锅中同煮的方法。它可减弱药物的毒性、烈性或附加成分，增强药物的疗效。它又分为两种：不留残液煮法，如醋煮芫花、狼毒至醋液吸尽为度；弃残液煮法，即将药物与辅料溶液共煮一定时间后把药物捞出，弃除剩余液体，如姜矾煮半夏。

2. 蒸法 是以水蒸气或附加成分将药物蒸熟的方法，它分为清蒸或加辅料蒸两种方法。目的在于改变药物性能或增强药物疗效。如何首乌经反复蒸晒后不再有解毒、截疟、通便作用，而专供补肝肾、益精血。

3. 炖法 是蒸法的演变和发展，其方法是将药物放置于钢罐或者搪瓷器皿中，同时加入一定的液体辅料，盖严后，放入水锅中炖一定时间。其优点是不丢失药效，防止辅料挥发，如炖制熟地黄或黄精。

4. 淬法 是将药物煅烧红后，迅速投入冷水或液体辅料中，使其酥脆的方法。淬后不仅药物易于粉碎，且辅料被其吸收，可发挥预期疗效。如醋淬自然铜、鳖甲，黄连煮汁淬炉甘石等。

（五）其他制法

1. 制霜 药物经过去油制成松散粉末或析出细小结晶或升华、煎熬成粉渣的方法。制霜法根据操作方法不同分为去油制霜（如巴豆霜）、渗析制霜（如西瓜霜）、升华制霜（如砒霜）、煎煮制霜（如鹿角霜）等。

2. 发酵 在一定条件（如温度等）下使药物发酵，从而改变药物原来的性质，可增强和胃消食的作用，如六神曲、建曲、半夏曲等。

3. 发芽 将具有发芽能力的种子药材用水浸泡后，经常保持一定的湿度和温度，使其萌发幼芽的方法，如稻芽、谷芽、麦芽。

4. 精制　多为水溶性天然结晶药物，先经过水溶除去杂质，再经浓缩、静置后析出结晶即成。如将朴硝精制成芒硝、玄明粉。

5. 药拌　药物中加入其他碾成粉末的固体辅料拌染而成，如朱砂拌茯神、砂仁拌熟地黄。

第二章　中药性能特点

中医学认为，任何疾病的发生、发展过程都是致病因素（邪气）作用于人体，引起机体正邪斗争，从而导致阴阳气血偏盛偏衰或脏腑经络功能活动失常的结果。因此，中药治病的基本作用不外是扶正祛邪，消除病因，恢复脏腑经络的正常生理功能；纠正阴阳气血偏盛偏衰的病理现象，使之最大限度恢复到正常状态，达到治愈疾病、恢复健康的目的。

药物之所以能够针对病情发挥作用，是由于药物本身各自具有若干特性和作用，前人将之称为药物的偏性，意思是说以药物的偏性来纠正疾病所表现出来的阴阳气血偏盛偏衰。中药的性能是中药作用的基本性质和特征的高度概括，也是中医药理论指导下认识和使用中药，并用以阐明其药效机制的理论依据。中药的性能也称药性，它包括药物发挥疗效的物质基础和治疗过程中所体现出来的作用。

研究药性形成的机制及其运用规律的理论称为药性理论，其基本内容包括四气五味、升降浮沉、归经、有毒无毒等。徐灵胎在《神农本草经百种录·上品·丹砂》中总结说："凡药之用，或取其气，或取其味，或取其色，或取其形，或取其质，或取其性情，或取其所生之时，或取其所成之地，各以其所偏胜而即资之疗疾，故能补偏救弊、调和脏腑，深求其理，可自得之。"此外，历代医药文献对中药的补泻、润燥、轻重、缓急、动静等方面也有论述，它们虽也属于药性理论的范畴，但相对较为次要，其含义有的相互交叉或包容，故在此不作具体介绍。

药性理论是我国历代医家在长期医疗实践中，以阴阳、脏腑、经络学说为依据，根据药物的各种性质及其所表现出来的治疗作用总结出来的用药规律。它是中医学理论体系中的一个重要组成部分，是学习、研究、运用中药所必须掌握的基本理论知识。

中药的性能与性状是两个不同的概念。中药的性能是对中药作用性质和特征的概括，是依据用药后的机体反应而归纳出来的，以人体为观察对象。中药的性状是指药物形状、颜色、气味、滋味、质地（包括轻重、疏密、坚软、润燥等），以药物（药材）为观察对象。前人将药物的性状和性能相联系，并用药物的性状，即一般所说的形色、气味、质地、入药部位等解释药物作用的原理。随着认识的深入，前人也意识到两者的含义、认识方法截然不同，不能混淆。

中药的作用包括治疗作用和不良作用（不良反应）。中药的治疗作用又称为中药的功效，中药的不良作用包括副作用和毒性反应。充分而正确地利用中药的治疗作用，尽量避免不良反应的发生，即确保用药安全、有效，这是临床用药的一条基本原则。

第一节 四 气

每味药物都有四气五味的不同，因而也就具有不同的治疗作用。历代本草文献在论述药物的功用时，首先标明其"气"和"味"，可见气与味是药物性能的重要标志，这对于认识各种药物的共性和个性以及临床用药都有实际意义。

四气，就是寒热温凉四种不同的药性，又称四性。它反映了药物对人体阴阳盛衰、寒热变化的作用倾向，为药性理论的重要组成部分，是说明药物作用的主要理论依据之一。四气之中寓有阴阳含义，寒凉属阴，温热属阳。寒凉与温热是相对立的两种药性，而寒与凉之间、温与热之间则仅是程度上的不同，即"凉次于寒""温次于热"。有些本草文献对药物的四性还用"大热""大寒""微温""微寒"加以描述，这是对中药四气程度的进一步区分，示以斟酌使用。然从四性本质而言，只有寒热两性的区分。

四性以外还有一类平性药，是药性的寒热界限不很明显、药性平和、作用缓和的一类药，如党参、山药、甘草等。平性能否入性，医家见解不同。有的主张"平应入性"，如《神农本草经》载药365种，平性药占100余种；李时珍在《本草纲目·草部》卷前绪论中说"五性焉，寒热温凉平"，第一个提出五性分类法。如天麻性平，凡肝风内动，惊厥抽搐，不论寒热虚实皆可应用。可见无论是文献记载，还是临床实践，均显示平性是客观存在的，"平"应入性。然而也有不少医家认为虽称平性，但实际上也有偏温偏凉的不同，如甘草性平，生用性凉，炙用则性偏温，所以平性仍未超出四性的范围，是相对而言的，它不是绝对的平性，因此仍称四气（四性）而不称五气（五性）。

药性的寒热温凉是由药物作用于人体所产生的不同反应和所获得的不同疗效而总结出来的，与所治疗疾病的寒热性质是相对而言的。故药性的确定是以用药反应为依据，以病证寒热为基准。能够减轻或消除热证的药物，一般属于寒性或凉性；反之，能够减轻或消除寒证的药物，一般属于温性或热性。如病人表现为高热烦渴、面红目赤、咽喉肿痛、脉洪数，这属于阳热证，用石膏、知母、栀子等药物治疗后，上述症状得以缓解或消除，说明这些药物药性是寒凉的；反之，如病人表现为四肢厥冷、面色㿠白、脘腹冷痛、脉微欲绝，这属于阴寒证，用附子、肉桂、干姜等药物治疗后，上述症状得以缓解或消除，说明这些药物的药性是温热的。

一般来讲，寒凉药分别具有清热泻火、凉血解毒、滋阴除蒸、泻热通便、清热利尿、清化热痰、清心开窍、凉肝息风等作用，主要用于实热烦渴、温毒发斑、血热吐衄、火毒疮疡、热结便秘、热淋涩痛、湿热黄疸、湿热水肿、痰热喘咳、高热神昏、热极生风等一系列阳热证。而温热药分别具有温里散寒、暖肝散结、补火助阳、温阳利水、温经通络、引火归元、回阳救逆等作用，主要用于中寒腹痛、寒疝作痛、阳痿不举、宫冷不孕、阴寒水肿、风寒痹证、血寒经闭、虚阳上越、亡阳虚脱等一系列阴寒证。

由于寒与凉、热与温之间具有程度上的差异，因而在用药时也要注意。如当用热药而用温药、当用寒药而用凉药，则病重药轻达不到治愈疾病的目的；反之，当用温药而用热药则反伤其阴，当用凉药反用寒药则易伤其阳。至于表寒里热、上热下寒、寒热中阻而致的寒热错杂的复杂病证，则当寒、热药并用，使寒热并除。若为寒热错杂、阴阳格拒的复杂病证，又当采用寒热并用佐治之法治疗。又《素问·六元正纪大论篇》提出"寒无犯寒""热无犯热"，这是指掌握四气理论根据季节不同指导临床用药的规律。一般是指在寒冬时无实热证者，不要随便使用寒药，以免损伤阳气；而在炎热夏季无寒证者不要随便使用热药，以免伤津化燥。如遇到真寒假热证则当用热药治疗，必要时反佐以寒药；真热假寒证则当选用寒药以治之，必要时反佐以热药。不可真假混淆。

第二节　五　味

所谓五味，是指药物有酸、苦、甘、辛、咸不同的药味，因而具有不同的治疗作用。有些药物还具有淡味或涩味，因而实际上不止五种。但由于酸、苦、甘、辛、咸是其最基本的五种药味，所以仍然称为五味。

五味的产生，首先是通过口尝，一进入口腔，味觉器官就会感受到真实滋味。然而和四气一样，五味更重要的还是人们通过长期的临床实践观察，发现不同味道的药物作用于人体，产生不同的反应，获得不同的治疗效果，从而总结归纳出五味理论。也就是说，五味不仅仅是药物味道的真实反映，更重要的是对药物作用的高度概括。自从五味作为归纳药物作用的理论出现后，五味的"味"也就超出了味觉的范围，建立在功效的基础之上了。因此，本草书籍的记载中有时会出现某味药物的"味"与实际口尝味道不相符的地方。总之，五味的含义既代表了药物味道的"味"，又包含了药物作用的"味"，而后者构成了五味理论的主要内容。五味的实际意义，一是标示药物的真实滋味，二是提示药物作用的基本范围。

五味与四气一样，也具有阴阳五行的属性，前人将其概括为辛甘淡属阳、酸苦咸涩属阴。《尚书·洪范》最初定义了与五行相配属的五种味："五行：一曰水，二曰火，三曰木，四曰金，五曰土。水曰润下，火曰炎上，木曰曲直，金曰从革，土爰稼穑。润下作咸，炎上作苦，曲直作酸，从革作辛，稼穑作甘。"由此可见，酸味属木、苦味属火、甘味属土、辛味属金、咸味属水。

《素问·脏气法时论篇》指出："辛散，酸收，甘缓，苦坚，咸软。"这是对五味作用的最早概括。后世医家在此基础上进一步补充，日臻完善。现据前人的论述，结合临床实践，将五味所代表药物的作用及主治病证分述如下：

1. 辛　具有发散、行气、行血的作用。一般来讲，解表药、祛风湿药、行气药、活血药多具有辛味。因此辛味药多用治表证、风湿痹证及气滞、血瘀之证。如紫苏叶发散风寒、徐长卿祛风除湿、木香行气止痛、川芎活血化瘀等。但是，不能认为辛香、辛辣的药物都能发散或行气活血。《本草备要》等书中除了记载辛能散、能行，还谈到辛能润，一般认为是用辛味的药来行气活血，间接收到了滋润的效果，属于一种间接效果。

2. 甘 具有补益、和中、调和药性和缓急止痛的作用。一般来讲，滋养补虚、消食和胃、调和药性及缓解疼痛的药物多具有甘味。甘味药多用治正气虚弱、食积不化、脘腹挛急疼痛及调和药性、中毒解救等几个方面。如人参大补元气、熟地滋补精血、神曲消食和胃、饴糖缓急止痛、甘草调和药性并解药食中毒等。

3. 酸 具有收敛、固涩的作用。一般固表止汗、敛肺止咳、涩肠止泻、固精缩尿、固崩止带的药物多具有酸味。酸味药多用治自汗盗汗、肺虚久咳、久泻久痢、遗精滑精、遗尿尿频、崩带不止等滑脱不禁的病证。如五味子固表止汗、乌梅敛肺止咳、五倍子涩肠止泻、山茱萸涩精止遗、金樱子固精缩尿止带等。此外，部分酸味药具有生津的作用，也可用治津亏口渴，如乌梅、酸枣仁等。

4. 苦 具有清泄火热、泄降气逆、通泄大便、燥湿、坚阴（泻火存阴）等作用。一般来讲，清热泻火、下气平喘、降逆止呕、通利大便、清热燥湿、散寒燥湿、泻火存阴的药物多具有苦味。苦味药多用治火热证、喘咳、呕恶、便秘、湿证、阴虚火旺等。如黄芩、栀子清热泻火，苦杏仁、葶苈子降气平喘，半夏、陈皮降逆止呕，大黄、芒硝泻热通便，龙胆草、黄连清热燥湿，苍术、厚朴苦温燥湿，知母、黄柏泻火存阴等。

5. 咸 具有泻下通便、软坚散结的作用。一般来讲，泻下通便及软化坚硬、消散结块的药物多具有咸味。咸味药多用治大便燥结、痰核、瘿瘤、癥瘕痞块等证。如芒硝泻热通便，海藻、牡蛎消散瘿瘤，鳖甲软坚消癥等。此外，《素问·宣明五气篇》还有"咸走血"之说。肾属水，咸入肾，心属火而主血，咸走血即以水胜火之意。如大青叶、玄参、紫草、青黛、白薇都具有咸味，均入血分，同具有清热凉血解毒之功。《素问·至真要大论篇》又云："五味入胃，各归所喜……咸先入肾。"故不少入肾经的咸味药如紫河车、海狗肾、蛤蚧、龟甲、鳖甲等都具有良好的补肾作用。同时为了引药入肾，增强作用，不少药物如知母、黄柏、杜仲、巴戟天等用盐水炮制也是这个意思。

6. 淡 有些具有利水渗湿作用的药物具有淡味。淡味药多用治水肿、脚气浮肿、小便不利等。如薏苡仁、通草、灯心草、茯苓、猪苓、泽泻等。由于《神农本草经》未提及淡味，后世医家主张"淡附于甘"，故只言五味。

7. 涩 与酸味药的作用相似，具有收敛、固涩的作用。涩味药多用治自汗盗汗、久泻久痢、遗尿尿频、遗精滑精、崩带不止等滑脱不禁的病证。如莲子固精止带，赤石脂、禹余粮涩肠止泻，海螵蛸收敛止血等。故本草文献常以酸味代表涩味功效，或与酸味并列，标明药性。

五味还可与五脏联系起来。如《素问·宣明五气篇》中"酸入肝、辛入肺、苦入心、咸入肾、甘入脾"，即作了概括的说明。但这仅是一般的规律，并不是一成不变的。如黄柏味苦、性寒，作用是泻肾火而不是泻心火；枸杞子味甘，作用是补肝肾而不是补脾等。

因此不能机械地看待这一问题。

由于每种药物都同时具有性和味，因此两者必须综合起来看。一般来讲，气味相同，作用相近，同一类药物大都如此，如辛温的药物多具有发散风寒的作用，甘温的药物多具有补气、助阳的作用。有时气味相同，又有主次之别，如黄芪甘温，偏于甘以补气；锁阳甘温，偏于温以助阳。气味不同，作用有别，如黄连苦寒，党参甘温，黄连功能清热燥湿，党参则补中益气。而气同味异、味同气异者所代表药物的作用则各有不同。药物的气味所表示的药物作用以及气味配合的规律是比较复杂的。因此，既要熟悉四气五味的一般规律，又要掌握每一药物气味的特殊治疗作用以及气味配合的规律，这样才能很好地掌握药性，指导临床用药。

第三节　药　性

升降浮沉是表示药物对人体作用的不同趋向性。升，即上升提举，趋向于上；降，即下达降逆，趋向于下；浮，即向外发散，趋向于外；沉，即向内收敛，趋向于内。升降浮沉也就是指药物对机体有向上、向下、向外、向内四种不同作用趋向。它是与疾病所表现的趋向性相对而言的。其中，升与降、浮与沉是相对立的，升与浮、沉与降，既有区别，又有交叉，难以截然分开，在实际应用中升与浮、沉与降又常相提并论。按阴阳属性区分，则升浮属阳，沉降属阴。升降浮沉表明了药物作用的定向概念，也是药物作用的理论基础之一。由于疾病在病势上常常表现出向上（如呕吐、呃逆、喘息）、向下（如脱肛、遗尿、崩漏）、向外（如自汗、盗汗）、向内（表证未解而入里），在病位上则有在表（如外感表证）、在里（如里实便秘）、在上（如目赤肿痛）、在下（如腹水、尿闭）等的不同，因而能够针对病情，改善或消除这些病证的药物，相对来说也就分别具有升降浮沉的作用趋向了。

药物升降浮沉作用趋向性的形成，虽然与药物在自然界生成禀赋不同、形成药性不同有关，并受四气、五味、炮制、配伍等诸多因素的影响，但更主要的是与药物作用于机体所产生的不同疗效、所表现出的不同作用趋向密切相关。与四气、五味一样，升降浮沉也同样是通过药物作用于机体所产生的疗效而概括出来的用药理论。

影响药物升降浮沉的因素主要与四气五味、药物质地轻重有密切关系，并受到炮制和配伍的影响。

药物的升降浮沉与四气五味有关。李时珍在《本草纲目·第一卷序例上·气味阴阳》中引述王好古之说："夫气者天也，温热天之阳；寒凉天之阴，阳则升，阴则降；味者地也，辛甘淡地之阳，酸苦咸地之阴，阳则浮，阴则沉。"一般来讲，凡味属辛、甘，气属温、热的药物，大都是升浮药，如麻黄、升麻、黄芪等药；凡味属苦、酸、咸，性属寒、凉的药物，大都是沉降药，如大黄、芒硝等。

　　药物的升降浮沉与药物的质地轻重有关。汪昂《本草备要·药性总义》云："轻清升浮为阳，重浊沉降为阴。"又说："凡药轻虚者，浮而升；重实者，沉而降。"一般来讲，花、叶、皮、枝等质轻的药物大多为升浮药，如苏叶、菊花、蝉蜕等；而果实、种子、矿物、贝壳及质重者大多都是沉降药，如苏子、枳实、牡蛎、代赭石等。

　　除上述一般规律外，某些药也有特殊性，如旋覆花虽然是花，但功能降气消痰、止呕止噫，药性沉降而不升浮；苍耳子虽然是果实，但功能通窍发汗、散风除湿，药性升浮而不沉降，故有"诸花皆升，旋覆独降；诸子皆降，苍耳独升"之说。此外，部分药物本身就具有双向性，如川芎能上行头目、下行血海，蕲蛇能内走脏腑、外彻皮肤。由此可见，既要掌握药物的一般共性，又要掌握每味药物的不同个性，具体问题作具体分析，才能确切掌握药物的作用趋向。应当指出，药物的质地轻重与升降浮沉的关系，是前人用药的经验总结，故有一定的局限性。

　　药物的升降浮沉与炮制的影响有关。药物的炮制可以影响转变其升降浮沉的性能。如有些药物酒制则升，姜炒则散，醋炒收敛，盐炒下行。如大黄，属于沉降药，峻下热结、泻热通便，经酒炒后，大黄则可清上焦火热，可治目赤头痛。故李时珍在《本草纲目·第一卷序例上·升降浮沉》中说："升者引之以咸寒，则沉而直达下焦，沉者引之以酒，则浮而上至巅顶。"

　　药物的升降浮沉与配伍的影响有关。药物的升降浮沉通过配伍也可发生转化。如升浮药升麻与当归、肉苁蓉等咸温润下药同用，虽有升降合用之意究成润下之剂，即少量升浮药配大量沉降药也随之下降；又牛膝引血下行为沉降药，与桃仁、红花及桔梗、柴胡、枳壳等升达清阳开胸行气药同用也随之上升，主治胸中瘀血证，这就是少量沉降药与大队升浮药同用则随之上升的例证。一般来讲，少量升浮药在大队沉降药中能随之下降；反之，少量沉降药在大队升浮药中能随之上升。由此可见，药物的升降浮沉受多种因素的影响，它在一定的条件下可相互转化。

　　升降浮沉代表不同的药性，标示药物不同的作用趋向。一般升浮药，其性主温热，味属辛、甘、淡，质地多为轻清至虚，作用趋向多主上升、向外。就其所代表药物的具体功效而言，分别具有疏散解表、宣毒透疹、解毒消疮、宣肺止咳、温里散寒、暖肝散结、温通经脉、通痹散结、行气开郁、活血消癥、开窍醒神、升阳举陷、涌吐等作用。故解表药、温里药、祛风寒湿药、行气药、活血祛瘀药、开窍药、补益药、涌吐药等多具有升浮药性。

　　一般沉降药，其性主寒凉，味属酸、苦、咸，质地多为重浊坚实，作用趋向多主下行向内。就其所代表药物的具体功效而言，分别具有清热泻火、泻下通便、利水渗湿、重镇安神、平肝潜阳、息风止痉、降逆平喘、止呕、止呃、消积导滞、固表止汗、敛肺止咳、涩肠止泻、固崩止带、涩精止遗、收敛止血、收湿敛疮等作用。故清热药、泻下药、利水渗湿药、降气平喘药、降逆和胃药、安神药、平肝息风药、收敛止血药、收涩药等多具有沉降药性。

　　药物具有升降浮沉的性能，可以调整脏腑气机的紊乱，使之恢复正常的生理功能，或作用于机体的不同部位，因势利导，祛邪外出，从而达到治愈疾病的目的。升降浮沉的用药原则是顺着病位，逆着病势。就病位而言，病变部位在上在表者宜升浮不宜沉降，如外感风热则应选用薄荷、菊花等升浮药来疏散；病变部位在下在里者宜沉降不宜升浮，如热结肠燥大便秘结者则应选用大黄、芒硝等沉降药来泻热通便。就病势而言，病势上逆者，宜降不宜升，如肝阳上亢头晕目眩，则应选用代赭石、石决明等沉降药来平肝潜阳；病势下陷者，宜升不宜降，如气虚下陷久泻脱肛，则应用黄芪、升麻、柴胡等升浮药来升阳举陷。总之，必须针对疾病发生部位在上、在下、在表、在里的区别，病势上逆、下陷的区别，根据药物升降浮沉的不同特性，恰当选用药物，这也是指导临床用药必须遵循的重要原则。

此外，为了适应复杂病机，更好地调节紊乱的脏腑功能，还可采用升降浮沉并用的用药方法。如治疗表邪未解，邪热壅肺，汗出而喘的表寒里热证，常用石膏清泻肺火，肃降肺气，配麻黄解表散寒，宣肺止咳，二药相伍，一清一宣，升降并用，以成宣降肺气的配伍。用治心肾不交，虚烦不眠，腰冷便溏，上热下寒证，常用黄连清心降火安神，配肉桂补肾引火归元，以成交通心肾、水火既济的配伍。再如治疗湿浊中阻，头痛昏蒙，腹胀便秘，升降失调的病证，常用蚕沙和中化湿，以升清气，配皂角滑肠通便，润燥降浊，以成调和脾胃、升清降浊的配伍。可见升降并用是适应复杂病机，调节紊乱脏腑功能的有效用药方法。

第四节　归　经

归经是药物作用的定位概念，即表示药物作用部位。归是作用的归属，经是脏腑经络的概称。归经是指药物对于机体某部分的选择性作用，即某药对某些脏腑经络有特殊的亲和作用，因而对这些部位的病变起着主要或特殊的治疗作用，药物的归经不同，其治疗作用也不同。归经指明了药物治病的适用范围，也就是说明了药效所在，包含了药物定性定位的概念。它也是阐明药物作用机理，指导临床用药的药性理论基本内容之一。

中药归经理论的形成是在中医基本理论指导下，以脏腑、经络学说为基础，以药物所治疗的具体病证为依据，经过长期临床实践，从药物的疗效中归纳总结出来的用药理论。它与机体因素即脏腑经络生理特点、临床经验的积累、中医辨证理论体系的不断发展与完善及药物自身的特性密不可分。由于经络能沟通人体内外表里，所以一旦机体发生病变，体表病变可以通过经络影响内在脏腑；反之，内在脏腑病变也可以反映到体表上来。由于发病所在脏腑及经络循行部位不同，临床上所表现的症状则各不相同。如心经病变多见心悸失眠；肺经病变常见胸闷喘咳；肝经病变每见胁痛抽搐等。临床用朱砂、远志能治愈心悸失眠，说明它们归心经；用桔梗、苏子能治愈喘咳胸闷，说明它们归肺经；而选用白芍、钩藤能治愈胁痛抽搐，则说明它们能归肝经。至于一药能归数经，是指其治疗范围的扩大。如麻黄归肺与膀胱经，它既能发汗宣肺平喘，治疗外感风寒及咳喘之证，又能宣肺利尿，治疗风水水肿之证。由此可见，归经理论是通过脏腑辨证用药，从临床疗效观察中总结出来的用药理论。

归经理论与临床实践密切相关，它是伴随着中医理论体系的不断发展而日臻完善的。如《伤寒论》创立了六经辨证系统，临床上便出现了六经用药的归经方法。如麻黄、桂枝为太阳经药，石膏、知母为阳明经药等。随着温病学派的崛起，又创立了卫气营血、三焦辨证体系，临床上相应出现了卫气营血、三焦用药的归经方法。如石膏、知母为气分药，水牛角、生地为营血分药，黄芩主清上焦、黄连主清中焦、黄柏主清下焦等。然而这些归经方法与脏腑辨证归经方法密切相关。如《伤寒论》六经每经可分为手足二经，故实际为十二经。十二经根源于脏腑，故六经证候群的产生，也是脏腑经络病变的反映。同样，卫气营血、三焦证候也与脏腑经络关系密切。如卫分病证以肺卫见证为主；气分病证多见阳明热证；营分病证多见热损营阴，心神被扰；血分证多见热盛动血，热扰心神。上焦病候主要包括手太阴肺经和手厥阴心包经的病变；中焦病候主要包括手阳明大肠经、足阳明胃经及足太阴脾经的病变；而下焦病候则主要是足少阴肾经和足厥阴肝经的病变。可见，归经方法虽有不同，但是都与脏腑经络密不可分。脏腑经络学说实为归经的理论基础，故探讨归经的实质，必须抓住脏腑经络学说这个核心。

此外，还有依据药物自身的特性，即形、色、气味、禀赋等的不同，进行归经的方法。如味辛、色白入肺、大肠经，味苦、色赤入心、小肠经等都是以药物的色与味作归经依据的。又如磁石、代赭石重镇入肝，桑叶、菊花轻浮入肺则是以药物的质地轻重作归经的依据。再如连翘象心而入心经清心降火、麝香芳香开窍入心经、佩兰芳香醒脾入脾经等，都是以形、气归经的例子。其中尤以五味与归经的关系最为密切。以药物特性作为归经方法之一，虽然也存在着药物特性与归经没有必然联系的缺陷，但它是从药物自身角度分析药物归经，因此还是有一定意义的。可见由于归经受多种因素的影响，我们不能偏执一说，要全面分析归经才能得出正确结论。

经络与脏腑虽有密切联系，但又各成系统，故有经络辨证与脏腑辨证的不同，经络辨证体系的形成早于脏腑辨证。因而历史上不同时期，不同医家在确定药物归经时，或侧重于经络系统，或侧重于脏腑系统。这样一来，便造成某些药物归经的含义有所不同。例如，本草文献记载，羌活、泽泻皆归膀胱经，羌活能治疗外感风寒湿邪所致的头痛、身痛、肢体关节酸楚之症，其归膀胱经，是依经络辨证，盖足太阳膀胱经主表，为一身之藩篱。泽泻利水渗湿，其归膀胱经，是指膀胱之腑。羌活与泽泻，一为解表药，一为利水药，虽都归膀胱经，但两者所包含的意义是不同的。至于有的药物只归一经，有的药物则归数经，这正说明不同药物的作用范围有广义、狭义之分。

掌握归经便于临床辨证用药，即根据疾病的临床表现，通过辨证审因，诊断出病变所在脏腑经络部位，按照归经来选择适当药物进行治疗。如病患热证，有肺热、心火、胃火、肝火等的不同，治疗时用药不同。若肺热咳喘，当用桑白皮、地骨皮等肺经药来清泻肺热以平喘；若胃火牙痛当用石膏、黄连等胃经药来清泻胃火；若心火亢盛心悸失眠，当用朱砂、丹参等心经药以清心安神；若肝热目赤，当用夏枯草、龙胆草等肝经药以清肝明目。再如外感热病，热在卫分，见发热、微恶风寒、头痛、咽痛，当用金银花、连翘等卫分药以辛凉解表、清热解毒；若热入气分，见面赤恶热、高热烦渴，则当用石膏、知母等气分药以清热泻火、除烦止渴。可见归经理论为临床辨证用药提供了方便。

掌握归经理论还有助于区别功效相似的药物。如同是利水药，有麻黄的宣肺利水、黄芪的健脾利水、附子的温阳利水、猪苓的通利膀胱之水湿等不同。又羌活、葛根、柴胡、苍术、吴茱萸、细辛同为治头痛之药，但羌活善治太阳经头痛、葛根善治阳明经头痛、柴胡善治少阳经头痛、苍术善治太阴经头痛、吴茱萸善治厥阴经头痛、细辛善治少阴经头痛。因此，在熟悉药物功效的同时，掌握药物的归经对相似药物的鉴别应用有十分重要的意义。

运用归经理论指导临床用药，还要依据脏腑经络相关学说，注意脏腑病变的相互影响，恰当选择用药。如肾阴不足，水不涵木，肝火上炎，目赤头晕，治疗时当选用黄柏、知母、枸杞、菊花、地黄等肝、肾两经的药物来治疗，以益阴降火、滋水涵木；而肺病久咳，痰湿稽留，损伤脾气，肺病及脾，脾肺两虚，治疗时则要肺脾兼顾，采用党参、白术、茯苓、陈皮、半夏等肺、脾两经的药物来治疗，以补脾益肺、培土生金。临床不能拘泥于见肝治肝、见肺治肺的单纯分经用药的方法。

在运用归经理论指导药物临床应用时，还必须与四气五味、升降浮沉学说结合起来，才能做到全面准确。如同归肺经的药物，由于有四气的不同，其治疗作用也各异。如紫苏温散肺经风寒、薄荷凉散肺经风热、干姜性热温肺化饮、黄芩性寒清肺泻火。同归肺经的药物，由于五味的不同，作用也不尽相同。如乌梅酸收固涩、敛肺止咳，麻黄辛以发表、宣肺平喘，党参甘以补虚、补肺益气，陈皮苦以下气、止咳化痰，蛤蚧咸以补肾、益肺平喘。同归肺经的药物，因其升降浮沉之性不同，作用迥异。如桔梗、麻黄药性升浮，故能开宣肺气、止咳平喘；杏仁、苏子药性沉降，故能泻肺止咳平喘。四气五味、升降浮沉、归经同是药性理论的重要组成部分，在应用时必须结合起来，全面分析，才能准确地指导临床用药。

四气、五味只是说明药物具有不同的寒热属性和治疗作用，升降浮沉只是说明药物的作用趋向，三者都缺乏明确的定位概念，只有归经理论才把药物的治疗作用与病变所在的脏腑经络部位有机地联系起来了。事实证明，掌握好归经理论对于指导临床用药意义很大。然而，由于历代医家对一些药物功效的观察、认识上所存在的差异，归经方法的不同，以及药物品种的混乱，因此出现了本草文献中对某些药物归经的记载不够统一、准确，造成归经混乱的现象。据不完全统计，仅大黄一味就有十四种归经的说法，涉及十经之多，这充分说明归经学说有待整理和提高，但不能因此而贬低归经学说的科学价值。

第三章　中药的配伍与禁忌

第一节　配　伍

　　按照病情的不同需要和中药的药性功用特点，有选择地将两种或两种以上的中药配合在一起应用，称作中药的配伍。

　　前人将单味药的应用同药与药之间的配伍关系，总结为七个方面，称为中药的七情，包括单行、相须、相使、相畏、相杀、相恶、相反。药物配合应用，相互之间会产生一定的作用，有的可以增强原有的疗效，有的可以相互抵消或削弱原有的功效，有的可以降低或消除毒副作用，也有的合用可以产生毒副作用。因此，《神农本草经·序例》将各种中药的配伍关系归纳为"有单行者，有相须者，有相使者，有相畏者，有相恶者，有相反者，有相杀者，凡此七情，合和视之"。

　　1. 单行　是指单用一味中药来治疗某种病情单一的疾病。对于病情比较单纯的病证，往往选择一种针对性较强的中药即可达到治疗目的，它符合简便验廉的原则。如独参汤，即重用人参一味药，治疗大失血等所引起元气虚脱的危重病证；清金散，即单用一味黄芩，治疗肺热咳嗽的病证；再如马齿苋治疗痢疾、夏枯草膏消瘿瘤、益母草膏调经止痛、鹤草芽驱除绦虫、柴胡针剂发汗解热、丹参片治疗胸痹心绞痛等，都是行之有效的治疗方法。

　　2. 相须　是指两种性能功效类似的中药配合应用，可以增强原有药物的功效。如麻黄配桂枝，能增强发汗解表、祛风散寒的作用；附子、干姜配合应用，以增强温阳守中、回阳救逆的功效；陈皮配半夏以加强燥湿化痰、理气和中之功；全蝎、蜈蚣同用能明显增强息风止痉定搐的作用。像这种同类相须配伍应用的例证，历代文献有不少记载，它构成了复方用药的配伍核心，是中药配伍应用的主要形式之一。

　　3. 相使　是将在性能功效方面有某些共性，或性能功效虽不相同，但是治疗目的一致的中药配合应用，以其中一种中药为主，另一种中药为辅，两药合用，辅药可以提高主药的功效。如黄芪配茯苓治脾虚水肿，黄芪为健脾益气、利尿消肿的主药，茯苓淡渗利湿健脾，可增强黄芪补气利水的作用；枸杞子配菊花治目暗昏花，枸杞子为补肾益精、养肝明目的主药，菊花清肝明目，可以增强枸杞子的补虚明目作用；又如石膏配牛膝治胃火牙痛，石膏为清胃降火、消肿止痛的主药，牛膝引火下行，可增强石膏清火止痛的作用；黄连配木香治湿热泻痢、里急腹痛，黄连为清热燥湿、解毒止痢的主药，木香调中宣滞、行气止痛，可增强黄连清热燥湿、行气化滞的功效。可见相使配伍药不必同类，一主一辅，相辅相成，辅药能提高主药的疗效，即是相使的配伍。

4. 相畏　是指一种中药的毒性或副作用能被另一种中药降低或消除。如半夏畏生姜，即生姜可以抑制半夏的毒副作用，生半夏可"戟人咽喉"，令人咽痛暗哑，用生姜炮制后成姜半夏，其毒副作用得到缓解；甘遂畏大枣，大枣可抑制甘遂峻下逐水、损伤正气的毒副作用；熟地畏砂仁，砂仁可以减轻熟地滋腻碍胃、影响消化的副作用；常山畏陈皮，陈皮可以缓和常山截疟而引起恶心呕吐的胃肠反应。这都是相畏配伍的范例。

5. 相杀　是指一种中药能够降低或消除另一种中药的毒性或副作用。如羊血杀钩吻毒、金钱草杀雷公藤毒、麝香杀杏仁毒、绿豆杀巴豆毒、生白蜜杀乌头毒、防风杀砒霜毒等。由此可见，相畏和相杀没有本质的区别，是从自身的毒副作用受到对方的抑制和自身能消除对方毒副作用的不同角度提出来的配伍方法，是同一配伍关系的两种不同提法。

6. 相恶　即两药合用，一种中药能使另一种中药原有功效降低，甚至丧失。如人参恶莱菔子，莱菔子能削弱人参的补气作用；生姜恶黄芩，黄芩能削弱生姜的温胃止呕作用。

7. 相反　是指两种中药同用能产生或增强毒性或副作用。如甘草反甘遂、贝母反乌头等。

上述中药的七情配伍除单行外，相须、相使可以起到协同作用，能提高药效，是临床常用的配伍方法；相畏、相杀可以减轻或消除毒副作用，以保证安全用药，是使用毒副作用较强药物的配伍方法，也可用于有毒中药的炮制及中毒解救；相恶则是因为中药的拮抗作用，抵消或减弱其中一种中药的功效；相反则是中药相互作用，能产生或增强毒性反应或强烈的副作用。故相恶、相反是中医配伍用药的禁忌。

历代医家都十分重视中药的配伍，除上述中药七情所总结的配伍用药规律外，两药合用能产生与原有中药均不相同的功效。如桂枝配芍药以调和营卫，解肌发表；柴胡配黄芩以和解少阳，消退寒热；枳实配白术以寓消于补，消补兼施；干姜配五味子以开阖并用，宣降肺气；晚蚕沙配皂角子以升清降浊，滑肠通便；黄连配干姜以寒热并调，降阳和阴；肉桂配黄连以交通心肾，水火互济；黄芪配当归以阳生阴长，补气生血；熟地配附子以阴中求阳，阴阳并调。这些都是前人配伍用药的经验总结，是七情配伍用药的发展。人们习惯将两药合用能起到协同作用，增强药效，或消除毒副作用，抑其所短，专取所长，或产生与原药各不相同的新作用等经验配伍，统称为"药对"或"对药"。这些药对往往又构成许多中药复方的主要组成部分。因此，深入研究中医药对配伍用药经验，不仅对提高药效、扩大中药应用范围、降低毒副作用、适应复杂病情、不断发展七情配伍用药理论有着重要意义，同时对开展中药复方研究，解析其主体结构，掌握中医遣药组方规律也是十分必要的。

中药的配伍应用是中医用药的主要形式。中医在辨证审机、确立治法的基础上，按照组方原则，通过选择合适中药、确定适当剂量、规定适宜剂型及用法等一系列过程，最后完成的中药治疗处方，即是方剂。方剂是中药配伍的发展，也是中药配伍应用更为普遍、更为高级的形式。

第二节 配伍禁忌

所谓配伍禁忌，就是指某些中药合用会产生或增强剧烈的毒副作用，或降低、破坏药效，因而应该避免配合应用，即《神农本草经》所谓"勿用相恶、相反者"。

目前医药界共同认可的中药配伍禁忌有"十八反"和"十九畏"。

"十八反"歌诀最早见于金代张子和《儒门事亲》："本草明言十八反，半蒌贝蔹及攻乌，藻戟遂芫俱战草，诸参辛芍叛藜芦。"十八反是指乌头（包括川乌、草乌、附子）反浙贝母、川贝母、平贝母、伊贝母、湖北贝母、栝楼、栝楼皮、栝楼子、天花粉、半夏、白及、白蔹，甘草反甘遂、京大戟、红大戟、海藻、芫花，藜芦反人参、西洋参、党参、丹参、玄参、南沙参、北沙参、苦参、细辛、白芍、赤芍。

"十九畏"歌诀首见于明代刘纯《医经小学》："硫黄原是火中精，朴硝一见便相争，水银莫与砒霜见，狼毒最怕密陀僧，巴豆性烈最为上，偏与牵牛不顺情，丁香莫与郁金见，牙硝难合京三棱，川乌、草乌不顺犀，人参最怕五灵脂，官桂善能调冷气，若逢石脂便相欺，大凡修合看顺逆，炮煿炙煿莫相依。"十九畏是指硫黄畏朴硝（芒硝），水银畏砒霜，狼毒畏密陀僧，巴豆畏牵牛，丁香畏郁金，川乌、草乌畏犀角，牙硝（芒硝）畏三棱，官桂（肉桂）畏赤石脂，人参畏五灵脂。

此后，虽然《本草纲目》《药鉴》《炮炙大法》等书所记略有出入，但不如上述十八反、十九畏歌诀那样广为传诵。

反药能否同用，历代医家众说纷纭。一些医家认为反药同用会增强毒性、损害机体，因而强调反药不可同用。除《神农本草经》提出"勿用相恶、相反者"外，《本草经集注》也谓："相反则彼我交仇，必不宜合。"孙思邈则谓："草石相反，使人迷乱，力甚刀剑。"这些医家均强调了反药不可同用，有的医家如《医说》甚则描述了相反药同用而致的中毒症状及解救方法。现代临床、实验研究也有不少文献报道反药同用（如贝母与乌头同用、巴豆与牵牛同用）引起中毒的例证。因此，相畏、相恶、相反的药物一般情况下不宜同用，以免发生意外。

第三节 证候用药禁忌

由于药物的药性不同，其作用各有专长和一定的适应范围，因此对于某类或某种病证，应当避免使用某类或某种药物，称证候用药禁忌，也称为病证用药禁忌。

由于药物皆有偏性，或寒或热，或补或泻，或升或降，或润或燥等，因此任何一种中药，对于特定的证候，都有宜也有忌。临床用之得当，可以其偏性纠正疾病所表现出来的病理偏向；若使用不当，则其偏性可能会反助病势，加重病情或导致新的病理偏向。因此，凡药不对证，药物功效不为病情所需，而有可能导致病情加重、恶化或产生新的疾病，原则上都属于临床用药禁忌的范围。

如麻黄辛温，功能发汗解表、散风寒，又能宣肺平喘、利尿，故只适宜于外感风寒表实无汗和肺气不宣的喘咳，而对表虚自汗及阴虚盗汗、肺肾虚喘者则应禁止使用。又如黄精甘平，功能滋阴补肺、补脾益气，主要用于肺虚燥咳、脾胃虚弱及肾虚精亏的病证，但因其性质滋腻，易助湿邪，因此，凡脾虚湿阻，痰湿壅滞，气滞腹满者则不宜服用黄精。一般而言，除了药性极为平和者无须禁忌外，中药大多有证候用药禁忌，其内容参见各论中每味中药的"使用注意"部分。

第四节　妊娠用药禁忌

妊娠用药禁忌是指妇女妊娠期间治疗用药的禁忌。妊娠禁忌药专指妇女妊娠期除中断妊娠、引产外，不能使用的药物。

在传统的妊娠用药禁忌理由中，能损害胎元、引起堕胎是早期妊娠用药禁忌的主要理由。随着人们对妊娠禁忌药的认识逐渐深入，对妊娠用药禁忌理由的认识也逐步加深，归纳起来，主要包括：①对母体不利；②对胎儿不利；③对产程不利；④对小儿不利。今天，无论是从用药安全的角度，还是从优生优育的角度来认识这几点，都是应当给予高度重视的。总之，凡对妊娠期的孕妇和胎儿不安全及不利于优生优育的药物均属妊娠禁忌药。

在为数众多的妊娠禁忌药中，不同的药物对妊娠的危害程度有所不同，因而在临床上也应区别对待。古代对妊娠禁忌药主要提禁用与忌用，较少提慎用。近代则多根据临床实际和药物对胎元损害程度的不同，将妊娠禁忌药分为禁用与慎用两大类：妊娠禁用药是指毒性强的药、攻邪作用峻猛的药以及堕胎作用较强的药，如巴豆、牵牛子、大戟、商陆、麝香、三棱、莪术、水蛭、斑蝥、马钱子、川乌、雄黄、砒石等；妊娠慎用药主要包括活血化瘀药、行气药、攻下导滞药、药性辛热的温里药以及性质滑利之品，如桃仁、红花、牛膝、枳实、大黄、附子、肉桂、干姜、木通、冬葵子、瞿麦等。

对于妊娠妇女，凡属于禁用的药物是绝对不能使用的；而慎用的药物，可根据病情的需要斟酌使用，但要注意辨证准确，掌握好剂量与疗程，并通过恰当的炮制和配伍，尽量减轻药物对妊娠的危害，做到用药有效而安全。如《金匮要略》以桂枝茯苓丸治妊娠瘀病、吴又可用承气汤治孕妇时疫见阳明腑实证，此即《内经》所谓"有故无殒，亦无殒也"的道理。必须强调的是，除非是临床必用，一般应尽量避免使用此类药物，以防发生事故。

第五节　服药饮食禁忌

　　服药时的饮食禁忌是指服药期间对某些食物的禁忌，简称食忌，也就是通常所说的忌口。中医历来重视服药饮食禁忌，它对于确保临床用药安全而有效有重要的意义。

　　服药时饮食禁忌的理由，前人也有不少论述，归纳起来包括避免影响疗效、诱发原有病证或导致新病、产生不良反应。

　　《本草经集注》说："服药，不可多食生胡荽及蒜、生菜。服药，不可多食诸滑物果实。服药，不可多食肥猪、犬肉、肥羹及鱼臊脍。"其指出在服药期间，一般应忌食生冷、油腻、腥膻、有刺激性的食物。又根据病情的不同，饮食禁忌也有区别。如热性病应忌食辛辣、油腻、煎炸性食物；寒性病应忌食生冷食物、清凉饮料等；胸痹患者应忌食肥肉、脂肪、动物内脏，忌烟、酒等；肝阳上亢头晕目眩、烦躁易怒者应忌食胡椒、辣椒、大蒜、白酒等辛热助阳之品；黄疸胁痛应忌食动物脂肪及辛辣刺激之品；脾胃虚弱者应忌食油炸黏腻、寒冷固硬、不易消化的食物；肾病水肿者应忌食盐、碱过多和酸辣太过的刺激性食品；疮疡、皮肤病患者应忌食鱼、虾、蟹等腥膻发物及辛辣刺激性食物。

　　此外，古代文献记载：甘草、黄连、桔梗忌猪肉；鳖甲忌苋菜；常山忌葱；地黄、何首乌忌葱、蒜、萝卜；丹参、茯苓、茯神忌醋；土茯苓、使君子忌茶；薄荷忌蟹肉及蜜反生葱、柿反蟹等。以上这些也应作为服药饮食禁忌的参考。

第二篇 各 论

第一章 解表药

凡以发散表邪为主要功效，常用以治疗表证的药物，称解表药，又称发表药。

本类药物大多辛散轻扬，主入肺、膀胱经，偏行肌表，能促进肌体发汗，使表邪由汗出而解，从而达到治愈表证，防止疾病传变的目的。表邪并不是另外有一种特殊的邪气，而是指六淫外邪侵犯人体引起表证的阶段。

解表药主要用治恶寒发热、头身疼痛、无汗或有汗不畅、脉浮之外感表证。部分解表药又可用于水肿、咳喘、麻疹、风疹、风湿痹痛、疮疡初起等兼有表证者。

使用解表药时应针对外感风寒、风热表邪不同，相应选择长于发散风寒或风热的药物。由于冬季多风寒，春季多风热，夏季多夹暑湿，秋季多兼燥邪，故应根据四时气候变化的不同而恰当地配伍祛暑、化湿、润燥药。若虚人外感，正虚邪实，难以祛散表邪者，又应根据体质不同，分别与益气、助阳、养阴、补血药配伍，以扶正祛邪。温病初起，邪在卫分，除选用发散风热药物外，应同时配伍清热解毒药。

使用发汗力较强的解表药时，用量不宜过大，以免发汗太过，耗伤阳气，损及津液，造成"亡阳""伤阴"的弊端。又"汗为心之液""汗血同源""津血同源"，故表虚自汗、阴虚盗汗以及疮疡日久、淋证、失血患者，虽有表证，也应慎用解表药。同时，使用解表药还应注意因时因地而异。如春夏腠理疏松，容易出汗，解表药用量宜轻；冬季腠理致密，不易汗出，解表药用量宜重。北方严寒地区用药宜重；南方炎热地区用药宜轻。另外，解表药多为辛散轻扬之品，入汤剂不宜久煎，以免有效成分挥发而降低药效。

根据解表药的药性及功效主治差异，可分为发散风寒药和发散风热药两类，也称辛温解表药与辛凉解表药。

现代药理研究证明，解表药一般具有不同程度的发汗、解热、镇痛、抑菌、抗病毒及祛痰、镇咳、平喘、利尿等作用，部分药物还有降压、改善心脑血液循环等作用。

第一节 发散风寒药

本类药物性味多属辛温，辛以发散，温可祛寒，故以发散肌表风寒邪气为主要作用。其主治风寒表证，症见恶寒发热，无汗或汗出不畅，头身疼痛，鼻塞流涕，口不渴，舌苔薄白，脉浮紧等。部分发散风寒药分别兼有祛风止痒、止痛、止咳平喘、利水消肿、消疮等功效，又可用治风疹瘙痒、风湿痹证、咳喘以及水肿、疮疡初起等兼有风寒表证者。

一、麻黄

此药为麻黄科植物草麻黄、中麻黄或木贼麻黄的干燥草质茎。主产于山西、河北、甘肃、内蒙古、新疆。秋季采割绿色的草质茎，晒干，除去木质茎、残根及杂质，切段。此药气微香，味辛、微苦。以干燥，茎粗，淡绿色，内心充实、色红棕，味苦涩者为佳。生用、蜜炙或捣绒用。

（一）药性

辛、微苦，温。归肺、膀胱经。

（二）功效

发汗解表，宣肺平喘，利水消肿。

（三）功能解析

1. 风寒感冒　此药味辛发散，性温散寒，主入肺经，善于宣肺气、开腠理、透毛窍而发汗解表，发汗力强，为发汗解表之要药。主治风寒外郁，腠理闭密无汗的外感风寒表实证，每与桂枝相须为用，以增强发汗散寒解表之力。因麻黄兼有平喘之功，故对风寒表实而有喘逆咳嗽者，尤为适宜，如麻黄汤（《伤寒论》）。

2. 胸闷喘咳　此药辛散苦泄，温通宣畅，主入肺经，可外开皮毛之郁闭，以使肺气宣畅，内降上逆之气，以复肺司肃降之常，故善平喘，为治疗肺气壅遏所致喘咳胸闷的要药，并常辅以苦杏仁等止咳平喘药。治疗风寒外束，肺气壅遏的喘咳实证，常配伍苦杏仁、甘草，如三拗汤（《和剂局方》）。治疗寒痰停饮，咳嗽气喘，痰多清稀者，常配伍细辛、干姜、半夏等药，如小青龙汤（《伤寒论》）。若肺热壅盛，高热喘急者，每与石膏、苦杏仁、甘草配用，以清肺平喘，如麻杏甘石汤（《伤寒论》）。

3. 风水浮肿　此药主入肺与膀胱经，上宣肺气、发汗解表，可使肌肤之水湿从毛窍外散，并通调水道、下输膀胱以下助利尿之力，故宜于风邪袭表，肺失宣降的水肿、小便不利兼有表证者，每与甘草同用，如甘草麻黄汤（《金匮要略》）。如再配伍生姜、白术等发汗解表、利水退肿药，则疗效更佳，如《金匮要略》越婢加术汤。此外，取麻黄散寒通滞之功，也可用治风寒湿痹、阴疽痰核。临床上麻黄主要用于风水水肿，而在其他水肿中麻黄的可用性不强，主要是由于麻黄与众多利尿的中药相比没有优势。

（四）用法用量

煎服，2～10 g。此药发汗解表宜生用；蜜麻黄减弱了发汗解表的效用，偏于止咳平喘，多用于表证已解，气喘咳嗽；捣绒后作用较为缓和，小儿、老人及体虚者宜用麻黄绒。

（五）使用注意

此药发汗、宣肺力强，凡表虚自汗、阴虚盗汗及肺肾虚喘者均当忌用。又此药对中枢神经系统有明显兴奋作用，并可使血压上升，故失眠及高血压患者慎用，运动员禁用。

（六）药理分析

1. 化学成分　此药主要含生物碱类成分：麻黄碱，伪麻黄碱，去甲基麻黄碱，去甲基伪麻黄碱，甲基麻黄碱，甲基伪麻黄碱等。此药还含鞣质、挥发油等。《中华人民共和国药典》（以下简称《中国药典》）规定此药含盐酸麻黄碱和盐酸伪麻黄碱的总量不得少于0.8%。

2. 药理作用　麻黄水煎剂、麻黄水溶性提取物、麻黄挥发油、麻黄碱、L-甲基麻黄碱等均有发汗作用。麻黄碱、伪麻黄碱、麻黄挥发油是麻黄平喘的有效成分。麻黄的多种成分均具有利尿作用，以 D-伪麻黄碱作用最显著。麻黄挥发油对多种实验性发热模型动物有解热效应。麻黄的多种成分均有抗炎作用。麻黄挥发油对亚甲型流感病毒有明显抑制作用，对金黄色葡萄球菌、溶血性链球菌、流感嗜血杆菌、肺炎双球菌等均有不同程度的抑制作用。麻黄碱、麻黄水提取物有镇咳作用，麻黄挥发油有一定的祛痰作用。此外，麻黄碱有兴奋中枢神经系统、强心、升高血压、抑制肠平滑肌作用。

二、桂枝

此药为樟科植物肉桂的干燥嫩枝。主产于广东、广西。春、夏二季采收，除去叶，晒干或切片晒干。此药有特异香气，味甜、微辛，皮部味较浓。以质嫩、色红棕、香气浓者为佳。生用。

（一）药性

辛、甘，温。归心、肺、膀胱经。

（二）功效

发汗解肌，温通经脉，助阳化气，平冲降逆。

（三）功能解析

1. 风寒感冒　此药辛甘温煦，甘温通阳扶卫，开腠发汗之力较麻黄温和，而善于宣阳气于卫分，畅营血于肌表，故有助卫实表、发汗解肌、外散风寒之功。对于外感风寒，不论是表实无汗、表虚有汗还是阳虚受寒者，均宜使用。如治疗外感风寒、表实无汗者，常与麻黄同用，以开宣肺气、发散风寒，如麻黄汤（《伤寒论》）；若治疗外感风寒、表虚有汗者，当与白芍同用，以调和营卫、发汗解肌，如桂枝汤（《伤寒论》）；若治疗素体阳虚、外感风寒者，每与麻黄、附子、细辛配伍，以发散风寒、温助阳气。

2. 脘腹冷痛、经闭痛经、关节痹痛等寒凝血滞诸痛证　此药辛散温通，具有温通经脉、散寒止痛之效，故可用治寒凝血滞诸痛证。如胸阳不振，心脉瘀阻，胸痹心痛，桂枝能温通心阳，常与枳实、薤白等同用，如枳实薤白桂枝汤（《金匮要略》）；若中焦虚寒，脘腹冷痛，桂枝能温中散寒止痛，每与白芍、饴糖等同用，如小建中汤（《金匮要略》）；若妇女寒凝血滞，月经不调，经闭痛经，产后腹痛，桂枝既能温散血中之寒凝，又可宣导活血药物，以增强化瘀止痛之效，多与当归、吴茱萸等同用，如温经汤（《金匮要略》）；若风寒湿痹，关节疼痛，可与附子同用，以祛风散寒、通痹止痛，如桂枝附子汤（《伤寒论》）。

3. 痰饮，水肿 此药甘温，既可温扶脾阳以助运水，又可温肾阳、逐寒邪以助膀胱气化，而行水湿痰饮之邪，为治疗痰饮病、水肿的常用药。如脾阳不运，水湿内停所致的痰饮病症见眩晕、心悸、咳嗽者，常与茯苓、白术等同用，如苓桂术甘汤（《金匮要略》）；若膀胱气化不行，水肿、小便不利之蓄水证，每与茯苓、猪苓、泽泻等同用，如五苓散（《伤寒论》）。

4. 心悸，奔豚 此药辛甘性温，能助心阳，通血脉，止悸动。如心阳不振，不能宣通血脉，而见心动悸、脉结代者，每与甘草、人参、麦冬等同用，如炙甘草汤（《伤寒论》）。若阴寒内盛，引动下焦冲气，上凌心胸所致奔豚者，常重用此药以助阳化气、平冲降逆，如桂枝加桂汤（《伤寒论》）。

（四）用法用量

煎服，3～10 g。

（五）使用注意

此药辛温助热，易伤阴动血，凡外感热病、阴虚火旺、血热妄行等证，均当忌用。孕妇及月经过多者慎用。

（六）药理分析

1. 化学成分 此药主要含挥发油，主要成分有桂皮醛、莰烯、苯甲醛、β-榄香烯、β-荜澄茄烯等。此药还含有酚类、有机酸、多糖、苷、香豆素及鞣质等。《中国药典》规定此药含桂皮醛不得少于1%。

2. 药理作用 此药所含桂皮油能扩张血管，改善血液循环，促使血液流向体表，从而有利于发汗和散热。桂枝煎剂、桂皮醛有解热、降温作用。桂枝醇提取物对金黄色葡萄球菌、大肠杆菌、肺炎双球菌、炭疽杆菌、霍乱弧菌、流感病毒等均有抑制作用。桂皮油、桂皮醛对结核杆菌、变形杆菌有抑制作用。桂皮醛能促进胃肠平滑肌蠕动、增强消化功能，并有利胆作用。此外，桂枝有镇痛、抗炎、抗过敏、增加冠脉血流量、改善心功能、镇静、抗惊厥、抗肿瘤等作用。

三、紫苏叶

此药为唇形科植物紫苏的干燥叶（或带嫩枝）。主产于江苏、浙江、河北。夏季枝叶茂盛时采收。除去杂质，晒干，切碎。此药气清香，味微辛。以色紫、香气浓者为佳。生用。

（一）药性

辛，温。归肺、脾、胃经。

（二）功效

解表散寒，行气和胃。

（三）功能解析

1. 风寒感冒，咳嗽呕恶 此药辛散性温，发汗解表散寒之力较为缓和，轻症可以单用，重症须与其他发散风寒药合用。因其外能解表散寒，内能行气宽中和胃，且略兼化痰止咳之功，故风寒表证而兼气滞、胸脘满闷、恶心呕逆，或咳嗽痰多者，较为适宜。治疗前者，常配伍香附、陈皮等药，如香苏散（《太平惠民和剂局方》）；治疗后者，每与苦杏仁、桔梗等药同用，如杏苏散（《温病条辨》）。

2. 脾胃气滞，妊娠呕吐　此药味辛能行，能行气以宽中除胀，和胃止呕，兼有理气安胎之功，可用治中焦气机郁滞之胸脘胀满、恶心呕吐。偏寒者，常与砂仁、丁香等温中止呕药同用；偏热者，常与黄连、芦根等清胃止呕药同用。若妊娠胎气上逆，胸闷呕吐，胎动不安者，常与砂仁、陈皮等理气安胎药配伍。用治七情郁结，痰凝气滞之梅核气证，常与半夏、厚朴、茯苓等同用，如半夏厚朴汤（《金匮要略》）。

3. 鱼蟹中毒　紫苏叶能解鱼蟹毒，对于进食鱼蟹中毒而致腹痛吐泻者，能和中解毒。可单用此药煎汤服，或配伍生姜、陈皮、广藿香等药。

（四）用法用量

煎服，5～10 g，不宜久煎。

（五）药理分析

1. 化学成分　此药主要含挥发油，主要成分有紫苏醛、紫苏酮、苏烯酮、莰烯、薄荷醇、薄荷酮、紫苏醇、二氢紫苏醇、丁香油酚等。《中国药典》规定此药含挥发油不得少于0.4%（mL/g），饮片不得少于0.2%（mL/g）。

2. 药理作用　紫苏叶煎剂有缓和的解热作用；有促进消化液分泌，增进胃肠蠕动的作用；能减少支气管分泌物，缓解支气管痉挛。此药水煎剂对大肠杆菌、痢疾杆菌、葡萄球菌均有抑制作用。此外，此药能缩短血凝时间、血浆复钙时间和凝血活酶时间。紫苏油可使血糖升高。

四、生姜

此药为姜科植物姜的新鲜根茎。主产于四川、贵州、湖北、广东、广西。秋冬二季采挖，除去须根和泥沙。此药气香特异，味辛辣。以质嫩者为佳。切厚片，生用。

（一）药性

辛，微温。归肺、脾、胃经。

（二）功效

解表散寒，温中止呕，化痰止咳，解鱼蟹毒。

（三）功能解析

1. 风寒感冒　此药辛散温通，能发汗解表、祛风散寒，但作用较弱，故适用于风寒感冒轻症，可单煎或配红糖、葱白煎服。此药更多是作为辅助之品，与桂枝、羌活等辛温解表药同用，以增强发汗解表之力。

2. 脾胃寒证　此药辛散温通，能温中散寒，对寒犯中焦或脾胃虚寒之胃脘冷痛、食少、呕吐者，可收祛寒开胃、止痛止呕之效，宜与高良姜、胡椒等温里药同用。若脾胃气虚者，宜与人参、白术等补脾益气药同用。

3. 胃寒呕吐 此药辛散温通，能温胃散寒、和中降逆，其止呕功良，素有"呕家圣药"之称，随证配伍可治疗多种呕吐。因其本为温胃之品，故对胃寒呕吐最为适合，可配伍高良姜、白豆蔻等温胃止呕药。若痰饮呕吐者，常配伍半夏，即小半夏汤（《金匮要略》）；若胃热呕吐者，可配黄连、竹茹、枇杷叶等清胃止呕药。某些止呕药用姜汁制过，能增强止呕作用，如姜半夏、姜竹茹等。

4. 寒痰咳嗽 此药辛温发散，能温肺散寒、化痰止咳，对于肺寒咳嗽，不论有无外感风寒，或痰多痰少，皆可选用。治疗风寒客肺，痰多咳嗽，恶寒头痛者，每与麻黄、苦杏仁同用，如三拗汤（《和剂局方》）。若外无表邪而咳嗽痰多色白者，常与陈皮、半夏等药同用，如二陈汤（《和剂局方》）。

5. 鱼蟹中毒 此药能解鱼蟹毒及半夏、天南星的毒性，故对鱼蟹等食物中毒，以及生半夏、生南星等药物中毒，均有一定的解毒作用。

（四）用法用量

煎服，3～10 g。

（五）使用注意

此药助火伤阴，故热盛及阴虚内热者忌服。

（六）药理分析

1. 化学成分 此药主要含挥发油，油中主要为α-姜烯、β-檀香萜醇、β-水芹烯、6-姜辣素、3-姜辣素、4-姜辣素、5-姜辣素、8-姜辣素、生姜酚、姜醇、姜酮等。此药还含天冬氨酸、谷氨酸、丝氨酸等氨基酸。《中国药典》规定此药含挥发油不得少于0.12%（mL/g），含6-姜辣素不得少于0.05%，8-姜酚、10-姜酚总量不得少于0.04%；饮片含6-姜辣素不得少于0.05%。

2. 药理作用 生姜能促进消化液分泌，保护胃黏膜，具有抗溃疡、保肝、利胆、抗炎、解热、抗菌、镇痛、镇吐作用。其醇提物能兴奋血管运动中枢、呼吸中枢、心脏。正常人咀嚼生姜，可升高血压。生姜水浸液对伤寒杆菌、霍乱弧菌、堇色毛癣菌、阴道滴虫均有不同程度的抑杀作用，并有防止血吸虫卵孵化及杀灭血吸虫作用。

五、香薷

此药为唇形科植物石香薷或江香薷的干燥地上部分。前者习称"青香薷"，后者习称"江香薷"。青香薷主产于广东、广西、福建；江香薷主产于江西。夏季茎叶茂盛、花盛开时择晴天采割，除去杂质，阴干，切段。此药气清香而浓，味微辛而凉。以穗多、质嫩、叶青绿色、香气浓者为佳。生用。

（一）药性

辛，微温。归肺、脾、胃经。

（二）功效

发汗解表，化湿和中，利水消肿。

（三）功能解析

1. 外感风寒，内伤暑湿，恶寒发热，头痛无汗，腹痛吐泻　此药辛温发散，入肺经能发汗解表而散寒；其气芳香，入脾胃经又能化湿和中而祛暑，多用于暑天感受风寒而兼脾胃湿困，症见恶寒发热，头痛身重，无汗，脘满纳差，腹痛吐泻，苔腻，可收外解风寒、内化湿浊之功。因该证多见于暑天贪凉饮冷之人，故前人称"香薷乃夏月解表之药"，常配伍厚朴、白扁豆，如香薷散（《和剂局方》）。

2. 水肿，小便不利，脚气浮肿　此药辛散温通，外能发汗以散肌表之水湿，又能宣肺气启上源，通畅水道，以利尿退肿，多用于水肿而有表证者。治疗水肿、小便不利以及脚气浮肿者，可单用或与健脾利水的白术、茯苓等药同用。

（四）用法用量

煎服，3～10 g。用于发表，量不宜过大，且不宜久煎；用于利水消肿，量宜稍大，且须浓煎。

（五）使用注意

此药辛温发汗之力较强，表虚有汗及暑热证当忌用。

（六）药理分析

1. 化学成分　此药主要含挥发油，主要成分有麝香草酚、香荆芥酚、百里香酚、聚伞花素、乙酸百里酯、乙醇香荆酯等；黄酮类成分，主要有 5- 羟基 -6，7- 二甲氧基黄酮、5- 羟基 -7，8- 二甲氧基黄酮等。《中国药典》规定此药含挥发油不得少于 0.6%（mL/g），含麝香草酚与香荆芥酚的总量不得少于 0.16%。

2. 药理作用　香薷所含挥发油有发汗解热作用，能刺激消化腺分泌及胃肠蠕动。挥发油对金黄色葡萄球菌、伤寒杆菌、脑膜炎双球菌等有较强的抑制作用。海州香薷的水煎剂有抗病毒作用。此外，香薷酊剂能刺激肾血管而使肾小球充血，滤过率升高而有利尿作用。

六、荆芥

此药为唇形科植物荆芥的干燥地上部分。主产于江苏、浙江、江西、河北、湖北。多为栽培。夏、秋两季花开到顶、穗绿时采割，除去杂质，晒干，切段。此药气芳香，味微涩而辛凉。以茎细、色紫、穗多、香气浓者为佳。生用。荆芥的干燥花穗入药称荆芥穗。

（一）药性

辛，微温。归肺、肝经。

（二）功效

解表散风，透疹，消疮。

（三）功能解析

1. 感冒，头痛　此药辛散气香，长于发表散风，且微温不烈，药性和缓，为发散风寒药中药性最为平和之品。对于外感表证，无论风寒、风热或寒热不明显者，均可广泛使用。用治风寒感冒，恶寒发热、头痛无汗者，常与防风、羌活、独活等药同用，如荆防败毒散（《摄生众妙方》）；治疗风热感冒，发热头痛者，每与金银花、连翘、薄荷等辛凉解表药配伍，如银翘散（《温病条辨》）。

2. 麻疹不透，风疹瘙痒　此药味辛，质轻透散，祛风止痒，宣散疹毒。用治表邪外束、麻疹初起、疹出不畅，常与蝉蜕、薄荷、紫草等药同用；若配伍苦参、防风、刺蒺藜等药，又治风疹瘙痒。

3. 疮疡初起　此药味辛，能祛风解表，透散邪气，宣通壅结而达消疮之功，可用于疮疡初起而有表证者。偏于风寒者，常配伍羌活、川芎、独活等；偏于风热者，每与金银花、连翘、柴胡等药配伍。

（四）用法用量

煎服，5～10 g，不宜久煎。荆芥穗长于发表祛风。

（五）药理分析

1. 化学成分　此药主要含挥发油，以单萜类成分居多，如胡薄荷酮、荆芥醇、荆芥二醇等。此药还含有黄酮类等。《中国药典》规定此药含挥发油不得少于 0.6%（mL/g），饮片不得少于 0.3%（mL/g）；含胡薄荷酮不得少于 0.02%。

2. 药理作用　荆芥水煎剂可增强皮肤血液循环，增加汗腺分泌，有微弱解热作用。荆芥对金黄色葡萄球菌、白喉杆菌有较强的抑制作用，对伤寒杆菌、痢疾杆菌、绿脓杆菌和人型结核杆菌均有一定抑制作用。生品不能明显缩短出血时间，而荆芥炭则能使出血时间缩短。荆芥甲醇及醋酸乙酯提取物均有一定的镇痛作用。荆芥对醋酸引起的炎症有明显的抗炎作用，荆芥穗有明显的抗补体作用。

第二节　发散风热药

本类药物味多辛凉，辛以发散，凉可祛热，故以发散风热为主要作用，发汗解表作用较发散风寒药缓和。其主要适用于风热感冒以及温病初起邪在卫分，症见发热、微恶风寒、咽干口渴、头痛目赤、舌边尖红、苔薄黄、脉浮数等。部分发散风热药分别兼有清头目、利咽喉、透疹、止痒、止咳的作用，又可用治风热所致目赤多泪、咽喉肿痛、麻疹不透、风疹瘙痒以及风热咳嗽等症。

一、薄荷

此药为唇形科植物薄荷的干燥地上部分。主产于江苏、浙江。夏、秋二季茎叶茂盛或花开至三轮时，选晴天，分次采割，晒干或阴干，切段。此药揉搓后有特殊清凉香气，味辛凉。以叶多、色绿、气味浓者为佳。生用。

（一）药性

辛，凉。归肺、肝经。

（二）功效

疏散风热，清利头目，利咽，透疹，疏肝行气。

（三）功能解析

1. 风热感冒，温病初起　此药辛以发散，凉以清热，清轻凉散，其辛散之性较强，是辛凉解表药中最能宣散表邪，且有一定发汗作用之药，为疏散风热常用之品，故风热感冒和温病卫分证十分常用。用治风热感冒，或温病初起，邪在卫分，发热、微恶风寒、头痛咽痛等症，常与金银花、连翘、牛蒡子等配伍，如银翘散（《温病条辨》）。

2. 风热上攻，头痛眩晕，目赤多泪，喉痹，咽喉肿痛，口舌生疮　此药轻扬升浮、芳香通窍，功善疏散上焦风热，清头目、利咽喉。用治风热上攻，头痛眩晕，宜与川芎、石膏、白芷等祛风、清热、止痛药配伍。治疗风热上攻之目赤多泪，可与桑叶、菊花、蔓荆子等同用；用治风热壅盛，咽喉肿痛，常配伍桔梗、生甘草、僵蚕等药。

3. 麻疹不透，风疹瘙痒　此药质轻宣散，有疏散风热、宣毒透疹、祛风止痒之功，用治风热束表，麻疹不透，常配伍蝉蜕、牛蒡子、柽柳等药，如竹叶柳蒡汤（《医学广笔记》）。治疗风疹瘙痒，可与荆芥、防风、僵蚕等祛风止痒药同用。

4. 肝郁气滞，胸胁胀闷　此药味辛，入肝经能疏肝行气，治疗肝郁气滞，胸胁胀痛，月经不调，常配伍柴胡、白芍、当归等疏肝理气调经之品，如逍遥散（《和剂局方》）。

此外，此药芳香辟秽，兼能化湿和中，还可用治夏令感受暑湿秽浊之气，症见脘腹胀痛，呕吐泄泻，常与香薷、厚朴、金银花等同用。

（四）用法用量

煎服，3～6 g；宜后下。薄荷叶长于发汗解表，薄荷梗偏于理气和中。

（五）使用注意

此药芳香辛散，发汗耗气，故体虚多汗者不宜使用。

（六）药理分析

1. 化学成分　此药主要含挥发油，主要成分有薄荷脑（薄荷醇）、薄荷酮、异薄荷酮、胡薄荷酮、α-蒎烯、柠檬烯等。《中国药典》规定此药含挥发油不得少于 0.8%(mL/g)，饮片不得少于 0.4%(mL/g)。

2. 药理作用　薄荷油内服通过兴奋中枢神经系统，使皮肤毛细血管扩张，促进汗腺分泌，增加散热，而起到发汗解热作用。薄荷油能抑制胃肠平滑肌收缩，能对抗乙酰胆碱而呈现解痉作用。薄荷醇有利胆作用。薄荷油外用，能刺激神经末梢的冷感受器而产生冷感，并反射性地造成深部组织血管的变化而起到消炎、止痛、止痒、局部麻醉和抗刺激作用。此外，此药有祛痰、止咳、抗着床、抗早孕、抗病原微生物等作用。

二、牛蒡子

此药为菊科植物牛蒡的干燥成熟果实。主产于河北、吉林、辽宁、浙江。秋季果实成熟时采收果序，晒干，打下果实，除去杂质，再晒干。此药气微，味苦后微辛而稍麻舌。以粒大、饱满、色灰褐者为佳。生用或炒用，用时捣碎。

（一）药性

辛、苦，寒。归肺、胃经。

（二）功效

疏散风热，宣肺祛痰，利咽透疹，解毒消肿。

（三）功能解析

1. 风热感冒，温病初起，咳嗽痰多　此药辛散苦泄，寒能清热，升散之中具有清降之性，功能疏散风热，发散之力虽不及薄荷等药，但长于宣肺祛痰、清利咽喉，故风热感冒而见咽喉红肿疼痛，或咳嗽痰多不利者，十分常用。用治风热感冒，或温病初起，发热、咽喉肿痛等症，常与金银花、连翘、荆芥等同用，如银翘散（《温病条辨》）。若风热咳嗽，痰多不畅者，常与桑叶、桔梗、前胡等药配伍。

2. 麻疹不透，风疹瘙痒　此药清泄透散，能疏散风热，透泄热毒而促使疹子透发，用治麻疹不透或透而复隐，常配薄荷、柽柳、竹叶等同用，如竹叶柳蒡汤（《医学广笔记》）。若风湿浸淫血脉而致的疮疥瘙痒，此药能散风止痒，常配伍荆芥、蝉蜕、苍术等药，如消风散（《外科正宗》）。

3. 痈肿疮毒，丹毒，痄腮，咽喉肿痛　此药辛苦性寒，于升浮之中又有清降之性，能外散风热，内解热毒，有清热解毒、消肿利咽之效，故可用治痈肿疮毒、丹毒、痄腮、喉痹、咽喉肿痛等热毒病证。因其性偏滑利，兼滑肠通便，故上述病证兼有大便热结不通者尤为适宜。用治风热外袭，火毒内结，痈肿疮毒，兼有便秘者，常与大黄、栀子、连翘等同用。治疗乳痈肿痛，尚未成脓者，可与金银花、栀子、栝楼等药同用。此药配伍玄参、黄芩、板蓝根等清热泻火解毒药，还可用治瘟毒发颐、痄腮喉痹等热毒之证，如普济消毒饮（《东垣试效方》）。

（四）用法用量

煎服，6～12 g。炒用可使其苦寒及滑肠之性略减。

（五）鉴别用药

薄荷和牛蒡子皆能疏散风热、透疹、利咽，均可用于：外感风热或温病初起，症见发热、微恶风寒、头痛；麻疹初起，透发不畅；风疹瘙痒；风热上攻，咽喉肿痛等证。薄荷辛凉芳香，清轻凉散，发汗之力较强，故外感风热、发热无汗者首选薄荷。薄荷又能清利头目、疏肝行气。牛蒡子辛散苦泄，性寒滑利，兼能宣肺祛痰，故外感风热，症见发热、咳嗽、咯痰不畅者，牛蒡子尤为适宜。同时，牛蒡子外散风热，内解热毒，有清热解毒消肿之功。

（六）药理分析

1. 化学成分　此药主要含木脂素类成分：牛蒡苷，牛蒡醇 A ～ F 及 H；脂肪酸类成分：花生酸，硬脂酸；挥发油：（S）- 胡薄荷酮等。《中国药典》规定此药含牛蒡苷不得少于 5%。

2. 药理作用　牛蒡子煎剂对肺炎双球菌有显著抗菌作用，水浸剂对多种致病性皮肤真菌有不同程度的抑制作用。牛蒡子有解热、利尿、降低血糖、抗肿瘤作用。牛蒡苷有抗肾病变作用，对实验性肾病大鼠可抑制尿蛋白排泄增加，并能改善血清生化指标。

三、桑叶

此药为桑科植物桑的干燥叶。全国大部分地区均产。初霜后采收，除去杂质，晒干。此药气微，味淡、微苦涩。以色黄绿者为佳。生用或蜜炙用。

（一）药性

甘、苦，寒。归肺、肝经。

（二）功效

疏散风热，清肺润燥，平抑肝阳，清肝明目。

（三）功能解析

1. 风热感冒，温病初起　此药甘寒质轻，轻清疏散，虽疏散风热作用较为缓和，但又能清肺热、润肺燥，故常用于风热感冒，或温病初起，温邪犯肺，发热、咽痒、咳嗽等症，常与菊花相须为用，并配伍连翘、薄荷、桔梗等药，如桑菊饮（《温病条辨》）。

2. 肺热咳嗽，燥热咳嗽　此药苦寒清泄肺热，甘寒凉润肺燥，故可用于肺热或燥热伤肺，咳嗽痰少、色黄而质稠，或干咳少痰，咽痒等症。轻者可与苦杏仁、沙参、贝母等同用，如桑杏汤（《温病条辨》）；重者可与生石膏、麦冬、阿胶等同用，如清燥救肺汤（《医门法律》）。

3. 肝阳上亢，头痛眩晕　此药苦寒，兼入肝经，有平降肝阳之效，故可用治肝阳上亢，头痛眩晕、头重脚轻、烦躁易怒者，常与菊花、石决明、白芍等平抑肝阳药同用。

4. 目赤肿痛，目暗昏花　此药既能疏散风热，又苦寒入肝经而清泄肝热，且甘润益阴以明目，故常用治风热上攻、肝火上炎所致的目赤、涩痛、多泪，可配伍菊花、蝉蜕、夏枯草等疏散风热、清肝明目之品。若肝肾精血不足，目失所养，眼目昏花，视物不清，常配伍滋补精血之黑芝麻，如扶桑至宝丹（《寿世保元》）；若肝热引起的头昏、头痛，此药亦可与菊花、石决明、夏枯草等清肝药同用。

此外，此药尚能凉血止血，还可用治血热妄行之咳血、吐血、衄血，宜与其他凉血止血药同用。

（四）用法用量

煎服，5 ～ 10 g。桑叶蜜炙能增强润肺止咳的作用，故肺燥咳嗽宜蜜炙用。

（五）药理分析

1. 化学成分 此药主要含黄酮类成分：芦丁，槲皮素，异槲皮苷，桑苷等；甾体类成分：牛膝甾酮，羟基促蜕皮甾酮，油菜甾酮，豆甾酮等；香豆素类成分：伞形花内酯，东莨菪素，东莨菪苷等。此药还含挥发油、生物碱、萜类等。《中国药典》规定此药含芦丁不得少于 0.1%。

2. 药理作用 鲜桑叶煎剂体外试验对金黄色葡萄球菌、乙型溶血性链球菌等多种致病菌有抑制作用，煎剂有抑制钩端螺旋体的作用。此药对多种原因引起的动物高血糖症均有降糖作用，所含蜕皮甾酮能促进葡萄糖转化为糖原，但不影响正常动物的血糖水平，蜕皮激素还能降低血脂水平。此药对人体能促进蛋白质合成，排除体内胆固醇，降低血脂。

四、菊花

此药为菊科植物菊的干燥头状花序。主产于浙江、安徽、河南、四川。9～11月花盛开时分批采收，阴干或焙干，或熏、蒸后晒干。药材按产地和加工方法的不同，分为"亳菊""滁菊""贡菊""杭菊"，以亳菊和滁菊品质最优。由于花的颜色不同，又有黄菊花和白菊花之分。此药气清香，味甘、微苦。以花朵完整、色鲜艳、香气浓郁者为佳。生用。

（一）药性

甘、苦，微寒。归肺、肝经。

（二）功效

疏散风热，平抑肝阳，清肝明目，清热解毒。

（三）功能解析

1. 风热感冒，温病初起 此药体轻达表，气清上浮，微寒清热，功能疏散肺经风热，但发散表邪之力不强。常用治风热感冒，或温病初起，温邪犯肺，发热、微恶风寒、头痛、咳嗽等症，每与性能功用相似的桑叶相须为用，并常配伍连翘、薄荷、桔梗等，如桑菊饮（《温病条辨》）。

2. 肝阳上亢，头痛眩晕 此药性寒，入肝经，能清肝热、平肝阳，常用治肝阳上亢，头痛眩晕，每与石决明、珍珠母、白芍等平肝潜阳药同用。若肝火上攻而眩晕、头痛，以及肝经热盛、热极动风者，可与羚羊角、钩藤、桑叶等清肝热、息肝风药同用，如羚角钩藤汤（《通俗伤寒论》）。

3. 目赤肿痛，眼目昏花 此药苦泄，微寒清热，入肝经，既能疏散肝经风热，又能清泄肝热以明目，故可用治肝经风热，或肝火上攻所致目赤肿痛，治疗前者常与蝉蜕、木贼、白僵蚕等疏散风热明目药配伍，治疗后者可与石决明、决明子、夏枯草等清肝明目药同用。若肝肾精血不足，目失所养，眼目昏花，视物不清，又常配伍枸杞子、熟地黄、山茱萸等滋补肝肾、益阴明目药，如杞菊地黄丸（《医级》）。

4. 疮痈肿毒 此药味苦性微寒，能清热解毒，可用治疮痈肿毒，常与金银花、生甘草同用，如甘菊汤（《揣摩有得集》）。因其清热解毒、消散痈肿之力不及野菊花，故临床较野菊花少用。

（四）用法用量

煎服，5 ～ 10 g。黄菊花偏于疏散风热，白菊花偏于平肝、清肝明目。

（五）鉴别用药

桑叶与菊花皆能疏散风热，平抑肝阳，清肝明目，均可用治风热感冒或温病初起之发热、微恶风寒、头痛，肝阳上亢之头痛眩晕，风热上攻或肝火上炎所致的目赤肿痛，以及肝肾精血不足之目暗昏花等症。桑叶疏散风热之力较强，又能清肺润燥、凉血止血。菊花平肝、清肝明目之力较强，又能清热解毒。

（六）药理分析

1. 化学成分　此药主要含挥发油，主要成分有龙脑、乙酸龙脑酯、樟脑等；黄酮类成分：木犀草苷，刺槐素，刺槐苷等；有机酸类成分：绿原酸，3,5-O-二咖啡酰基奎宁酸。此外，此药还含有腺嘌呤、胆碱、水苏碱、维生素 A、维生素 B_1、维生素 E、氨基酸等。《中国药典》规定此药含绿原酸不得少于 0.2%，含木犀草苷不得少于 0.08%，含 3,5-O-二咖啡酰基奎宁酸不得少于 0.7%。

2. 药理作用　菊花水浸剂或煎剂对金黄色葡萄球菌、多种致病性杆菌及皮肤真菌均有一定抗菌作用。此药对流感病毒 PR_3 和钩端螺旋体也有抑制作用。菊花制剂有扩张冠状动脉、增加冠状动脉血流量、提高心肌耗氧量的作用，并具有解热、抗炎、镇静、降压、缩短凝血时间作用。

五、柴胡

此药为伞形科植物柴胡或狭叶柴胡的干燥根。按性状不同，分别习称"北柴胡"和"南柴胡"。北柴胡主产于河北、河南、辽宁；南柴胡主产于湖北、江苏、四川。春、秋二季采挖，除去茎叶及泥沙，干燥，切段。北柴胡气微香，味辛微苦；南柴胡具败油气。以外表皮黑褐、切面黄白色者为佳。生用或醋炙用。

（一）药性

辛、苦，微寒。归肝、胆、肺经。

（二）功效

疏散退热，疏肝解郁，升举阳气。

（三）功能解析

1. 感冒发热，寒热往来　此药辛散苦泄，微寒退热，善于祛邪解表退热和疏散少阳半表半里之邪。对于感冒发热，无论风热表证或风寒表证，皆可使用。治疗风寒感冒，恶寒发热，头身疼痛，常与防风、生姜等药配伍，如正柴胡饮（《景岳全书》）。若外感风寒，寒邪入里化热，恶寒渐轻，身热增盛者，多与葛根、黄芩、石膏等同用，以解表清里，如柴葛解肌汤（《伤寒六书》）。治疗风热感冒，发热、头痛等症，可与菊花、薄荷、升麻等辛凉解表药同用。现代用柴胡制成的单味或复方注射液，对于外感发热有较好的解表退热作用。若伤寒邪在少阳，寒热往来、胸胁苦满、口苦咽干、目眩，此药用之最宜，为治少阳证之要药，常与黄芩同用，以清半表半里之热，共收和解少阳之功，如小柴胡汤（《伤寒论》）。

2. 肝郁气滞，胸胁胀痛，月经不调　此药辛行苦泄，性善条达肝气，疏肝解郁。治疗肝失疏泄，气机郁滞所致的胸胁或少腹胀痛、情志抑郁、月经失调、痛经等症，常与香附、川芎、白芍等同用，如柴胡疏肝散（《景岳全书》）。若肝郁血虚，脾失健运，月经不调，乳房胀痛，胁肋作痛，神疲食少，脉弦而虚者，常配伍当归、白芍、白术等，如逍遥散（《和剂局方》）。

3. 气虚下陷，胃下垂，肾下垂，子宫脱垂，久泻脱肛　此药能升举脾胃清阳之气，可用治中气不足，气虚下陷所致的脘腹重坠作胀，食少倦怠，久泻脱肛、子宫脱垂、肾下垂等脏器脱垂，常与人参、黄芪、升麻等同用，以补气升阳，如补中益气汤（《脾胃论》）。

此外，此药还可退热截疟，又为治疗疟疾寒热的常用药，常与黄芩、常山、草果等同用。

（四）用法用量

煎服，3～10 g。疏散退热宜生用；疏肝解郁宜醋炙；升举阳气可生用或酒炙。

（五）使用注意

柴胡其性升散，古人有"柴胡劫肝阴"之说，阴虚阳亢，肝风内动，阴虚火旺及气机上逆者忌用或慎用。

（六）药理分析

1. 化学成分　本品主要含皂苷类成分，如柴胡皂苷a、c、d、e等；挥发油，主要成分有2-甲基环戊酮、柠檬烯、月桂烯、香芹酮、戊酸、己酸、庚酸、辛酸、2-辛烯酸、壬酸、1-庚烯酸等。本品还含多糖、有机酸、植物甾醇及黄酮等。《中国药典》规定本品北柴胡含柴胡皂苷a和柴胡皂苷d的总量不得少于0.3%。

2. 药理作用　柴胡煎剂、注射液、醇浸膏、挥发油及粗皂苷等对多种原因引起的动物实验性发热均有明显的解热作用，并且可使正常动物的体温降低。柴胡及其有效成分柴胡皂苷有抗炎作用，其抗炎作用与促进肾上腺皮质系统功能等有关。柴胡具有镇静、安定、镇痛、镇咳、降血脂、保肝、利胆、兴奋肠平滑肌、抑制胃酸分泌、抗溃疡、抑制胰蛋白酶、抗病原微生物、兴奋子宫、影响物质代谢、抗肿瘤、抗癫痫、抗辐射及促进免疫功能等作用。

六、葛根

此药为豆科植物野葛或甘葛藤的干燥根。前者习称"野葛"，后者习称"粉葛"。《中国药典》称前者为葛根，后者为粉葛。野葛主产于河南、湖南、浙江、四川；甘葛藤主产于广西、广东。野葛在秋、冬二季采挖，多趁鲜切成厚片或小块，干燥；甘葛藤在秋、冬二季采挖，多除去外皮，稍干，截段或再纵切两半或斜切成厚片，干燥。野葛以质疏松、切面纤维性强者为佳；粉葛以块大、质坚实、色白、粉性足、纤维少者为佳。生用或煨用。

（一）药性

甘、辛，凉。归脾、胃、肺经。

（二）功效

解肌退热，生津止渴，透疹，升阳止泻，通经活络，解酒毒。

（三）功能解析

1. 外感发热头痛，项背强痛　此药甘辛性凉，轻扬升散，具有发汗解表、解肌退热之功。外感表证发热，无论风寒或风热，均可选用此药。治疗风热感冒，发热、头痛等症，可与薄荷、菊花、蔓荆子等辛凉解表药同用。若风寒感冒，邪郁化热，发热重、恶寒轻、头痛无汗、目痛鼻干、口微渴、苔薄黄等症，常配伍柴胡、黄芩、羌活等药，如柴葛解肌汤（《伤寒六书》）。此药既能辛散发表以退热，又长于缓解外邪郁阻、经气不利、筋脉失养所致的颈背强痛。故风寒感冒，表实无汗、恶寒、项背强痛者，常与麻黄、桂枝等同用，如葛根汤（《伤寒论》）；若表虚汗出、恶风、项背强痛者，常与桂枝、白芍等配伍，如桂枝加葛根汤（《伤寒论》）。

2. 热病口渴，消渴　此药甘凉，于清热之中，又能鼓舞脾胃清阳之气上升，而有生津止渴之功。用治热病津伤口渴，常与芦根、天花粉、知母等同用。治疗消渴证属阴津不足者，可与天花粉、鲜地黄、麦冬等清热养阴生津药配伍；若内热消渴，口渴多饮、体瘦乏力、气阴不足者，又多配伍天花粉、麦冬、黄芪等药，如玉泉丸（《沈氏尊生书》）。

3. 麻疹不透　此药味辛性凉，有发表散邪、解肌退热、透发麻疹之功，故可用治麻疹初起，表邪外束，疹出不畅，常与升麻、芍药、甘草等同用，如升麻葛根汤（《阎氏小儿方论》）。若麻疹初起，已现麻疹，但疹出不畅，见发热咳嗽，或乍冷乍热者，可配伍牛蒡子、荆芥、前胡等药。

4. 热泻热痢，脾虚泄泻　此药味辛升发，能升发清阳，鼓舞脾胃清阳之气上升而奏止泻痢之效，故可用治表证未解，邪热入里，症见身热、下利臭秽、肛门有灼热感、苔黄脉数，或湿热泻痢，热重于湿者，常与黄芩、黄连、甘草同用，如葛根芩连汤（《伤寒论》）。若脾虚泄泻，常配伍人参、白术、木香等药，如七味白术散（《小儿药证直诀》）。

5. 中风偏瘫，胸痹心痛，眩晕头痛　葛根味辛能行，能通经活络，用治中风偏瘫，胸痹心痛，眩晕头痛，可与三七、丹参、川芎等活血化瘀药配伍。葛根能直接扩张血管，使外周阻力下降，而有明显降压作用，能较好地缓解高血压病人的"项紧"症状，故临床常用治高血压病颈项强痛，如北京同仁堂生产的愈风宁心片即由葛根一味药组成。

6. 酒毒伤中　葛根味甘能解酒毒，故可用治酒毒伤中，恶心呕吐，脘腹痞满，常与陈皮、白豆蔻、枳椇子等理气化湿、解酒毒药同用。

（四）用法用量

煎服，10～15 g。解肌退热、生津止渴、透疹、通经活络、解酒毒宜生用，升阳止泻宜煨用。

（五）使用注意

麻疹已透、阴虚火旺，以及阴虚阳亢者均当忌用。

（六）药理分析

1. 化学成分　此药主要含黄酮类成分：葛根素，大豆苷元，大豆苷，大豆苷元 8-0-芹菜糖（1-6）葡萄糖苷等；香豆素类：6,7- 二甲氧基香豆素等。《中国药典》规定野葛含葛根素不得少于 2.4%；粉葛含葛根素不得少于 0.3%。

2. 药理作用　葛根煎剂、葛根乙醇浸膏、葛根素等对实验性发热模型动物均有解热作用。葛根煎剂、醇浸剂、总黄酮、大豆苷、葛根素均能对抗垂体后叶素引起的急性心肌缺血。葛根总黄酮能扩张冠脉血管和脑血管，增加冠脉血流量和脑血流量，降低心肌耗氧量，增加氧供应。葛根能直接扩张血管，使外周阻力下降，而有明显降压作用，能较好地缓解高血压病人的"项紧"症状。葛根素能改善微循环，提高局部微血流量，抑制血小板凝集。葛根所含不同成分分别具有收缩与舒张内脏平滑肌的作用。此药还有降血糖、降血脂、抗氧化等作用。

七、升麻

此药为毛茛科植物大三叶升麻、兴安升麻或升麻的干燥根茎。主产于辽宁、黑龙江、河北、山西、四川。秋季采挖，除去泥沙，晒至须根干时，燎去或除去须根，晒干，切片。此药气微，味微辛，微甘苦而涩。以外表皮色黑褐、切面黄绿色者为佳。生用或蜜炙用。

（一）药性

辛、微甘，微寒。归肺、脾、胃、大肠经。

（二）功效

发表透疹，清热解毒，升举阳气。

（三）功能解析

1. 风热感冒，发热头痛　此药辛甘微寒，性能升散，有发表退热之功。治疗风热感冒，温病初起，发热、头痛等症，可与桑叶、菊花、薄荷等同用。若风寒感冒，恶寒发热、无汗、头痛、咳嗽者，可与麻黄、紫苏叶、白芷等药配伍。若外感风热夹湿之阳明经头痛，额前作痛、呕逆、心烦痞满者，可与苍术、葛根、鲜荷叶等配伍，如清震汤（《症因脉治》）。

2. 麻疹不透　此药能辛散发表，透发麻疹，用治麻疹初起，透发不畅，常与葛根、白芍、甘草等同用，如升麻葛根汤（《阎氏小儿方论》）。若麻疹欲出不出，身热无汗，咳嗽咽痛，烦渴尿赤者，常配伍葛根、薄荷、牛蒡子等药。

3. 齿痛，口疮，咽喉肿痛，阳毒发斑　此药甘寒，以清热解毒功效见长，为清热解毒之良药，可用治热毒证所致的多种病证。因其尤善清解阳明热毒，故胃火炽盛成毒的牙龈肿痛、口舌生疮、咽肿喉痛以及皮肤疮毒等尤为多用。治疗牙龈肿痛、口舌生疮，多与生石膏、黄连等同用，如清胃散（《兰室秘藏》）。治疗风热疫毒上攻之大头瘟，头面红肿、咽喉肿痛，常与黄芩、玄参、板蓝根等药配伍，如普济消毒饮（《东垣试效方》）。治疗疖腮肿痛，可与黄连、连翘、牛蒡子等药配伍。用治阳毒发斑，常与生石膏、大青叶、紫草等同用。

4. 气虚下陷，胃下垂，久泻脱肛，子宫脱垂，肾下垂，崩漏下血 此药入脾胃经，善引脾胃清阳之气上升，其升提之力较柴胡为强。故常用治中气不足，气虚下陷所致的脘腹重坠作胀，食少倦怠，久泻脱肛、子宫脱垂、肾下垂等脏器脱垂，多与黄芪、人参、柴胡等同用，以补气升阳，如补中益气汤（《脾胃论》）；若胸中大气下陷，气短不足以息，又常以此药配柴胡、黄芪、桔梗等，如升陷汤（《医学衷中参西录》）。治疗气虚下陷，月经量多或崩漏者，则以此药配伍人参、黄芪、白术等补中益气药，如举元煎（《景岳全书》）。

（四）用法用量

煎服，3～10g。发表透疹、清热解毒宜生用，升阳举陷宜蜜炙用。

（五）鉴别用药

柴胡、葛根、升麻三者皆能发表、升阳，均可用治风热感冒、发热、头痛，以及清阳不升等。柴胡、升麻两者均能升阳举陷，用治气虚下陷，食少便溏，久泻脱肛，胃下垂、肾下垂、子宫脱垂等脏器脱垂；升麻、葛根两者又能透疹，常用治麻疹初起、透发不畅。但柴胡主升肝胆之气，长于疏散少阳半表半里之邪、退热，疏肝解郁，为治疗少阳证的要药；又常用于伤寒邪在少阳之寒热往来、胸胁苦满、口苦咽干、目眩，感冒发热，肝郁气滞之胸胁胀痛、月经不调、痛经等。升麻主升脾胃清阳之气，其升提（升阳举陷）之力较柴胡为强，并善于清热解毒，又常用于多种热毒病证。葛根主升脾胃清阳之气而发挥生津止渴、止泻之功效，常用于热病烦渴、阴虚消渴及热泻热痢、脾虚泄泻者。同时，葛根解肌退热，对于外感表证，症见发热恶寒、头痛无汗、项背强痛，无论风寒表证或风热表证，均可使用；葛根能通经活络，解酒毒，也可用治中风偏瘫，胸痹心痛，眩晕头痛，酒毒伤中。

（六）药理分析

1. 化学成分 此药主要含酚酸类成分：异阿魏酸，升麻酸A、B、C、D、E；三萜及苷类成分：兴安升麻醇，25-O-羟升麻环氧醇-3-O-β-D-木糖苷；色酮类：降升麻素。《中国药典》规定此药含异阿魏酸不得少于0.1%。

2. 药理作用 升麻提取物具有解热、抗炎、镇痛、抗惊厥、升高白细胞、抑制血小板聚集及释放等作用。升麻对结核杆菌、金黄色葡萄球菌和卡他球菌有中度抗菌作用。升麻对氯乙酰胆碱、组织胺和氯化钡所致的肠管痉挛均有一定的抑制作用，还具有抑制心脏、减慢心率、降低血压、抑制肠管和妊娠子宫痉挛等作用。其生药与炭药均能缩短凝血时间。

第二章　清热药

凡以清解里热为主要功效，常用以治疗里热证的药物，称为清热药。

本类药物药性寒凉，沉降入里，通过清热泻火、清热燥湿、清热解毒、清热凉血及清虚热等不同作用，使里热得以清解，即《黄帝内经》"热者寒之"，《神农本草经》"疗热以寒药"的用药原则。

清热药主要用治温热病高热烦渴，肺、胃、心、肝等脏腑实热证，湿热泻痢，湿热黄疸，温毒发斑，痈疮肿毒及阴虚发热等里热证。

由于里热证的致病因素、疾病表现阶段，以及脏腑、病位的不同，里热证有多种证型，有热在气分、血分之分，有实热、虚热之别，须选择不同的清热药进行治疗。

使用清热药时应辨别热证的虚实。实热证有气分实热、营血分热及气血两燔之别，应分别予以清热泻火、清热凉血、气血两清。虚热证则以养阴清热、凉血除蒸。若里热兼有表证，当先解表后清里，或与解表药同用，以表里双解。若里热兼有积滞者，宜配通腑泻下药。

本类药物药性大多寒凉，易伤脾胃，故脾胃虚弱，食少便溏者慎用。苦寒药物易化燥伤阴，热病伤阴或阴虚津亏者慎用。清热药禁用于阴盛格阳或真寒假热之证。

根据清热药的药性、功效及其主治证的差异，清热药可分为清热泻火药、清热燥湿药、清热解毒药、清热凉血药、清虚热药五类。

现代药理研究证明，清热药一般具有抗病原微生物和解热作用，部分药物有增强机体特异性或非特异性功能、抗肿瘤、抗变态反应及镇静、降血压等作用。

第一节　清热泻火药

本类药物性味多苦寒或甘寒，以清泄气分邪热为主要作用，主治温热病邪入气分，症见高热、口渴、汗出、烦躁，甚则神昏谵语、脉洪大等气分实热证。部分清热泻火药能清脏腑火热，故也可用治肺热、胃热、心火、肝火等脏腑火热证。

使用清热泻火药时，若里热炽盛而正气已虚，则宜选配补虚药，以扶正祛邪。

一、石膏

此药为硫酸盐类矿物石膏族石膏，主要成分为含水硫酸钙。主产于湖北、安徽、山东，以湖北应城产者最佳。全年可采，采挖后，除去泥沙及杂石。此药气微，味甘、辛。以白色、块大、半透明、纵断面如丝者为佳。打碎生用或煅用。

（一）药性

辛、甘，大寒。归肺、胃经。

（二）功效

生用：清热泻火，除烦止渴；煅用：收湿，生肌，敛疮，止血。

（三）功能解析

1. 外感热病，高热烦渴　此药性味辛甘大寒，寒能清热泻火，辛寒解肌透热，甘寒清泻胃火，除烦止渴，为清泻肺胃二经气分实热之要药。治温热病邪在气分之壮热、烦渴、汗出、脉洪大，常与知母相须为用，如白虎汤（《伤寒论》）。若温邪渐入血分，气血两燔而见高热不退、发斑发疹者，常与玄参、牡丹皮、栀子等同用，如清瘟败毒饮（《疫疹一得》）。

2. 肺热喘咳　此药辛寒入肺经，善于清泄肺经实热，治疗邪热壅肺，症见咳逆喘促、发热口渴者，常与麻黄、苦杏仁、甘草等药同用，如麻杏石甘汤（《伤寒论》）。

3. 胃火亢盛，头痛牙痛，内热消渴　此药能清泻胃火，可治胃火头痛，常与川芎等同用，如石膏川芎汤（《云岐子保命集论类要》）；治胃火上攻之牙龈肿痛，常与黄连、升麻等同用，如清胃散（《外科正宗》）；治胃热上蒸，耗伤津液之消渴，常与知母、生地黄、麦冬等同用，如玉女煎（《景岳全书》）。

4. 溃疡不敛，湿疹瘙痒，水火烫伤，外伤出血　煅石膏外用有收湿、生肌、敛疮、止血之功。用治溃疡不敛，常与红粉配伍，如九一丹（《医宗金鉴》）。治湿疹瘙痒，可配黄柏研末外用。治烧烫伤，常与青黛同用。治外伤出血，可单用煅石膏研末外撒。

（四）用法用量

生石膏煎服，15～60 g，宜打碎先煎。煅石膏外用适量，研末撒敷患处。

（五）使用注意

脾胃虚寒及阴虚内热者忌用。

（六）药理分析

1. 化学成分　此药主要含含水硫酸钙，还含有机物、硫化物及微量元素钛、铝、硅等。《中国药典》规定生石膏含含水硫酸钙不得少于 95%，煅石膏含硫酸钙不得少于 92%。

2. 药理作用　石膏对实验性发热动物有明显的解热作用，但也有报道其解热作用并不明显者。石膏上清液能明显减少口渴大鼠的饮水量，促进血液凝固，缩短血凝时间，并有抑制神经应激能力、减轻骨骼肌兴奋性、降低毛细血管通透性、促进胆汁排泄、增强巨噬细胞吞噬能力、抗病毒、抗炎、免疫促进、利尿、降血糖等作用。煅石膏粉外敷可见创口成纤维细胞数、肉芽组织中毛细血管数和毛细血管面积明显增加。

二、知母

此药为百合科植物知母的干燥根茎。主产于河北、山西、陕西、内蒙古。春、秋二季采挖，除去须根及泥沙，晒干，习称"毛知母"；或除去外皮，晒干，切片。此药气微，味微甜、略苦，嚼之带黏性。以切面色黄白者为佳。生用，或盐水炙用。

（一）药性

苦、甘，寒。归肺、胃、肾经。

（二）功效

清热泻火，滋阴润燥。

（三）功能解析

1. 外感热病，高热烦渴　此药味苦甘，性寒质润，苦寒能清热泻火除烦，甘寒能生津润燥止渴，善治温热病邪在气分，症见壮热、烦渴、汗出、脉洪大者，常与石膏相须为用，如白虎汤（《伤寒论》）。

2. 肺热咳嗽，阴虚燥咳　此药主入肺经，苦寒能清肺热，甘寒能滋肺阴、润肺燥。用治肺热咳嗽，痰黄质稠，常与黄芩、栀子、栝楼等清肺、化痰药同用，如清金化痰汤（《统旨方》）；治阴虚燥咳，干咳少痰，常与贝母同用，如二母散（《急救仙方》）。

3. 骨蒸潮热　此药入肾经，能滋肾阴、泻肾火、退骨蒸，用治肾阴亏虚，阴虚火旺，症见骨蒸潮热、遗精、盗汗者，常与黄柏、地黄等泻火、滋阴药同用，如知柏地黄丸（《医宗金鉴》）。

4. 内热消渴　此药苦甘寒质润，取其清热泻火、滋阴润燥、生津止渴之功，常用治内热津伤，口渴引饮之消渴证，可与天花粉、葛根等同用，如玉液汤（《医学衷中参西录》）。

5. 阴虚肠燥便秘　此药能滋阴润燥以通便，用治阴虚肠燥便秘，常与生地黄、玄参、麦冬等养阴润肠通便药配伍。

（四）用法用量

煎服，6～12 g。此药清热泻火宜生用，滋阴降火宜盐水炙用。

（五）使用注意

此药性寒质润，能滑肠通便，故脾虚便溏者慎用。

（六）鉴别用药

石膏与知母均具有清热泻火、除烦止渴作用，用于治疗气分实热证，症见身热、口渴、汗出、脉洪大等，二者常相须为用。不同之处在于，石膏重在清脏腑实热，泻肺胃实火，用于肺热咳嗽、胃火牙痛，此外，煅石膏收敛生肌，用于疮疡溃后不敛、湿疹、烧烫伤等；知母甘苦性寒质润，具有滋阴润燥作用，既用于肺热咳嗽，又用于阴虚燥咳、内热消渴、骨蒸潮热、肠燥便秘等。

（七）药理分析

1. 化学成分　此药主要含皂苷，其主要成分为知母皂苷 A Ⅰ、A Ⅱ，知母皂苷 B Ⅰ、B Ⅱ 等。此药还含有知母多糖、杜果苷、异杜果苷、生物碱及有机酸等。《中国药典》规定此药含杜果苷不得少于 0.7%，饮片不得少于 0.5%；含知母皂苷 B Ⅱ 不得少于 3%，饮片不得少于 3%。

2. 药理作用　知母浸膏有解热作用，能防止大肠杆菌所致家兔高热且作用持久。此药有抑制血小板聚集、降低血糖、抗炎、利尿、祛痰、抗菌、抗癌、抗溃疡、改善学习记忆能力、保护脑缺血性损伤等作用。此药所含皂苷能明显降低甲状腺素造成的耗氧率增高，抑制 Na^+-K^+-ATP 酶活性。此药还能调整 β-肾上腺素受体及 M-胆碱受体的相互关系。

三、芦根

此药为禾本科植物芦苇的新鲜或干燥根茎。全国大部分地区均产。全年均可采挖，除去芽、须根及膜状叶，除去杂质，洗净，切段。此药气微，味甘。以条粗均匀、色黄白、有光泽、无须根者为佳。鲜用或晒干用。

（一）药性

甘，寒。归肺、胃经。

（二）功效

清热泻火，生津止渴，除烦，止呕，利尿。

（三）功能解析

1. 热病烦渴　此药性味甘寒，既能清泄肺胃气分实热，又能生津止渴、除烦，故可用治热病伤津，烦热口渴，常与麦冬、天花粉等清热生津药同用；或以其鲜汁配麦冬汁、梨汁、荸荠汁、藕汁服，如五汁饮（《温病条辨》）。

2. 肺热咳嗽，肺痈吐脓　此药入肺经，善于清泄肺热，祛痰排脓。治疗肺热咳嗽，常与黄芩、浙贝母、栝楼等药同用；若治风热咳嗽，常与桑叶、菊花、苦杏仁等同用，如桑菊饮（《温病条辨》）。治疗肺痈咳吐脓痰腥臭，常与薏苡仁、冬瓜仁等清肺化痰、排脓之品同用，如苇茎汤（《千金要方》）。

3. 胃热呕哕　此药入胃经能清胃热而止呕逆，治疗胃热呕哕，可配竹茹、生姜等和胃止呕之品。

4. 热淋涩痛　此药性寒，有清热利尿之功。治热淋涩痛，小便短赤，常与白茅根、车前子、木通等清热利尿通淋药同用。

（四）用法用量

煎服，15～30 g；鲜品用量加倍，或捣汁用。

（五）使用注意

脾胃虚寒者慎用。

（六）鉴别用药

芦根为芦苇的根茎，苇茎为芦苇的嫩茎。二者出自同一种植物，功效相近。但芦根长于生津止渴，苇茎长于清透肺热，略有侧重。目前药市中多无苇茎供应，可以芦根代之。

（七）药理分析

1. 化学成分　此药主要含酚酸类成分：咖啡酸、龙胆酸；维生素类成分：维生素 B_1、维生素 B_2、维生素 C 等。此药还含天冬酰胺及蛋白质、脂肪、多糖等。

2. 药理作用　此药有保肝作用，可通过抗氧化、保护肝细胞、抑制胶原沉积等途径来抑制肝纤维化。此外，此药有解热、镇痛、镇静、抑制中枢神经系统、降血糖、抗氧化、雌性激素样作用，对 β－溶血性链球菌有抑制作用。

四、天花粉

此药为葫芦科植物栝楼或双边栝楼的干燥根。主产于山东、河南、安徽、四川。秋、冬二季采挖，洗净，除去外皮，切段或纵剖成瓣，干燥。此药气微，味甘微苦。以块大、色白、粉性足、质坚细腻、筋脉少者为佳。生用。

（一）药性

甘、微苦，微寒。归肺、胃经。

（二）功效

清热泻火，生津止渴，消肿排脓。

（三）功能解析

1. 热病烦渴 此药甘微苦微寒，既能清肺胃二经实热，又能生津止渴，故常用治热病烦渴，可与芦根、竹叶等药同用。取此药清热泻火、生津止渴之功，配沙参、麦冬、玉竹等药，可治燥伤肺胃，津液亏损，咽干口渴，干咳少痰，如沙参麦冬汤（《温病条辨》）。

2. 肺热燥咳 此药入肺经，既能清肺热，又能润肺燥，治燥热伤肺，干咳少痰、痰中带血者，常与天冬、麦冬、生地黄等同用。若燥热伤肺，气阴两伤之咳嗽咯血，可与西洋参、北沙参、阿胶等药同用。

3. 内热消渴 此药善于清泄肺胃实热，生津止渴，治积热内蕴，化燥伤津之消渴证，常与麦冬、芦根、白茅根等同用；若内热消渴，气阴两伤者，常与人参同用，如玉壶丸（《仁斋直指方》）。

4. 疮疡肿毒 此药既能清热泻火解毒，又能消肿排脓疗疮，治疮疡初起之红肿热痛，未成脓者可使之消散，脓已成者可溃疮排脓，常与金银花、白芷等同用，如仙方活命饮（《校注妇人良方》）。

（四）用法用量

煎服，10～15 g。

（五）使用注意

孕妇慎用。不宜与川乌、制川乌、草乌、制草乌、附子同用。

（六）药理分析

1. 化学成分 此药主要含天花粉蛋白、α－羟甲基丝氨酸、天冬氨酸、核糖、木糖、阿拉伯糖、7-豆甾烯-3β-醇，还含 α 和 β－苦瓜素、葫芦苦素等。

2. 药理作用 此药煎剂对溶血性链球菌、肺炎双球菌、白喉杆菌等多种致病菌有一定的抑制作用。皮下或肌内注射天花粉蛋白，有引产和终止妊娠的作用。天花粉蛋白有抗病毒、抗肿瘤作用。天花粉分离出的 5 种聚糖均有降血糖作用，天花粉煎剂、天花粉蛋白具有提高机体免疫功能的作用。

第二节　清热燥湿药

本类药物性味苦寒，苦能燥湿，寒能清清，以清热燥湿为主要作用，主要用治湿热证。湿热内蕴，多见发热、苔腻、尿少等症状，但因湿热所侵机体部位的不同，临床症状各有所异。如湿温或暑温夹湿所致的身热不扬、胸膈痞闷、小便短赤；湿热蕴结脾胃所致的脘腹痞满、恶心呕吐；湿热壅滞大肠所致的泄泻、痢疾、痔疮肿痛；湿热蕴蒸肝胆所致的胁肋疼痛、黄疸、耳肿流脓；下焦湿热之小便淋沥涩痛、带下黄臭；湿热流注关节所致的关节红肿热痛；湿热浸淫肌肤之湿疹、湿疮等。此外，本类药物多具有清热泻火、解毒作用，亦可用治脏腑火热证及热毒疮痈。

本类药物苦寒性大，燥湿力强，过服易伐胃伤阴，故用量不宜过大。凡脾胃虚寒、阴虚津亏者当慎用，必要时可与健胃药或养阴药同用。用本类药物治疗脏腑火热证及痈肿疮疡时，可分别配伍清热泻火药、清热解毒药。

一、黄芩

此药为唇形科植物黄芩的干燥根。主产于河北、山西、内蒙古、陕西。春、秋二季采挖，除去须根和泥沙，晒后撞去粗皮，晒干。此药气微，味苦。以外表皮棕黄色、切面色黄者为佳。生用、炒用或酒炙用。

（一）药性

苦，寒。归肺、胆、脾、大肠、小肠经。

（二）功效

清热燥湿，泻火解毒，止血，安胎。

（三）功能解析

1. 湿温暑湿、胸闷呕恶，湿热痞满、泻痢、黄疸　此药苦寒，能清肺胃、肝胆、大肠湿热，尤善清中上焦湿热。治湿温或暑湿初起，身热不扬，胸脘痞闷，舌苔黄腻等症，常配滑石、白豆蔻、通草等渗利化湿之品，如黄芩滑石汤（《温病条辨》）；治湿热中阻，痞满呕吐，常与黄连、半夏、干姜等同用，如半夏泻心汤（《伤寒论》）；治湿热泻痢，常配黄连、白芍等药，如芍药汤（《医学六书》）；治湿热黄疸，须配伍茵陈、栀子等清利湿热、利胆退黄药。

2. 肺热咳嗽，高热烦渴　此药主入肺经，长于清肺热，为治肺热咳嗽之要药。单用有效，即清金丸（《丹溪心法》）；或配桑白皮、知母、麦冬等清肺止咳之品。若与栝楼、桑白皮、苦杏仁等清肺化痰止咳药用同，可用治痰热咳喘，如清气化痰丸（《医方考》）。此药能清气分实热，并有退热之功，配伍连翘、栀子、大黄等药，可用治外感热病，邪郁于内之高热烦渴、尿赤便秘者，如凉膈散（《和剂局方》）。若配伍柴胡，可和解退热，用于邪在少阳，往来寒热，如小柴胡汤（《伤寒论》）。

3. 痈肿疮毒　此药有清热泻火解毒之功，用治痈肿疮毒，常与黄连、黄柏、栀子配伍，如黄连解毒汤（《外台秘要》引崔氏方）。

4. 血热出血　此药炒炭能清热泻火、凉血止血。治热盛迫血妄行之吐血、衄血，可单用此药或与大黄同用；治血热便血，常与地榆、槐花等同用。

5. 胎热胎动不安　此药有清热安胎之功。治胎热之胎动不安，每与白术、当归等同用，如当归散（《金匮要略》）；若与当归、白芍、白术等养血养胎药同用，可用治血虚有热之胎动不安，如安胎丸（《寿世保元》）。

（四）用法用量

煎服，3～10 g。清热泻火、解毒宜生用，安胎多炒用，清上焦热酒炙用，止血宜炒炭用。又传统将黄芩分为枯芩与子芩，枯芩（片芩）为生长年久的宿根，中空而枯，体轻主浮，善清上焦肺火，主治肺热咳嗽痰黄；子芩（条芩）为生长年少的子根，体实而坚，质重主降，善清大肠之火、泄下焦湿热，主治湿热泻痢、黄疸尿赤。

（五）使用注意

此药苦寒伤胃，脾胃虚寒者不宜使用。

（六）药理分析

1. 化学成分　此药主要含黄芩苷、黄芩素（黄芩苷元）、汉黄芩素、汉黄芩苷、黄芩新素等黄酮类成分。此外，此药还含有苯乙酮、棕榈酸、油酸等挥发油成分，以及 β-谷甾醇和黄芩酶等。《中国药典》规定此药含黄芩苷不得少于9%，饮片含黄芩苷不得少于8%。

2. 药理作用　黄芩煎剂体外对金黄色葡萄球菌、溶血性链球菌、肺炎双球菌等革兰氏阳性菌，大肠杆菌、痢疾杆菌、绿脓杆菌等革兰氏阴性菌，均有不同程度的抑制作用；黄芩煎剂、水浸出物体外对甲型流感病毒、乙肝病毒亦有抑制作用；黄芩苷、黄芩苷元对急、慢性炎症均有抑制作用，并能降低毛细血管的通透性，减少过敏介质的释放，具有抗过敏作用；黄芩水煎醇沉液、黄芩苷、黄芩总黄酮等具有明显的解热作用。此外，此药还具有镇静、保肝、利胆、降血糖、降血压、扩张血管、抗动脉粥样硬化、降脂、抗氧化等作用。

二、黄连

此药为毛茛科植物黄连、三角叶黄连或云连的干燥根茎。以上三种分别习称"味连""雅连""云连"。味连、雅连主产于四川、湖北。云连主产于云南。秋季采挖，除去须根和泥沙，干燥，撞去残留须根。此药气微，味极苦。以切面鲜黄，味极苦者为佳。生用或清炒、姜汁炙、酒炙、吴茱萸水炙用。

（一）药性

苦，寒。归心、脾、胃、肝、胆、大肠经。

（二）功效

清热燥湿，泻火解毒。

（三）功能解析

1. 湿热痞满，呕吐，泻痢　此药大苦大寒，清热燥湿之力胜于黄芩，尤长于清泄中焦脾胃、大肠湿热，常用治湿热泻痢、呕吐，尤为治泻痢要药。病轻者，单用有效；或与黄柏、秦皮、白头翁同用，如白头翁汤（《伤寒论》）；若配木香，可治湿热泻痢，腹痛，里急后重，如香连丸（《兵部手集方》）；若与白芍、木香、槟榔等配伍，可用治湿热泻痢，下痢脓血，如芍药汤（《医学六书》）；治湿热下痢脓血日久，可与椿皮、乌梅等配伍；若与葛根、黄芩等同用，可治湿热泻痢兼表证发热者，如葛根芩连汤（《伤寒论》）。

2. 高热神昏，心火亢盛，心烦不寐，心悸不宁　此药清热泻火力强，尤善清心火，对心经热盛所致多种病证均有较好疗效。治热病扰心，高热烦躁，甚则神昏谵语，常与连翘、牛黄等同用，如黄连解毒汤（《外科正宗》）；治心火亢盛，心烦失眠者，常与朱砂、生甘草同用，如黄连安神丸（《仁斋直指方》）；若配白芍、阿胶等滋阴养血之品，可用治心火亢盛，热盛耗伤阴血之虚烦失眠、心悸怔忡，如黄连阿胶汤（《伤寒论》）；若配肉桂，可治心火上炎，心肾不交之怔忡不寐，如交泰丸（《四科简效方》）。

3. 血热吐衄　此药苦寒清泄，善于清热泻火解毒，治疗邪火内炽，迫血妄行之吐血、衄血，常与大黄、黄芩配伍，如泻心汤（《金匮要略》）。

4. 胃热呕吐吞酸，消渴，胃火牙痛　此药善于清泻胃火。治胃热呕吐，常配伍半夏、竹茹、橘皮，如黄连橘皮竹茹汤（《温热经纬》）；若与吴茱萸同用，可治肝火犯胃，呕吐吞酸，即左金丸（《丹溪心法》）。治胃热炽盛，消谷善饥，烦渴多饮之消渴证，常与麦冬、芦根、天花粉同用。治胃火上攻，牙龈肿痛，常与生地黄、升麻、牡丹皮等同用，如清胃散（《兰室秘藏》）。

5. 痈肿疔疮，目赤肿痛，口舌生疮　此药既能清热燥湿，又能泻火解毒，尤善疗疔毒。用治痈肿疔毒，多与黄芩、黄柏、栀子同用，如黄连解毒汤（《外台秘要》引崔氏方）；外用可与黄柏、栀子等配伍。治目赤肿痛，赤脉胬肉，可与青葙子、决明子等同用。若心火上炎，口舌生疮，或心热下移小肠之心烦、口疮，小便淋沥涩痛者，常与栀子、竹叶等药同用。

6. 湿疹湿疮，耳道流脓　此药有清热燥湿、泻火解毒之功，以之制为软膏外敷，可治皮肤湿疹、湿疮。取其浸汁涂患处，可治耳道流脓；煎汁滴眼，可治眼目红肿。

（四）用法用量

煎服，2～5g。外用适量。黄连生用有清热燥湿，泻火解毒的功效；酒黄连善清上焦火热，多用于目赤肿痛、口舌生疮；姜黄连善清胃和胃止呕，多用治寒热互结，湿热中阻，痞满呕吐；萸黄连功善疏肝和胃止呕，多用治肝胃不和之呕吐吞酸。

（五）使用注意

此药大苦大寒，过量久服易伤脾胃，脾胃虚寒者忌用。苦燥易伤阴津，阴虚津伤者慎用。

（六）药理分析

1. 化学成分　此药主要含小檗碱、黄连碱、药根碱、巴马汀（掌叶防己碱）、棕榈碱、非洲防己碱、木兰碱、表小檗碱等异喹啉类生物碱，还含有黄柏酮、黄柏内酯、阿魏酸、绿原酸等。《中国药典》规定此药以盐酸小檗碱计：味连含小檗碱不得少于5.5%，含表小檗碱不得少于0.8%，黄连碱不得少于1.6%，巴马汀不得少于1.5%；雅连含盐酸小檗碱不得少于4.5%；云连含盐酸小檗碱不得少于7%；味连饮片含小檗碱不得少于5%，含表小檗碱、黄连碱和巴马汀的总量不得少于3.3%。

2. 药理作用　黄连及小檗碱对金黄色葡萄球菌、肺炎双球菌、痢疾杆菌、霍乱弧菌以及肺炎杆菌、百日咳杆菌、白喉杆菌均有一定的抑制作用；小檗碱对各型流感病毒均有明显抑制作用；黄连对蓝色毛菌、絮状表皮癣菌等皮肤真菌，巴马汀、药根碱等对白色念珠菌等均有显著抑制作用；黄连、小檗碱、黄连碱、药根碱等均有显著抗炎作用；黄连及小檗碱均有解热作用；黄连及小檗碱均有抗实验性胃溃疡，抑制胃液分泌，保护胃黏膜的作用；黄连水煎液、小檗碱均能抗糖尿病，具有降血糖作用。此外，此药还具有强心、抗心肌缺血、抗动脉粥样硬化、抗心律失常、降压、抗血小板聚集、抗肿瘤、降血脂、抗痴呆等作用。

三、黄柏

此药为芸香科植物黄皮树或黄檗的干燥树皮。前者习称"川黄柏"，后者习称"关黄柏"。《中国药典》称前者为黄柏，后者为关黄柏。川黄柏主产于四川、贵州，关黄柏主产于辽宁、吉林、河北。剥取树皮，除去粗皮，晒干；润透，切片或切丝。此药气微，味极苦，嚼之有黏性。以皮厚、色鲜黄、味极苦者为佳。生用或盐水炙、炒炭用。

（一）药性

苦，寒。归肾、膀胱经。

（二）功效

清热燥湿，泻火解毒，除骨蒸。

（三）功能解析

1. 湿热泻痢，黄疸尿赤，带下阴痒，热淋涩痛，脚气痿躄　此药苦寒沉降，长于清下焦湿热。治湿热泻痢，常与白头翁、黄连、秦皮同用，如白头翁汤（《伤寒论》）；若与栀子同用，可治湿热黄疸尿赤，如栀子柏皮汤（《伤寒论》）；治湿热下注之带下黄浊臭秽、阴痒，常与山药、芡实、车前子等同用，如易黄汤（《傅青主女科》）；治湿热下注膀胱，小便短赤热痛，常与萆薢、茯苓、车前子等同用，如萆薢分清饮（《医学心悟》）；治湿热下注所致脚气肿痛、痿软无力，常配伍苍术、牛膝，如三妙丸（《医学心悟》）。

2. 骨蒸劳热，盗汗，遗精　此药主入肾经，善泻相火、退骨蒸。治阴虚火旺，症见骨蒸潮热、遗精盗汗等，常与知母相须为用，并配伍生地黄、山药等药，如知柏地黄丸（《医宗金鉴》）；或与熟地黄、龟甲等同用，如大补阴丸（《丹溪心法》）。

3. 疮疡肿毒，湿疹湿疮　此药既能清热燥湿，又能泻火解毒。治疮疡肿毒，内服、外用均可。内服以此药配伍黄芩、黄连、栀子，如黄连解毒汤（《外台秘要》引崔氏方）；

外用配伍大黄、黄连为末，醋调外搽。治湿疹瘙痒，可与苦参、白鲜皮等配伍，亦可配煅石膏等分为末，外撒或油调搽患处。

（四）用法用量

煎服，3～12 g。外用适量。清热燥湿、泻火解毒宜生用，滋阴降火宜盐炙用，止血多炒炭用。

（五）鉴别用药

黄芩、黄连、黄柏性味皆苦寒，均能清热燥湿、泻火解毒，常用治湿热内蕴或热毒炽盛之证，每相须为用。但黄芩偏泻上焦肺火，肺热咳嗽者多用；黄连偏泻中焦胃火，并长于泻心火，中焦湿热泻痢、痞满呕逆及心火亢盛、高热心烦者多用；黄柏偏泻下焦相火、除骨蒸，湿热下注诸证及骨蒸劳热者多用。

（六）使用注意

此药苦寒伤胃，脾胃虚寒者忌用。

（七）药理分析

1. 化学成分　此药主要含小檗碱、木兰花碱、黄柏碱、药根碱、掌叶防己碱等多种生物碱。此外，此药还含有黄柏内酯、黄柏酮、黄柏酮酸等苦味质成分，7-脱氢豆甾醇、β-谷甾醇、菜油甾醇等甾体成分。《中国药典》规定川黄柏含小檗碱以盐酸小檗碱计不得少于3%，含黄柏碱以盐酸黄柏碱计不得少于0.34%；关黄柏含小檗碱以盐酸小檗碱计不得少于0.6%，含黄柏碱以盐酸黄柏碱计不得少于0.3%。

2. 药理作用　此药所含的小檗碱、药根碱、掌叶防己碱等生物碱，对金黄色葡萄球菌、大肠杆菌、痢疾杆菌、伤寒杆菌、结核杆菌、溶血性链球菌等均有一定抑制作用；对白色念珠菌、絮状表皮癣菌、大小孢子菌等皮肤致病性真菌具有较强的抑制作用；对流感病毒、乙肝表面抗原也有抑制作用。黄柏所含小檗碱有显著抗炎性增生，并有抗溃疡，利胆作用。此外，此药还具有抗心律失常、降压、镇静、降血糖、抗痛风等作用。

四、龙胆

此药为龙胆科植物条叶龙胆、龙胆、三花龙胆或滇龙胆的干燥根及根茎，习称"龙胆草"。前三种习称"龙胆"，后一种习称"坚龙胆"。龙胆主产于吉林、辽宁、黑龙江、内蒙古，因以东北产量最大，故习称"关龙胆"。坚龙胆主产于云南。春、秋二季采挖，洗净，干燥，切段。此药气微，味甚苦。以色黄或色黄棕色者为佳。生用。

（一）药性

苦，寒。归肝、胆经。

（二）功效

清热燥湿，泻肝胆火。

（三）功能解析

1. 湿热黄疸，阴肿阴痒，带下，湿疹瘙痒　此药苦寒，清热燥湿之中，尤善清下焦湿热，常用治下焦湿热所致诸证。治湿热黄疸，常与苦参同用，如苦参丸（《杂病源流犀烛》）；或与栀子、大黄、白茅根等药同用；若治湿热下注，带下黄臭、阴肿阴痒、湿疹瘙痒，常配泽泻、木通、车前子等药，如龙胆泻肝汤（《兰室秘藏》）。

2. 肝火头痛，目赤肿痛，耳鸣耳聋，胁痛口苦，强中，惊风抽搐　此药苦寒沉降，善泻肝胆实火。治肝火头痛，目赤肿痛，耳鸣耳聋，强中，胁痛口苦，常配伍柴胡、黄芩、栀子等药，如龙胆泻肝汤（《兰室秘藏》）。治肝经热盛，热极生风所致之高热惊风抽搐，常配伍牛黄、黄连、钩藤等药，如凉惊丸（《小儿药证直诀》）；或与大黄、芦荟、青黛等药同用，如当归龙荟丸（《宣明论方》）。

（四）用法用量

煎服，3～6g。

（五）使用注意

脾胃虚寒者忌用，阴虚津伤者慎用。

（六）药理分析

1. 化学成分　此药主要含龙胆苦苷、当药苷、三叶苷、苦龙苷、苦樟苷等环烯醚萜苷类，龙胆黄碱、龙胆碱和秦艽甲素、乙素、丙素等生物碱。此外，此药还含有龙胆三糖、β-谷甾醇等。《中国药典》规定此药龙胆含龙胆苦苷不得少于3%，坚龙胆含龙胆苦苷不得少于1.5%；饮片龙胆含龙胆苦苷不得少于2%，坚龙胆含龙胆苦苷不得少于1%。

2. 药理作用　龙胆水浸剂对石膏样毛癣菌、星形奴卡氏菌等皮肤真菌有不同程度的抑制作用，对钩端螺旋体、金黄色葡萄球菌、绿脓杆菌、变形杆菌、伤寒杆菌也有抑制作用；龙胆苦苷有抗炎作用。此外，此药还具有镇静、促进胃液及胃酸分泌、保肝、抑制心脏、减缓心率、降压及抗疟原虫等作用。

第三节　清热解毒药

本类药物性味多苦寒，以清热解毒为主要作用。主治各种热毒证，如疮痈疔疖、丹毒、温毒发斑、咽喉肿痛、痄腮、热毒下痢及虫蛇咬伤、癌肿、烧烫伤等。

在临床应用本类药物时，应根据各种证候的不同表现及兼证，结合具体药物的功用特点，有针对性地选择，并做相应的配伍。如火热炽盛者，可配伍清热泻火药；热毒在血分者，可配伍清热凉血药；疮痈肿毒、咽喉肿痛者，可配伍活血消肿药；热毒血痢、里急后重者，可配伍活血行气药等。

本类药物药性寒凉，易伤脾胃，中病即止，不可过服。

一、金银花

此药为忍冬科植物忍冬的干燥花蕾或带初开的花。主产于河南、山东。夏初花开放前采收，干燥。此药气清香，味甘、微苦。以花蕾多、色黄白、气清香者为佳。生用，炒用或制成露剂使用。

（一）药性

甘，寒。归肺、心、胃经。

（二）功效

清热解毒，疏散风热。

（三）功能解析

1. 痈肿疔疮，喉痹，丹毒 此药甘寒，清热解毒、消散痈肿力强，为治热毒疮痈之要药，适用于各种热毒壅盛之外疡内痈、喉痹、丹毒。治疮痈初起，红肿热痛者，可单用煎服，并用药渣外敷患处；亦可与当归、赤芍、白芷等配伍，如仙方活命饮（《校注妇人良方》）；治疗疮肿毒，坚硬根深者，常与野菊花、蒲公英、紫花地丁等同用，如五味消毒饮（《医宗金鉴》）；治肠痈腹痛，常与大血藤、败酱草、当归等配伍；治肺痈咳吐脓血，常与鱼腥草、芦根、薏苡仁等药配伍；治咽喉肿痛，可与板蓝根、山豆根、马勃等药同用；治血热毒盛，丹毒红肿者，可与大青叶、板蓝根、紫花地丁等配伍。

2. 风热感冒，温病发热 此药甘寒质轻，芳香疏透，既能清热解毒，又能疏散风热，适用于外感风热，温热病。治温病初起，身热头痛，咽痛口渴，常与连翘、薄荷、牛蒡子等同用，如银翘散（《温病条辨》）；治温病气分热盛，壮热烦渴，可与石膏、知母等药同用；此药与生地黄、玄参等药配伍，可治热入营分，身热夜甚，神烦少寐，有透营转气之功，如清营汤（《温病条辨》）；治热入血分，高热神昏，斑疹吐衄等，常与连翘、生地黄等配伍，如神犀丹（《温热经纬》）。此药兼能清解暑热，治外感暑热，可煎汤代茶饮，或用金银花露，或与鲜扁豆花、鲜荷叶等同用，如清络饮（《温病条辨》）。

3. 热毒血痢 此药性寒，有清热解毒、凉血止痢之效，故可用治热毒痢疾，下痢脓血，单用浓煎服，或与黄连、黄芩、白头翁等同用，以增强止痢效果。

（四）用法用量

煎服，6～15 g。疏散风热、清泄里热以生品为佳；炒炭宜用于热毒血痢；露剂多用于暑热烦渴。

（五）使用注意

脾胃虚寒及气虚疮疡脓清者忌用。

（六）药理分析

1. 化学成分 此药主要含有机酸类成分：绿原酸，异绿原酸，咖啡酸等；黄酮类成分：木犀草素，首蓿素，槲皮素等。此药还含挥发油、环烯醚萜苷、三萜皂苷等。《中国药典》规定此药含绿原酸不得少于 1.5%，木犀草苷不得少于 0.05%。

2. 药理作用 此药所含绿原酸类化合物等成分对金黄色葡萄球菌、溶血性链球菌、痢疾杆菌、霍乱弧菌等多种致病菌均有一定的抑制作用；有一定的抗流感病毒、柯萨奇病毒等作用。其水煎液、口服液和注射液有不同程度的退热作用，能明显提高小鼠腹腔巨噬细胞吞噬百分率和吞噬指数。绿原酸类化合物有显著利胆作用，皂苷有保肝作用。银花炭混悬液有显著止血作用。此药有降低胆固醇作用，还有抗生育、兴奋中枢、降血糖、增强免疫功能、抗血小板聚集、促进胃液分泌等作用。

二、连翘

此药为木犀科植物连翘的干燥果实。主产于山西、河南、陕西、湖北、山东。秋季果实初熟尚带绿色时采收，除去杂质，蒸熟，晒干，习称"青翘"；果实熟透时采收，晒干，除去杂质，习称"老翘"或"黄翘"　青翘采得后即蒸熟晒干，筛取籽实作"连翘心"用。此药气微香，味苦。青翘以色较绿、不开裂者为佳；老翘以色较黄、瓣大、壳厚者为佳。生用。

（一）药性

苦，微寒。归肺、心、小肠经。

（二）功效

清热解毒，消肿散结，疏散风热。

（三）功能解析

1. 痈疽，瘰疬，乳痈，丹毒　此药苦寒，功用与金银花相似，长于清心火、解疮毒，又能消散痈肿结聚，故前人有"疮家圣药"之称。治疮痈红肿未溃，常与皂角刺等配伍；治疮疡脓出、红肿溃烂，常与牡丹皮、天花粉、白芷等同用；治痰火郁结，瘰疬痰核，常与夏枯草、浙贝母、玄参等同用，共奏清肝散结、化痰消肿之效；治乳痈肿痛，常与蒲公英、紫花地丁、漏芦等药同用；若血热毒盛，丹毒红肿者，可与大青叶、板蓝根、紫花地丁等配伍。

2. 风热感冒，温病初起，热入营血、高热烦渴、神昏发斑　此药苦寒，外可疏散风热，内可清热解毒，常与金银花相须为用治外感风热及温热病。治外感风热或温病初起，发热，咽痛口渴，配伍金银花、薄荷、牛蒡子等药，如银翘散（《温病条辨》）；若温病热入营分，可配伍生地黄、玄参、金银花等，如清营汤（《温病条辨》）；热入血分，可配伍生地黄、玄参、紫草等，如神犀丹（《温热经纬》）。此药轻宣疏散之力稍逊于金银花，但苦寒清降之性较强，尤长于清泻心火，故治热邪内陷心包，高热、烦躁、神昏等症，较为多用，常与黄连、玄参、莲子心等药配伍。

3. 热淋涩痛　此药苦寒泄降，兼能清心利尿。治湿热壅滞所致之小便不利或淋沥涩痛，多配伍车前子、白茅根、竹叶等药。

（四）用法用量

煎服，6～15 g。青翘清热解毒之力较强；老翘长于透热达表，疏散风热；连翘心长于清心泻火，常用治邪入心包之高热烦躁、神昏谵语等症。

（五）使用注意

脾胃虚寒及气虚脓清者不宜用。

（六）鉴别用药

连翘与金银花均有清热解毒、疏散风热作用，既能透热达表，又能清里热而解毒，对热毒疮疡、风热感冒、温热病等，常相须为用。二者不同之处在于：连翘清心解毒之力强，并善于消痈散结，为疮家圣药，亦治瘰疬痰核；而金银花疏散表热之效优，且炒炭后善于凉血止痢，用治热毒血痢。

（七）药理分析

1. 化学成分　此药主要含烃类、醛酮类、醇酯醚类化合物等挥发油，连翘苷等木脂素，连翘酯苷 A、C、D 等苯乙醇苷类，齐墩果酸等三萜，咖啡酸等有机酸等。《中国药典》规定此药青翘含挥发油不得少于 2%（mL/g）；此药按干燥品计算，含连翘苷不得少于 0.15%，青翘含连翘酯苷 A 不得少于 3.5%，老翘含连翘酯苷 A 不得少于 0.25%。

2. 药理作用　连翘水煎液有广谱抗菌作用，对多种革兰阳性及阴性细菌有明显的抑制作用；连翘酯苷、连翘苷等具有抗氧化能力；其乙醇提取物对肿瘤细胞有抑制作用；其甲醇提取物有抗炎和止痛作用，还有抗过敏活性、抗真菌、抗病毒、解热、抗肝损伤等作用。

三、穿心莲

此药为爵床科植物穿心莲的干燥地上部分。主产于广东、广西。秋初茎叶茂盛时采割，晒干。此药气微，味极苦。以色绿，叶多者为佳。生用。

（一）药性

苦，寒。归心、肺、大肠、膀胱经。

（二）功效

清热解毒，凉血，消肿，燥湿。

（三）功能解析

1. 风热感冒，温病初起　此药质轻透散，苦寒清解，尤善清肺火、解热毒。治风热感冒或温病初起，发热头痛，可单用，如穿心莲片〔（《中国药典·一部》（2020 年版）〕；亦常与金银花、连翘、薄荷等同用。

2. 咽喉肿痛，口舌生疮　此药苦寒清泄，功能清热解毒、凉血消肿，用治热毒上攻，咽喉肿痛、口舌生疮，常与玄参、牛蒡子、板蓝根等同用。

3. 顿咳劳嗽，肺痈吐脓　此药苦寒，能清肺火，解热毒。治痰热壅肺，喘促气急，顿咳劳嗽，可配伍黄芩、桑白皮、地骨皮等；治肺痈咳吐脓血，可与鱼腥草、桔梗、冬瓜仁等同用。

4. 痈肿疮疡，蛇虫咬伤　此药既能清热解毒，又能凉血消痈。治热毒壅聚，痈肿疮毒者，可单用或配伍金银花、野菊花、重楼等同用，并用鲜品捣烂外敷；治蛇虫咬伤，可与半边莲、白花蛇舌草同用。

5. 湿热泻痢，热淋涩痛，湿疹瘙痒　此药苦燥性寒，有清热解毒、燥湿、止痢等功效，故凡湿热诸证均可应用。治胃肠湿热，腹痛泄泻，下痢脓血，可单用，或与苦参、木香等同用；治膀胱湿热，小便淋沥涩痛，多与车前子、白茅根、黄柏等药配伍；治湿疹瘙痒，可以此药为末，甘油调涂患处。此药亦可用于湿热黄疸、湿热带下等证。

（四）用法用量

煎服，6～9g。因其味甚苦，入煎剂易致恶心呕吐，故多作丸、片剂服用。外用适量。

（五）使用注意

不宜多服久服；脾胃虚寒者不宜服用。

（六）药理分析

1. 化学成分 此药主要含内酯类成分：穿心莲内酯，脱水穿心莲内酯，新穿心莲内酯（穿心莲新苷），脱氧穿心莲内酯，潘尼内酯等。此药还含黄酮类、甾醇、皂苷、糖类及缩合鞣质等。《中国药典》规定此药含穿心莲内酯、新穿心莲内酯、14-去氧穿心莲内酯和脱水穿心莲内酯的总量不得少于1.5%。

2. 药理作用 穿心莲煎剂对金黄色葡萄球菌、绿脓杆菌、变形杆菌、肺炎双球菌、溶血性链球菌、痢疾杆菌、伤寒杆菌有不同程度的抑制作用；能提高白细胞吞噬能力；并有抗生育作用。穿心莲多种内酯有抗炎性细胞因子、抗自由基氧化损伤等作用。此外，此药还有解热、抗肿瘤、利胆保肝、抗病毒、调节免疫功能、抗蛇毒及毒蕈碱样作用。

四、大青叶

此药为十字花科植物菘蓝的干燥叶。主产于江苏、河北、安徽、河南。夏、秋二季分2～3次采收，除去杂质，晒干。此药气微，味微酸、苦、涩。以叶大完整、色暗灰绿者为佳。生用。

（一）药性

苦，寒。归心、胃经。

（二）功效

清热解毒，凉血消斑。

（三）功能解析

1. 温病高热，神昏，发斑发疹 此药苦寒，善于清解心胃二经实火热毒，又入血分而凉血消斑，故可用治温热病心胃火热毒盛，热入营血，高热神昏，发斑发疹，常与玄参、栀子等药同用，如犀角大青汤（《医学心悟》）。此药质轻力强，具表里双清之效，治风热感冒或温病初起，发热头痛，口渴咽痛等，常与薄荷、牛蒡子等药同用。

2. 痄腮，喉痹，口疮，丹毒，痈肿 此药苦寒，既能清心胃实火，又善解瘟疫时毒，有解毒利咽、凉血消肿之效。治瘟毒上攻，发热头痛，痄腮，喉痹，可与金银花、黄芩、牛蒡子等同用；治心胃火盛，咽喉肿痛，口舌生疮，常与生地黄、大黄、升麻等同用；治血热毒盛，丹毒红肿，以及热毒痈肿，可用鲜品捣烂外敷，或配伍蒲公英、紫花地丁、重楼等药。

（四）用法用量

煎服，9～15g。外用适量。

（五）使用注意

脾胃虚寒者忌用。

（六）药理分析

1. 化学成分　此药主要含靛玉红、靛蓝等吲哚类生物碱，水杨酸、丁香酸等有机酸，菘蓝苷等苷类，铁、钛、锰、锌等无机元素，甾醇，挥发性成分等。《中国药典》规定此药含靛玉红不得少于 0.02%。

2. 药理作用　大青叶煎剂有广谱抑菌作用；对流感病毒、腮腺炎病毒等有抑制作用。靛玉红有显著的抗白血病作用。此外，此药还有抗内毒素、免疫增强、解热、抗炎、抗肿瘤、保肝利胆等作用。

五、板蓝根

此药为十字花科植物菘蓝的干燥根。主产于江苏、河北。秋季采挖，除去泥沙，晒干，切片。此药气微，味微甜后苦涩。以片大均匀、体实、粉性大者为佳。生用。

（一）药性

苦，寒。归心、胃经。

（二）功效

清热解毒，凉血，利咽。

（三）功能解析

1. 温疫时毒，发热咽痛　此药苦寒，入心、胃经，有类似大青叶的清热解毒之功，而以解毒利咽散结见长。用治外感风热或温病初起，发热、头痛、咽痛，可单用，如板蓝根颗粒［《中国药典·一部》（2020年版）］；或与金银花、连翘、薄荷等同用。治风热上攻，咽喉肿痛，常与玄参、马勃、牛蒡子等同用。

2. 温毒发斑，痄腮，烂喉丹痧，大头瘟疫，丹毒，痈肿　此药苦寒，有清热解毒、凉血消肿之功，主治多种瘟疫热毒之证。治时行温病，温毒发斑，舌绛紫暗者，常与生地黄、紫草、黄芩同用，如神犀丹（《温热经纬》）；治丹毒，痄腮，烂喉丹痧，大头瘟疫，头面红肿、咽喉不利者，常配伍伍黄连、黄芩、牛蒡子等药，如普济消毒饮（《东垣试效方》）。

（四）用法用量

煎服，9～15 g。

（五）使用注意

体虚而无实火热毒者忌服，脾胃虚寒者慎用。

（六）药理分析

1. 化学成分　此药主要含生物碱类成分告依春、表告依春等，氨基酸类成分，喹唑酮类成分，有机酸类成分。此药还含靛玉红、靛蓝、羟基靛玉红、谷甾醇、腺苷、丁香苷、落叶松树脂醇等。《中国药典》规定此药药材含（R,S）- 告依春不得少于 0.02%，饮片不得少于 0.03%。

2. 药理作用 此药所含吲哚类化合物有抗菌作用；有抗流感病毒、肝炎病毒和解热等作用。靛玉红有显著的抗肿瘤、抗白血病作用，并能抑制血小板聚集。板蓝根多糖可促进小鼠免疫功能及增强抗体形成细胞功能，提高小鼠静脉注射碳粒廓清速率。

第四节 清热凉血药

本类药物性味多为甘苦寒或咸寒，偏入血分以清热，多归心、肝经，具有清解营分、血分热邪的作用。主要用于营分、血分等实热证。如温热病热入营分，热灼营阴，心神被扰，症见舌绛、身热夜甚、心烦不寐、脉细数，甚则神昏谵语、斑疹隐隐；邪陷心包，神昏谵语、舌謇足厥、舌质红绛；热入血分，热盛迫血，心神扰乱，症见舌色深绛、吐血、衄血、尿血、便血、斑疹紫暗、躁扰不安，甚或昏狂。亦可用于内伤杂病中的血热出血证。若气血两燔者，可与清热泻火药同用，使气血两清。

一、生地黄

此药为玄参科植物地黄的干燥块根。主产于河南。秋季采挖，去除芦头、须根及泥沙，缓缓烘焙至约八成干。此药气微，味微甜。以切面乌黑者为佳。生用。

（一）药性

甘，寒。归心、肝、肾经。

（二）功效

清热凉血，养阴生津。

（三）功能解析

1. 热入营血，温毒发斑 此药甘寒，入营血分，善于清热凉血，故常用治温热病热入营血，温毒发斑。治温热病热入营分，发热烦渴、神昏舌绛者，多配伍玄参、连翘、黄连等药，如清营汤（《温病条辨》）；若热入血分，身热发斑，甚则神昏谵语，常与水牛角、赤芍、牡丹皮同用，如犀角地黄汤（《千金要方》）；若血热毒盛，发斑发疹，色紫暗者，常与大青叶、水牛角等药同用。

2. 血热出血 此药善于清解营血分之热而有凉血止血之功。用治血热妄行之吐血、衄血，常与侧柏叶、荷叶、艾叶等同用，如四生丸（《校注妇人良方》）；若治血热便血、尿血，常与地榆、槐花、小蓟等同用；若治血热崩漏或产后出血，可与茜草、苎麻根等同用。

3. 热病伤阴，舌绛烦渴，内热消渴 此药甘寒质润，功能清热养阴生津，治热病伤阴，烦渴多饮，舌绛者，常配伍伍麦冬、沙参、玉竹等药，如益胃汤（《温病条辨》）。治阴虚内热之消渴，可配伍山药、黄芪、葛根等药，如滋膵饮（《医学衷中参西录》）。

4. 阴虚发热，骨蒸劳热 此药甘寒养阴清热，入肾经，能滋肾阴而降虚火，养阴津而泄伏热。治阴虚内热，骨蒸潮热，可与知母、麦冬、地骨皮等同用；若温病后期，余热未尽，阴津已伤，邪伏阴分，夜热早凉、舌红脉数者，可与青蒿、鳖甲、知母等药配伍，如青蒿鳖甲汤（《温病条辨》）。

5. 津伤便秘 此药甘寒质润，善于滋阴润燥以通便，治疗阴虚津伤，肠燥便秘者，常与玄参、麦冬等同用，如增液汤（《温病条辨》）。

（四）用法用量

煎服，10～15 g。

（五）使用注意

脾虚湿滞，腹满便溏者不宜使用。

（六）药理分析

1. 化学成分 此药主要含梓醇、二氢梓醇、乙酰梓醇、地黄苷、桃叶珊瑚苷、密力特苷、单密力特苷、去羟栀子苷、筋骨草苷等环菇烯苷类及毛蕊花糖苷等苯乙醇苷类成分。此外，此药还含有 p-谷甾醇、多种氨基酸和糖类等。《中国药典》规定此药含梓醇不得少于 0.2%，含地黄苷 D 不得少于 0.1%。

2. 药理作用 生地黄煎剂能抑制大剂量甲状腺素所致的 β-肾上腺素受体兴奋，增强 M-胆碱受体 -cGMP 系统功能，提高血浆 cAMP 含量水平，并显著拮抗地塞米松造成的肾上腺皮质萎缩及功能下降，提高血浆皮质酮水平。地黄浸剂、醇浸膏及地黄苷均有一定的降血糖作用。地黄苷、地黄低聚糖可增强体液免疫和细胞免疫功能。此外，此药还具有抗胃溃疡、促进造血、凉血、降压、抗骨质疏松等作用，且对脑缺血、脑损伤及神经衰弱具有保护作用。

二、玄参

此药为玄参科植物玄参的干燥根。主产于浙江。冬季茎叶枯萎时采挖，除去根茎、幼芽、须根及泥沙，晒或烘至半干，堆放 3～6 天，反复数次至干燥。本品气特异似焦糖，味甘、微苦。以切面黑色者为佳。生用。

（一）药性

甘、苦、咸，微寒。归肺、胃、肾经。

（二）功效

清热凉血，滋阴降火，解毒散结。

（三）功能解析

1. 热入营血，温毒发斑 此药咸寒入血分，既能清热凉血，又能泻火解毒。治温病热入营分，身热夜甚、心烦口渴、舌绛脉数者，常配伍生地黄、丹参、连翘等药，如清营汤（《温病条辨》）；若治温病热陷心包，神昏谵语，可配伍连翘心、竹叶卷心、连心麦冬等药，如清宫汤（《温病条辨》）；若治温热病，气血两燔，发斑发疹，可与石膏、知母、升麻等药同用，如化斑汤（《温病条辨》）。

2. 热病伤阴，舌绛烦渴，津伤便秘，骨蒸劳嗽 此药甘寒质润，能清热生津、滋阴润燥。用治热病伤阴，舌绛烦渴，常与生地黄、天冬等药配伍；治疗阴虚津伤、肠燥便秘，常与生地黄、麦冬等同用，如增液汤（《温病条辨》）；治肺肾阴亏，虚火上炎，骨蒸劳嗽，可配百合、生地黄、麦冬等药，如百合固金汤（《慎斋遗书》）。

3. 目赤肿痛，咽喉肿痛，白喉，瘰疬，痈肿疮毒　此药既能泻火解毒，又可滋阴降火。用治肝经热盛，目赤肿痛，可配羚羊角、栀子、大黄等药；治热毒内盛，咽喉肿痛，白喉，常与黄芩、连翘、板蓝根等药同用，如普济消毒饮（《东垣试效方》）；若阴虚火旺，咽喉疼痛，可与生地黄、麦冬，川贝母等同用，如养阴清肺汤（《重楼玉钥》）；治痈肿疮毒，常配伍金银花、连翘、蒲公英等药；若用治热毒炽盛之脱疽，常与金银花、当归、甘草同用，如四妙勇安汤（《验方新编》）；取此药咸寒，有泻火解毒、软坚散结之功，配伍浙贝母、牡蛎等，可用治痰火郁结之瘰疬，如消瘰丸（《医学心悟》）。

（四）用法用量

煎服，9～15 g。

（五）使用注意

脾胃虚寒、食少便溏者不宜服用。不宜与藜芦同用。

（六）鉴别用药

玄参与生地黄均能清热凉血、养阴生津，用治热入营血、热病伤阴、阴虚内热等证，常相须为用。但玄参泻火解毒力较强，故咽喉肿痛、痰火瘰疬多用；生地黄凉血养阴力较大，故血热出血、阴虚内热消渴多用。

（七）药理分析

1. 化学成分　此药主要含哈巴苷、哈巴酯苷、哈巴俄苷、桃叶珊瑚苷、甲氧基玄参苷等环烯醚萜类化合物，斩龙剑苷 A、安格洛苷等苯丙素苷类。此外，此药还含有生物碱、植物甾醇、挥发油等。《中国药典》规定此药含哈巴苷和哈巴俄苷总量不得少于 0.45%。

2. 药理作用　此药对金黄色葡萄球菌、白喉杆菌、伤寒杆菌、乙型溶血性链球菌、绿脓杆菌、福氏痢疾杆菌、大肠杆菌、须疮癣菌、絮状表皮癣菌、羊毛状小芽孢菌和星形奴卡氏菌均有一定抑制作用。玄参对多种炎症反应均有抑制作用，一般认为其抗炎活性成分为哈巴苷、哈巴酯苷。此外，此药还具有扩张冠状动脉、降压、保肝、降血糖、增强免疫、抗氧化、抗动脉粥样硬化等作用。

三、牡丹皮

此药为毛茛科植物牡丹的干燥根皮。主产于安徽、四川、湖南、湖北、陕西。秋季采挖根部，除去细根，剥取根皮，晒干；或刮去粗皮，除去木心，晒干。前者习称连丹皮，后者习称刮丹皮。此药气芳香，味微苦而涩。以皮厚、切面粉白色、粉性足、香气浓者佳。生用或酒炙用。

（一）药性

苦、辛，微寒。归心、肝、肾经。

（二）功效

清热凉血，活血化瘀。

（三）功能解析

1. 热入营血，温毒发斑，血热吐衄　此药苦寒，入心肝血分，善于清解营血分实热。治温病热入营血，迫血妄行所致发斑、吐血、衄血，常与水牛角、生地黄、赤芍同用，如犀角地黄汤（《千金要方》）；治温毒发斑，可配伍栀子、大黄、黄芩等药；若用治血热吐衄，又常与大黄、大蓟、茜草等药同用，如十灰散（《十药神书》）。

2. 温邪伤阴，阴虚发热，夜热早凉，无汗骨蒸　此药性味苦辛微寒，入血分而善于清透阴分伏热，为治无汗骨蒸之要药。用治温病后期，邪伏阴分，夜热早凉，热退无汗者，常配伍鳖甲、知母、生地黄等药，如青蒿鳖甲汤（《温病条辨》）。若阴虚内热，无汗骨蒸者，常与生地黄、麦冬等药同用。

3. 血滞经闭痛经，跌仆伤痛　此药辛行苦泄，有活血祛瘀之功。治血滞经闭、痛经，可配伍桃仁、川芎、桂枝等药，如桂枝茯苓丸（《金匮要略》）；治跌仆伤痛，可与红花、乳香、没药等同用。

4. 痈肿疮毒　此药辛苦微寒，清热凉血之中，善于散瘀消痈。治热毒痈肿疮毒，可配大黄、白芷、甘草等药同用；若配大黄、桃仁、芒硝等药，可治瘀热互结之肠痈初起，如大黄牡丹汤（《金匮要略》）。

（四）用法用量

煎服，6～12 g。清热凉血宜生用，活血化瘀宜酒炙用，止血宜炒炭用。

（五）使用注意

血虚有寒、月经过多者不宜使用。孕妇慎用。

（六）药理分析

1. 化学成分　此药主要含牡丹酚（丹皮酚）、牡丹酚苷、牡丹酚原苷、牡丹酚新苷、芍药苷、氧化芍药苷、苯甲酰芍药苷、苯甲酰氧化芍药苷等。此药还含有没食子酸、挥发油等。《中国药典》规定此药含丹皮酚不得少于 1.2%。

2. 药理作用　丹皮酚对多种实验性动物炎症有显著的抑制作用，对霍乱、伤寒、副伤寒三联菌引起的发热有解热作用，并具有镇静作用；丹皮总苷还具有显著的抗惊厥作用。牡丹皮水煎剂对痢疾杆菌、伤寒杆菌、小芽孢杆菌等致病细菌及多种皮肤真菌均有抑制作用。牡丹皮提取物中丹皮酚、芍药苷、苯甲酰芍药苷、苯甲酰氧化芍药苷能抑制血小板聚集，具有抗血栓作用。此外，此药还具有镇痛、抗过敏、抗心脑缺血、抗动脉粥样硬化、抗心律失常、降压、调节免疫、保肝、护肾、抗肿瘤等作用。

四、赤芍

此药为毛茛科植物芍药或川赤芍的干燥根。主产于内蒙古、辽宁、河北、四川。春、秋二季采挖，除去根茎、须根及泥沙，晒干。此药气微香，味微苦、微涩。以切面粉白色者为佳。切厚片，生用。

（一）药性

苦，微寒。归肝经。

（二）功效

清热凉血，散瘀止痛。

（三）功能解析

1. 热入营血，温毒发斑，血热吐衄　此药苦寒，入肝经血分，善清泻肝火，泄血分郁热。治温热病热入营血，迫血妄行之吐血衄血、斑疹紫暗者，常与水牛角、生地黄、牡丹皮同用，如犀角地黄汤（《千金要方》）；治温毒发斑，血热毒盛，斑疹紫黑者，常配伍紫草、蝉蜕、甘草等药，如紫草快斑汤（《张氏医通》）；若治血热吐衄，可配伍生地黄、大黄、白茅根等药。

2. 目赤肿痛，痈肿疮疡　此药苦寒，入肝经而清肝火，若配伍荆芥、薄荷、黄芩等药，可用治肝经风热目赤肿痛、羞明多眵。取此药清热凉血、散瘀消肿之功，治热毒壅盛，痈肿疮疡，可配伍金银花、天花粉、乳香等药，如仙方活命饮（《校注妇人良方》）；或配伍连翘、栀子、玄参等药，如连翘败毒散（《伤寒全生集》）。

3. 肝郁胁痛，经闭痛经，癥瘕腹痛，跌打损伤　此药苦寒，入肝经血分，有活血化瘀止痛之功。治肝郁血滞之胁痛，可配伍柴胡、牡丹皮、郁金等药；治血滞经闭痛经，癥瘕腹痛，常配伍当归、川芎、延胡索等药，如少腹逐瘀汤（《医林改错》）；治跌打损伤，瘀肿疼痛，可与虎杖、苏木、刘寄奴等同用。

（四）用法用量

煎服，6～12 g。

（五）使用注意

血寒经闭者不宜使用。孕妇慎用。不宜与藜芦同用。

（六）药理分析

1. 化学成分　此药主要含芍药苷、羟基芍药苷、苯甲酰芍药苷、苯甲酰羟基芍药苷等单萜苷类及没食子酸葡萄糖、丹皮酚等多元酚类化合物。《中国药典》规定此药含芍药苷不得少于1.8%，饮片含芍药苷不得少于1.5%。

2. 药理作用　芍药苷对不同佐剂诱发的关节炎有显著的抑制作用，并能改善IgE复合体诱导的过敏炎症反应；芍药苷有解热镇痛、镇静等作用；丹皮酚等多元酚类具有抗血小板聚集、抗血栓形成、抗心肌缺血、改善微循环等作用。此外，此药还具有保肝护肝、抗胃溃疡、调节免疫、抗氧化、抗肿瘤、抗抑郁、保护神经细胞、改善学习记忆等作用。

第五节　清虚热药

本类药物性寒凉，多归肝、肾经，主入阴分，以清虚热、退骨蒸为主要作用。主治肝肾阴虚所致的骨蒸潮热、午后发热、手足心热、虚烦不眠、遗精盗汗、舌红少苔、脉细数等，以及热病后期，余热未清，伤阴劫液，而致夜热早凉、热退无汗、舌质红绛、脉细数等。部分药物又能清实热，亦可用于实热证。使用本类药常配伍清热凉血及清热养阴之品，以期标本兼顾。

一、青蒿

此药为菊科植物黄花蒿的干燥地上部分。全国大部分地区均产。秋季花盛开时采割，除去老茎，阴干，切段。此药气香特异，味微苦。以色绿、质嫩、叶多、香气浓郁者为佳。生用。

（一）药性

苦、辛，寒。归肝、胆经。

（二）功效

清虚热，除骨蒸，解暑热，截疟，退黄。

（三）功能解析

1. 温邪伤阴，夜热早凉　此药苦寒清热，辛香透散，善入阴分，长于清透阴分伏热。治疗温病后期，余热未清，阴液已伤，见夜热早凉，热退无汗，或低热不退等，常配伍鳖甲、知母、牡丹皮等，如青蒿鳖甲汤（《温病条辨》）。

2. 阴虚发热，骨蒸劳热　此药有退虚热、除骨蒸的作用。为清虚热要药。治疗阴虚发热，症见骨蒸劳热、五心烦热、舌红少苔者，常配伍银柴胡、胡黄连、鳖甲等，如清骨散（《证治准绳》）。

3. 外感暑热，发热烦渴　此药辛香发散，性寒，善于清解暑热。治疗外感暑热，头痛头昏、发热口渴等，常与西瓜翠衣、淡竹叶、扁豆衣等同用，如清暑饮（《温热经解》）。

4. 疟疾寒热　此药辛寒芳香，主入肝、胆经，善截疟，消除寒热，为治疟疾寒热之要药。治疗疟疾寒热往来，《肘后方》中记载"青蒿一握，以水二升渍，绞取汁，尽服之"。临床也可与柴胡、黄芩、草果等同用。此药芳香透散，长于清解肝胆之热邪，治疗湿热郁遏少阳，三焦气机不畅，寒热如疟，胸膈胀闷，常配伍黄芩、竹茹、半夏等，如蒿芩清胆汤（《重订通俗伤寒论》）。

5. 湿热黄疸　此药苦寒，主入肝、胆经，能利胆退黄。治疗湿热黄疸，见一身面目俱黄、黄色鲜明、舌苔黄腻者，常与茵陈、大黄、栀子等清热利湿退黄之品同用。

（四）用法用量

煎服，6～12 g，后下。或鲜用绞汁。

（五）使用注意

此药苦寒，脾胃虚弱、肠滑泄泻者忌用。

（六）药理分析

1. 化学成分 此药主要含萜类成分：青蒿素，青蒿酸等；挥发油：蒿醛甲酯，青蒿醇，蒿酮等。此药还含多糖。

2. 药理作用 青蒿素有显著抗疟作用，对疟原虫有明显的杀灭作用。水煎剂对表皮葡萄球菌、卡他球菌、炭疽杆菌、白喉杆菌等有较强的抑菌作用，对金黄色葡萄球菌、绿脓杆菌、痢疾杆菌、结核杆菌等也有一定的抑制作用。挥发油对皮肤癣菌有抑制和杀灭作用。乙醇提取物对钩端螺旋体有抑制作用。青蒿素、β-谷甾醇、豆甾醇均有抗病毒作用。挥发油有镇咳、祛痰、平喘作用。此外，此药尚有利胆、解热、镇痛、抗炎、抗肿瘤、降压、抗心律失常、促进细胞免疫和抑制体液免疫等作用。

二、白薇

此药为萝藦科植物白薇或蔓生白薇的干燥根和根茎。主产于安徽、河北、辽宁。春、秋二季采挖，洗净，干燥，切段。此药气微，味微苦。以根细长、心实、色淡黄者为佳。生用。

（一）药性

苦、咸，寒。归胃、肝、肾经。

（二）功效

清热凉血，利尿通淋，解毒疗疮。

（三）功能解析

1. 阴虚发热，骨蒸劳热，产后血虚发热，温邪伤营发热 此药苦咸性寒，善入血分，有退虚热、凉血清热之功。治疗阴虚发热，骨蒸潮热，常配伍生地黄、知母、地骨皮等滋阴清虚热之品。治疗产后血虚发热，低热不退，常与当归、人参等补益气血之品同用。治疗温热病后期，余热未尽，耗伤阴液，见夜热早凉者，常与生地黄、玄参、青蒿等同用。

2. 热淋，血淋 此药既能清热凉血，又能利尿通淋。治疗热淋、血淋，常与滑石、车前子、木通等利尿通淋之品配伍。

3. 痈疽肿毒，蛇虫咬伤，咽喉肿痛 此药有清热解毒、消肿疗疮之功，内服或外用均可。治疗热毒疮痈，可单用捣烂外敷；或配伍金银花、蒲公英等清热解毒药内服。治疗热毒壅盛之咽喉肿痛，常与山豆根、射干、连翘等清热解毒利咽之品同用。

4. 阴虚外感 此药能清泄肺热而透邪，清退虚热而护阴，治疗阴虚外感，发热咽干，口渴心烦，常与玉竹、薄荷、淡豆豉等配伍，如加减葳蕤汤（《重订通俗伤寒论》）。

（四）用法用量

煎服，5～10 g。外用适量。

（五）使用注意

此药苦寒，脾胃虚寒、食少便溏者不宜服用。

（六）药理分析

1. 化学成分　此药主要含挥发油、强心苷，挥发油中主要为白薇素，强心苷中主要为甾体多糖苷。此药还含有糖类及脂肪酸类成分。

2. 药理作用　此药有抗炎、解热、利尿等作用；水提取物有祛痰、平喘作用；对肺炎球菌有抑制作用；所含白薇苷有明显抗肿瘤作用，白薇皂苷能增强心肌收缩，减慢心率。

三、地骨皮

此药为茄科植物枸杞或宁夏枸杞的干燥根皮。全国大部分地区均产。春初或秋后采挖根部，洗净，剥取根皮，晒干，切段。此药气微，味微甘而后苦。以块大、肉厚、无木心、色黄者为佳。生用。

（一）药性

甘，寒。归肺、肝、肾经。

（二）功效

凉血除蒸，清肺降火。

（三）功能解析

1. 阴虚潮热，骨蒸盗汗　此药甘寒清润，入肝、肾经，善清虚热、除骨蒸，为凉血退热除蒸之佳品。治疗阴虚发热，骨蒸潮热、盗汗等，常与银柴胡、知母、鳖甲等清热养阴药配伍，如清骨散（《证治准绳》）。

2. 肺热咳嗽　此药性寒，入肺经，能清泄肺热。治疗肺火郁结，气逆不降之咳嗽气喘，常与桑白皮、甘草等配伍，如泻白散（《小儿药证直诀》）。

3. 血热咳血　衄血此药甘寒，入血分能清热凉血以止血。治疗血热妄行之咳血、吐血、衄血、尿血等，常配伍小蓟、侧柏叶、白茅根等凉血止血药。

4. 内热消渴　此药能清热泻火而生津止渴。治疗内热消渴，常与天花粉、生地黄、麦冬等同用。

（四）用法用量

煎服，9～15 g。

（五）使用注意

此药性寒，外感风寒发热或脾虚便溏者不宜服用。

（六）药理分析

1. 化学成分　此药主要含生物碱类成分：甜菜碱、苦可胺 A、莨菪亭、枸杞子酰胺、阿托品等。此药还含有有机酸、酚类及甾醇等。

2. 药理作用　此药乙醇提取物、水提取物及乙醚残渣水提取物等均有显著的解热作用。其煎剂、浸膏有降压、降血糖、降血脂作用，对多种细菌、真菌及病毒有抑制作用，有促进成骨细胞增殖作用。其注射液对离体子宫有兴奋作用。此外，此药尚有止痛作用。

第三章　祛风湿药

凡以祛除风湿之邪为主要功效，常用以治疗风湿痹证的药物，称为祛风湿药。

本类药物味多辛苦，性温或凉。辛能散能行，既可驱散风湿之邪，又能通达经络之闭阻；苦味燥湿，使风湿之邪无所留着。故本类药物能祛除留着于肌肉、经络、筋骨的风湿之邪，有的还兼有舒筋、活血、通络、止痛或补肝肾、强筋骨等作用。主要用于风湿痹证之肢体疼痛，关节不利、肿大，筋脉拘挛等症。部分药物还适用于肝肾亏虚，腰膝酸软、下肢痿弱等症。

祛风湿药根据其药性和功效的不同，分为祛风寒湿药、祛风湿热药、祛风湿强筋骨药三类。分别适用于风寒湿痹、风湿热痹及痹证日久、筋骨无力者。

使用祛风湿药时，应根据痹证类型、邪犯部位、病程新久的不同，选择相应的药物并做适当配伍。如风邪偏盛的行痹，应选择善能祛风的祛风湿药，佐以活血养营之品；湿邪偏盛的着痹，应选用温燥的祛风湿药，佐以健脾渗湿之品；寒邪偏盛的痛痹，当选用温性较强的祛风湿药，佐以通阳温经之品；若风湿热三气杂至所致的热痹，以及外邪入里而从热化或郁久化热者，当选用寒凉的祛风湿药，酌情配伍凉血清热解毒药；感邪初期，病邪在表，当配伍散风胜湿的解表药；病邪入里，须与活血通络药同用；若夹有痰浊、瘀血者，须与化痰、散瘀药同用；痹证日久，损及肝肾，或肝肾素虚，复感风湿者，应选用祛风湿强筋骨药，配伍补肝肾、益气血之品，以扶正祛邪。

辛温性燥的祛风湿药，易伤阴耗血，故阴血亏虚者应慎用。

痹证多属慢性疾病，为服用方便，可制成酒剂或丸散剂，且酒能"助药势、行血脉"，增强祛风湿药的功效。也可制成外敷剂型，直接用于患处。

药理分析证明，祛风湿药一般具有不同程度的抗炎、镇痛、调节机体免疫等作用。部分祛风湿药尚有抗菌、抗肿瘤、镇静、降血压、抑制血小板聚集等作用。常用于风湿性关节炎、类风湿性关节炎、强直性脊柱炎、坐骨神经痛、纤维组织炎、肩周炎、腰肌劳损、骨质增生、半身不遂及某些皮肤病等。

第一节　祛风寒湿药

本类药物味多辛苦，性温，入肝、脾、肾经。辛能行散祛风，苦能燥湿，温通祛寒。具有较好的祛风、除湿、散寒、止痛、通经络等作用，尤以止痛为其特点。主要适用于风寒湿痹，肢体关节疼痛，痛有定处，遇寒加重等。经配伍亦可用于风湿热痹。

一、独活

此药为伞形科植物重齿毛当归的干燥根。主产于四川、湖北。春初苗刚发芽或秋末茎叶枯萎时采挖，除去须根和泥沙，摊晾至表皮干燥，烘至半干，堆置 2 ～ 3 天，发软后再烘至全干，切片。此药有特异香气，味苦、辛，微麻舌。以根条粗肥，香气浓郁者为佳。生用。

（一）药性

辛、苦，微温。归肾、膀胱经。

（二）功效

祛风除湿，通痹止痛，解表。

（三）功能解析

1. 风寒湿痹，腰膝疼痛　此药辛散苦燥，气香温通，功善祛风湿、止痹痛，为治风湿痹痛之主药，凡风寒湿邪所致之痹证，无论新久，均可应用。因其主入肾经，性善下行，"宣肾经之寒湿"，故尤以下半身风寒湿痹为宜。治风寒湿痹，症见肌肉、腰背、手足疼痛，可与当归、白术、牛膝等同用；若与桑寄生、杜仲、人参等配伍，可治痹证日久正虚，腰膝酸软，关节屈伸不利者，如独活寄生汤（《千金要方》）。

2. 风寒夹湿头痛　此药辛散苦燥温通，能发散风寒湿邪而解表，治外感风寒夹湿所致的头痛头重，一身尽痛，多配羌活、藁本、防风等，如羌活胜湿汤（《内外伤辨惑论》）。

3. 少阴伏风头痛　此药善入肾经而搜伏风，与细辛、川芎等相配，可治风扰肾经，伏而不出之少阴头痛。

其祛风湿之功，亦治皮肤瘙痒，内服或外洗皆可。

（四）用法用量

煎服，3 ～ 10 g。外用适量。

（五）药理分析

1. 化学成分　此药主要含蛇床子素，香柑内酯，花椒毒素，二氢欧山芹醇当归酸酯等。《中国药典》规定此药含蛇床子素不得少于0.5%，含二氢欧山芹醇当归酸酯不得少于0.08%。

2. 药理作用　独活有抗炎、镇痛及镇静作用，对血小板聚集有抑制作用；有延缓脑衰老作用；并有降压作用，但不持久；所含香柑内酯、花椒毒素等有光敏及抗肿瘤作用。

二、威灵仙

此药为毛茛科植物威灵仙、棉团铁线莲或东北铁线莲的干燥根和根茎。主产于辽宁、吉林、黑龙江等地。秋季采挖，除去泥沙，晒干，切段。威灵仙气微，味淡；棉团铁线莲味咸；东北铁线莲味辛辣。以条匀，皮黑、肉白、坚实者为佳。生用。

（一）药性

辛、咸，温。归膀胱经。

（二）功效

祛风湿，通经络，止痛，消骨鲠。

（三）功能解析

1. 风湿痹痛　此药辛散温通，性猛善走，既能祛风湿，又能通经络而止痛，为治风湿痹痛之要药。凡风湿痹痛，肢体麻木，筋脉拘挛，屈伸不利，无论上下皆可应用，尤宜于风邪偏盛，拘挛掣痛，游走不定者。可单用为末服，也可与蕲蛇、附子、当归等配伍。

2. 骨鲠咽喉　此药味咸，能软坚而消骨鲠，可单用或与砂糖、醋煎后慢慢咽下。《本草纲目》则与砂仁、砂糖煎服。

此外，此药通络止痛之功，还可用治跌打伤痛。

（四）用法用量

煎服，6～10g。消骨鲠可用30～50g。

（五）使用注意

此药辛散走窜，气血虚弱者慎服。

（六）药理分析

1. 化学成分　此药主要含原齐墩果酸、常春藤皂苷元、原白头翁素、棕榈酸等。《中国药典》规定此药含齐墩果酸不得少于0.3%。

2. 药理作用　威灵仙有镇痛抗炎、抗利尿、降血压、保肝、利胆、松弛平滑肌等作用；原白头翁素对革兰氏阳性及阴性菌和真菌都有较强的抑制作用；煎剂可使食管蠕动节律增强，频率加快，幅度增大，能松弛肠平滑肌；醋浸液对鱼骨刺有一定软化作用，并使咽及食道平滑肌松弛，促使骨刺松脱；其醇提取物有引产作用。

三、徐长卿

此药为萝藦科植物徐长卿的干燥根和根茎。全国大部分地区均产。秋季采挖，除去杂质，阴干，切段。此药气香，味微辛凉。以香气浓者为佳。生用。

（一）药性

辛，温。归肝、胃经。

（二）功效

祛风除湿，止痛，止痒。

（三）功能解析

1. 风湿痹痛　此药味辛性温，具有祛风除湿、通络止痛之功，常用于风湿痹证，腰膝酸痛等症。治疗风寒湿痹，关节疼痛，筋脉拘挛者，可与防己、威灵仙、木瓜等配伍；肝肾亏虚，寒湿痹阻，腰膝酸软疼痛者，可与杜仲、续断、独活等同用。

2. 胃痛胀满，牙痛，腰痛，跌扑伤痛，痛经　此药具有较强的止痛作用，故常用于各种痛证。治疗寒凝气滞，脘腹疼痛者，可与高良姜、延胡索配伍；治疗龋齿牙痛者，可与细辛、花椒同用；治疗气滞血瘀，月经不调，经行腹痛者，可与川芎、当归、香附等配伍；

若治疗跌打伤痛，瘀血内阻者，可与当归、乳香、没药等同用。

3. 风疹，湿疹 此药具有祛风、除湿、止痒之功。治疗风疹湿疹，瘙痒不止者，可单用内服与外洗；亦可与苦参、黄柏、白鲜皮等配伍。

（四）用法用量

煎服，3 ～ 12 g，后下。

（五）使用注意

孕妇慎用。

（六）药理分析

1. 化学成分 此药主要含丹皮酚，异丹皮酚，β - 谷甾醇，徐长卿苷等。《中国药典》规定此药含丹皮酚不得少于 1.3%。

2. 药理作用 此药有明显的镇静、镇痛、抗菌、抗炎作用，并有改善心肌代谢的作用，对肠道平滑肌有解痉作用。

四、川乌

此药为毛茛科植物乌头的干燥母根。主产于四川、云南、陕西。6月下旬至8月上旬采挖，除去子根、须根及泥沙，晒干。此药气微，味辛辣、麻舌。以饱满、质坚实、断面色白、无空心者为佳。生用或制后用。

（一）药性

辛、苦，热。归心、肝、肾、脾经。生川乌有大毒，制川乌有毒。

（二）功效

祛风除湿，温经止痛。

（三）功能解析

1. 风寒湿痹，关节疼痛 此药辛热苦燥，善于驱逐寒湿、温经止痛，为治寒湿痹痛之佳品，"一切沉寒痼冷之症，用此无不奏效"，尤宜于寒邪偏盛之痹痛。治寒湿侵袭，历节疼痛，不可屈伸者，常与麻黄、芍药、甘草等配伍，如乌头汤（《金匮要略》）；若与草乌、地龙、乳香等同用，可治寒湿瘀血留滞经络，肢体筋脉挛痛，关节屈伸不利，日久不愈者，如小活络丹（《和剂局方》）。

2. 心腹冷痛，寒疝作痛 此药辛散温通，散寒止痛之功显著，故又常用于阴寒内盛之心腹冷痛。治心痛彻背，背痛彻心者，常配伍赤石脂、干姜、花椒等，如乌头赤石脂丸（《金匮要略》）；治寒疝，绕脐腹痛，手足厥冷者，多与蜂蜜同煎，如大乌头煎（《金匮要略》）。

3. 跌仆伤痛，麻醉止痛 此药止痛效佳，可治跌打损伤，骨折瘀肿疼痛，多与自然铜、乳香、地龙等同用。古方又常以此药作为麻醉止痛药，多以生品与生草乌并用，配伍羊踯躅、姜黄等，如整骨麻药方（《医宗金鉴》）；或配伍生南星、蟾酥等外用以达局部麻醉之效，如外敷麻药方（《医宗金鉴》）。

（四）用法用量

制川乌煎服，1.5～3 g，宜先煎、久煎。生品宜外用，适量。

（五）使用注意

生品内服宜慎，孕妇禁用。制川乌孕妇慎用。不宜与半夏、川贝母、浙贝母、平贝母、伊贝母、湖北贝母、栝楼、栝楼皮、栝楼子、天花粉、白及、白蔹同用。

（六）药理分析

1. 化学成分　此药主要含多种生物碱，主要为乌头碱、次乌头碱、新乌头碱等，以及乌头多糖A、B、C、D等。制川乌主含苯甲酰乌头胺，苯甲酰中乌头胺，苯甲酰次乌头胺等。《中国药典》规定此药含乌头碱、次乌头碱、新乌头碱的总量应为0.05%～0.17%。

2. 药理作用　川乌有明显的抗炎、镇痛、免疫抑制作用，有强心作用，但剂量加大则引起心律失常，终致心脏抑制；乌头碱可引起心律不齐，还可增强毒毛花苷K对心肌的毒性作用，有明显的局部麻醉作用；注射液对胃癌细胞有抑制作用。

3. 不良反应　川乌服用不当可引起中毒，其症状为口舌、四肢及全身麻木，流涎，恶心，呕吐，腹泻，头昏，眼花，口干，脉搏减缓，呼吸困难，手足搐搦，神志不清，大小便失禁，血压及体温下降，心律失常，室性期前收缩和窦房停搏等。严重者，可致循环、呼吸衰竭及严重心律失常而死亡。

五、木瓜

此药为蔷薇科植物贴梗海棠的干燥近成熟果实。主产于安徽、湖南、湖北、浙江、四川，安徽宣城产者称"宣木瓜"，质量较好。夏、秋二季果实绿黄时采收，置沸水中烫至外皮灰白色，对半纵剖，晒干。此药气微清香，味酸。以个大、皮皱、紫红色者为佳，切片，生用。

（一）药性

酸，温。归肝、脾经。

（二）功效

舒筋活络，化湿和中。

（三）功能解析

1. 湿痹拘挛，腰膝关节酸重疼痛　此药味酸入肝，善于舒筋活络，且能祛湿除痹，尤为湿痹筋脉拘挛之要药，亦常用于腰膝关节酸重疼痛。常与乳香、没药、地黄同用，治筋急项强，不可转侧。与羌活、独活、附子配伍，治脚膝疼重者，不能远行久立者。

2. 脚气浮肿　此药温通，祛湿舒筋，为脚气浮肿常用药，多配伍吴茱萸、槟榔、紫苏等，治感受风湿，脚气肿痛不可忍者，如鸡鸣散（《朱氏集验方》）。

3. 暑湿吐泻，转筋挛痛　此药温香入脾，能化湿和中，湿去则中焦得运，泄泻可止；味酸入肝，舒筋活络而缓挛急。治湿阻中焦之腹痛吐泻转筋，偏寒湿者，常配伍吴茱萸、小茴香、紫苏等；偏暑湿者，多配伍蚕沙、薏苡仁、黄连等，如蚕矢汤（《霍乱论》）。

此外，此药尚有消食作用，用于消化不良；并能生津止渴，可治津伤口渴。

（四）用法用量

煎服，6～9g。

（五）使用注意

胃酸过多者不宜服用。

（六）药理分析

1. 化学成分　此药主要含齐墩果酸、熊果酸、苹果酸、枸橼酸、酒石酸、多糖以及皂苷等。《中国药典》规定此药含齐墩果酸和熊果酸的总量不得少于0.5%。

2. 药理作用　此药有抗炎、镇痛、松弛胃肠道平滑肌及抗菌作用。木瓜混悬液有保肝作用。新鲜木瓜汁和木瓜煎剂对肠道菌和葡萄球菌有明显的抑制作用。其提取物对小鼠艾氏腹水癌及腹腔巨噬细胞吞噬功能有抑制作用。

第二节　祛风湿热药

本类药物性味多为辛苦寒，入肝脾肾经。辛能行散，苦能燥湿，寒能清热。具有良好的祛风除湿，通络止痛，清热消肿之功，主要用于风湿热痹，关节红肿热痛。经配伍亦可用于风寒湿痹。

一、秦艽

此药为龙胆科植物秦艽、麻花秦艽、粗茎秦艽。前三种按性状不同分别习称"秦艽"和"麻花艽"，后一种习称"小秦艽"。主产于甘肃、青海、内蒙古、陕西、山西。春、秋二季采挖，除去泥沙；秦艽及麻花艽晒软，堆置"发汗"至表面呈红黄色或灰黄色时，摊开晒干，或不经"发汗"直接晒干；小秦艽趁鲜时搓去黑皮，晒干，切厚片。此药气特异，味苦、辛、微涩。以色棕黄、气味浓厚者为佳。生用。

（一）药性

辛、苦，平。归胃、肝、胆经。

（二）功效

祛风湿，清湿热，舒筋络，止痹痛，退虚热。

（三）功能解析

1. 风湿痹证，筋脉拘挛，骨节酸痛　此药辛散苦泄，质偏润而不燥，善于祛风湿、舒筋络、止痹痛，为"风药中之润剂"，能"通关节，流行脉络"，凡风湿痹痛，筋脉拘挛，骨节酸痛，无问寒热新久，均可配伍应用。因其性平偏凉，兼有清热作用，故对热痹尤为适宜，多配防己、络石藤、忍冬藤等；若配天麻、羌活、川芎等，可治风寒湿痹。

2. 中风半身不遂　此药既能祛风邪，又善舒筋络，可用于中风半身不遂，口眼㖞斜，四肢拘急，舌强不语等，单用或配伍均可。若与升麻、葛根、防风等配伍，可治中风口眼喝斜，言语不利，恶风恶寒者；与当归、熟地黄、白芍等同用，可治血虚中风者。

3. 湿热黄疸　此药苦以降泄，能清肝胆湿热而退黄。治疗湿热黄疸，《海上集验方》即单用为末服；亦可与茵陈蒿、栀子、大黄等配伍。

4. 骨蒸潮热，小儿疳积　发热此药能退虚热、除骨蒸，为治虚热要药。治骨蒸日晡潮热，常与青蒿、地骨皮、知母等同用，如秦艽鳖甲散（《卫生宝鉴》）；若与人参、鳖甲、柴胡等配伍，可治肺痿骨蒸劳嗽；治小儿疳积发热，多与银柴胡、地骨皮等相伍。

（四）用法用量

煎服，3～10 g。

（五）药理分析

1. 化学成分　此药主要含秦艽碱甲、乙、丙，龙胆苦苷，当药苦苷，马钱苷酸等。《中国药典》规定此药含龙胆苦苷和马钱苷酸的总量不得少于2.5%。

2. 药理作用　秦艽具有镇静、镇痛、解热、抗炎、降血压作用；能抑制反射性肠液的分泌；能明显降低胸腺指数，有抗组胺作用。

二、防己

此药为防己科植物粉防己的干燥根。习称"汉防己"。主产于浙江、江西、安徽、湖北。秋季采挖，洗净，除去粗皮，晒至半干，切段，个大者再纵切，干燥，切厚片。此药气微，味苦、辛。以粉性足、纤维少者为佳。生用。

（一）药性

苦、辛，寒。归膀胱、肺经。

（二）功效

祛风湿，止痛，利水消肿。

（三）功能解析

1. 风湿痹痛　此药辛能行散，苦寒降泄，既能祛风除湿止痛，又能清热。对风湿痹证湿热偏盛，肢体酸重，关节红肿疼痛，以及湿热身痛者，尤为要药，常与滑石、薏苡仁、蚕沙等配伍，如宣痹汤（《温病条辨》）；若与麻黄、肉桂、威灵仙等同用，亦可用于风寒湿痹，四肢挛急者。

2. 水肿，脚气肿痛，小便不利　此药苦寒降泄，能清热利水，善走下行而泄下焦膀胱湿热，尤宜于下肢水肿，小便不利者。常与黄芪、白术、甘草等配伍，用于风水脉浮，身重汗出恶风者，如防己黄芪汤（《金匮要略》）；若与茯苓、黄芪、桂枝等同用，可治一身悉肿，小便短少者，如防己茯苓汤（《金匮要略》）；与椒目、葶苈子、大黄合用，又治湿热腹胀水肿，如己椒苈黄丸（《金匮要略》）。治脚气足胫肿痛、重着、麻木，可与吴茱萸、槟榔、木瓜等同用；《本草切要》治脚气肿痛，则配伍木瓜、牛膝、桂枝等药。

3. 湿疹疮毒　此药苦以燥湿，寒以清热，治湿疹疮毒，可与苦参、金银花等配伍。

此外，此药有降血压作用，可用于高血压病。

（四）用法用量

煎服，5～10 g。

（五）使用注意

此药苦寒易伤胃气，胃纳不佳及阴虚体弱者慎服。

（六）药理分析

1. 化学成分 此药主要含粉防己碱、防己诺林碱、轮环藤酚碱、氧防己碱、防己斯任碱等。《中国药典》规定此药含粉防己碱和防己诺林碱的总量不得少于 1.6%，饮片不得少于 1.4%。

2. 药理作用 此药能明显增加排尿量。总碱及流浸膏或煎剂有镇痛作用。粉防己碱有抗炎作用；对心肌有保护作用，能扩张冠状动脉，增加冠脉流量，有显著降压作用，能对抗心律失常；能明显抑制血小板聚集，还能促进纤维蛋白溶解，抑制凝血酶引起的血液凝固过程；对实验性矽肺有预防治疗作用；对子宫收缩有明显的松弛作用；低浓度的粉防己碱可使肠张力增加，节律性收缩加强，高浓度则降低张力、减弱节律性收缩；有抗菌和抗阿米巴原虫的作用；有一定抗肿瘤作用；对免疫有抑制作用；有抗过敏作用。

三、络石藤

此药为夹竹桃科植物络石的干燥带叶藤茎。主产于浙江、江苏、湖北、安徽。冬季至次春采割，除去杂质，晒干，切段。此药气微，味微苦。以叶多、色绿者为佳。生用。

（一）药性

苦，微寒。归心、肝、肾经。

（二）功效

祛风通络，凉血消肿。

（三）功能解析

1. 风湿热痹，筋脉拘挛，腰膝酸痛 此药苦能燥湿，微寒清热，善于祛风通络，尤宜于风湿热痹，筋脉拘挛，腰膝酸痛者，常与忍冬藤、秦艽、地龙等配伍；亦可单用酒浸服。

2. 喉痹，痈肿 此药味苦性微寒，入心肝血分，能清热凉血，利咽消肿，故可用于热毒壅盛之喉痹、痈肿。《近效方》以之单用水煎，慢慢含咽，治热毒之咽喉肿痛。若与皂角刺、乳香、没药等配伍，可治痈肿疮毒。

3. 跌仆损伤 此药能通经络，凉血而消肿止痛。治跌仆损伤，瘀滞肿痛，可与伸筋草、透骨草、红花等同用。

（四）用法用量

煎服，6～12 g。

（五）药理分析

1. 化学成分 此药主要含黄酮类成分：牛蒡苷，络石苷等。其还含二苯丁酸内酯类木质素、三萜及紫罗兰酮衍生物等。《中国药典》规定此药含络石苷不得少于 0.45%，饮片不得少于 0.4%。

2. 药理作用 络石藤甲醇提取物对动物双足浮肿、扭体反应有抑制作用；所含黄酮苷对尿酸合成酶黄嘌呤氧化酶有显著抑制作用而能抗痛风；煎剂对金黄色葡萄球菌、福氏痢疾杆菌及伤寒杆菌有抑制作用；牛蒡苷可引起血管扩张、血压下降，对肠及子宫有抑制作用；其三萜总皂苷有抗疲劳作用。

四、雷公藤

此药为卫矛科植物雷公藤的干燥根或根的木质部。主产于浙江、安徽、福建、湖南。秋季挖取根部，去净泥土，晒干，或去皮晒干，切厚片。此药气微、特异，味苦微辛。以块大、断面红棕色者为佳。生用。

（一）药性

苦、辛，寒；有大毒。归肝、肾经。

（二）功效

祛风除湿，活血通络，消肿止痛，杀虫解毒。

（三）功能解析

1. 风湿顽痹 此药有较强的祛风湿、活血通络之功，为治风湿顽痹要药，苦寒清热力强，消肿止痛功效显著，尤宜于关节红肿热痛、肿胀难消、晨僵、功能受限，甚至关节变形者。可单用内服或外敷，能改善功能活动，减轻疼痛。亦常与威灵仙、独活、防风等同用，并宜配伍黄芪、党参、鸡血藤等补气养血药，以防久服而克伐正气。

2. 麻风病，顽癣，湿疹，疥疮 此药苦燥除湿止痒、杀虫攻毒，可用治多种皮肤病。治麻风病，可单用煎服，或配伍金银花、黄柏、当归等；治顽癣可单用，或随证配伍防风、荆芥、刺蒺藜等祛风止痒药内服或外用。

此外，现代也用治肾小球肾炎、肾病综合征、红斑狼疮、口眼干燥综合征、白塞病。

（四）用法用量

煎服，1～3 g，先煎。外用适量，研粉或捣烂敷；或制成酊剂、软膏涂搽。

（五）使用注意

此药有大毒，内服宜慎。外敷不可超过半小时，否则起疱。凡有心、肝、肾器质性病变及白细胞减少者慎服。孕妇禁用。

（六）药理分析

1. 化学成分 此药主要含生物碱类成分：雷公藤碱，雷公藤次碱，雷公藤戊碱，雷公藤新碱等；二萜类成分：雷公藤甲素，雷公藤乙素等；三萜类成分：雷公藤红素、雷公藤内酯甲等。此药还含脂肪油、挥发油、蒽醌及多糖等。此药毒性很大，其毒性成分也是有效成分，主要为二萜类与生物碱类成分。

2. 药理作用 雷公藤有抗炎、镇痛、抗肿瘤、抗纤维化、抗生育作用；有降低血液黏滞性、抗凝、纠正纤溶障碍，改善微循环及降低外周血管阻力的作用；对多种肾炎模型有预防和保护作用，有促进肾上腺合成皮质激素样作用；对免疫系统主要表现为抑制作用，可减少器官移植后的急性排异反应。雷公藤红素可有效地诱导肥大细胞、白血病细胞的凋亡；雷公藤甲素能抑制白介素、粒细胞/巨噬细胞集落刺激因子表达，诱导嗜酸性细胞凋亡。其提取物对子宫、肠均有兴奋作用。此药还有抑菌作用。

3. 不良反应 使用雷公藤，轻者可出现恶心，呕吐，食少，食管下部烧灼感，口干，肠鸣，腹痛，腹泻，便秘，便血；白细胞、血小板减少；头晕，乏力，嗜睡；月经紊乱，闭经；影响睾丸生殖上皮，抑制精原细胞减数分裂；心悸，胸闷，心律不齐，心电图异常；湿疹样皮炎，皮疹，色素沉着，干燥，瘙痒，口周疱疹，口角炎，黏膜溃疡，少数见脱发及指（趾）甲变薄及软化。若服用过量，重者可致中毒，主要表现为剧烈呕吐，腹绞痛，腹泻，脉搏细弱，心电图改变，血压下降，体温降低，休克，尿少，浮肿，尿液异常；后期发生骨髓抑制，黏膜糜烂，脱发等，个别可有抽搐。主要死因是循环及肾功能衰竭。

五、丝瓜络

此药为葫芦科植物丝瓜的干燥成熟果实的维管束。主产于江苏、浙江。夏、秋二季果实成熟、果皮变黄、内部干枯时采摘，除去外皮及果肉，洗净，晒干，除去种子，切段。此药气微，味淡。以筋络细、坚韧、色淡黄白者为佳。生用。

（一）药性

甘，平。归肺、胃、肝经。

（二）功效

祛风，通络，活血，下乳。

（三）功能解析

1. 风湿痹痛，筋脉拘挛 此药善于祛风通络，唯药力平和，多入复方中应用。治风湿痹痛，筋脉拘挛，肢体麻木，常与秦艽、防风、鸡血藤等配伍。

2. 胸胁胀痛 此药入肝经能活血通络，常用于气血瘀滞之胸胁胀痛，多配伍柴胡、香附、郁金等。

3. 乳汁不通，乳痈肿痛 此药体轻通利，善通乳络，治产后乳少或乳汁不通者，常与王不留行、路路通等同用；治乳痈肿痛，常与蒲公英、浙贝母、栝楼等配伍。

此外，此药又能治跌打损伤、胸痹等。

（四）用法用量

煎服，5～12 g。外用适量。

（五）药理分析

1. 化学成分 此药主要含木聚糖、甘露聚糖、半乳聚糖等。

2. 药理作用 丝瓜络水煎剂有镇痛、镇静、止咳、降血脂和抗炎作用。

第三节 祛风湿强筋骨药

本类药物主入肝肾经，除祛风湿外，兼有补肝肾、强筋骨作用，主要用于风湿日久，肝肾虚损，腰膝酸软，脚弱无力等。风湿日久，易损肝肾，肝肾虚损，风寒湿邪又易犯腰膝部位，故选用本类药物有扶正祛邪、标本兼顾的意义。本类药物亦可用于肾虚腰痛，骨痿、软弱无力者。

一、五加皮

此药为五加科植物细柱五加的干燥根皮。习称"南五加皮"。主产于湖北、湖南、浙江、四川。夏、秋二季采挖根部，洗净，剥取根皮，晒干，切厚片。此药气微香，味微辣而苦。以皮厚、气香、色淡黄棕者为佳。生用。

（一）药性

辛、苦，温。归肝、肾经。

（二）功效

祛风除湿，补益肝肾，强筋壮骨，利水消肿。

（三）功能解析

1. 风湿痹病　此药辛能散风，苦能燥湿，温能祛寒，且兼补益之功，尤宜于老人及久病体虚者。治风湿痹证，腰膝疼痛，筋脉拘挛，可单用或配伍当归、牛膝等，如五加皮酒（《本草纲目》）；亦可与木瓜、松节等同用。

2. 筋骨痿软，小儿行迟，体虚乏力　此药有温补之效，能补肝肾、强筋骨。常用于肝肾不足，筋骨痿软者，常与牛膝、杜仲等配伍；治小儿发育不良，骨软行迟，则与龟甲、牛膝、木瓜等同用。

3. 水肿，脚气肿痛　此药能利水消肿。治水肿，小便不利，每与茯苓皮、大腹皮、生姜皮配伍，如五皮散（《和剂局方》）；若治疗寒湿壅滞之脚气肿痛，可与木瓜、蚕沙、吴茱萸等同用。

（四）用法用量

煎服，5～10g；或酒浸、入丸散服。

（五）药理分析

1. 化学成分　此药主要含苯丙醇苷类成分：紫丁香苷，刺五加苷 B_1，无梗五加苷 A～D、K_2、K_3；萜类成分：16α-羟基-(-)-贝壳松-19-酸，左旋对映贝壳松烯酸。此药还含多糖、脂肪酸及挥发油等。

2. 药理作用　五加皮有抗炎、镇痛、镇静作用，能提高血清抗体的浓度，促进单核巨噬细胞的吞噬功能，有抗应激作用，能促进核酸的合成、降低血糖，有性激素样作用，并能抗肿瘤、抗诱变、抗溃疡，且有一定的抗排异作用。

二、桑寄生

此药为桑寄生科植物桑寄生的干燥带叶茎枝。主产于广西、广东。冬季至次春采割，除去粗茎，切段，干燥，或蒸后干燥，切厚片。此药气微，味苦、甘。以枝细、质嫩、叶多者为佳。生用。

（一）药性

苦、甘，平。归肝、肾经。

（二）功效

祛风湿，补肝肾，强筋骨，安胎元。

（三）功能解析

1. 风湿痹痛，腰膝酸软，筋骨无力　此药苦燥甘补，既能祛风湿，又长于补肝肾、强筋骨，对痹证日久，损及肝肾，腰膝酸软，筋骨无力者尤宜，常与独活、杜仲、牛膝等同用，如独活寄生汤（《千金要方》）。

2. 崩漏经多，妊娠漏血，胎动不安　此药味甘，能补肝肾而固冲任、安胎元。治肝肾亏虚，崩漏，月经过多，妊娠下血，胎动不安者，每与阿胶、续断、香附等配伍；或配伍阿胶、续断、菟丝子等，如寿胎丸（《医学衷中参西录》）。

3. 头晕目眩　此药尚能补益肝肾以平肝降压，用于高血压病头晕目眩属肝肾不足者，可与杜仲、牛膝等药配伍。

（四）用法用量

煎服，9～15 g。

（五）药理分析

1. 化学成分　此药主要含黄酮类成分：广寄生苷，槲皮素，金丝桃苷，槲皮苷等；挥发油：苯甲酰，苯二烯，芳姜黄烯，桉树脑等。

2. 药理作用　桑寄生有抗炎、镇痛、降血脂、降压作用；注射液对冠状动脉有扩张作用，并能减慢心率；煎剂或浸剂在体外对脊髓灰质炎病毒和多种肠道病毒均有明显抑制作用，能抑制伤寒杆菌及金黄色葡萄球菌的生长；提取物对乙型肝炎病毒表面抗原有抑制活性作用。

三、千年健

此药为天南星科植物千年健的干燥根茎。主产于广西、云南。春、秋二季采挖，洗净，除去外皮，晒干，切片。此药气香，味辛、微苦。以切面红棕色、香气浓者为佳。生用。

（一）药性

苦、辛，温。归肝、肾经。

（二）功效

祛风湿，强筋骨。

（三）功能解析

风寒湿痹，腰膝冷痛，拘挛麻木，筋骨痿软均可应用。此药辛散苦燥温通，主入肝肾经，既能祛风湿，又能强筋骨，颇宜于老人。治风寒湿痹，腰膝冷痛，拘挛麻木，筋骨痿软，可与独活、桑寄生、五加皮等药配伍；《本草纲目拾遗》以之与牛膝、枸杞子、萆薢等酒浸服。

（四）用法用量

煎服，5～10 g；或酒浸服。

（五）使用注意

阴虚内热者慎服。

（六）药理分析

1. 化学成分 此药主要含挥发油，主要为 α-蒎烯、β-蒎烯、柠檬烯、芳樟醇、α-松油醇、β-松油醇、橙花醇、香叶醇、香叶醛、丁香油酚、异龙脑、广藿香醇等。《中国药典》规定此药饮片含芳樟醇不得少于0.2%。

2. 药理作用 千年健甲醇提取物有明显的抗炎、镇痛作用，醇提液有抗组胺作用，其水提液具有较强的抗凝血作用，所含挥发油对布氏杆菌、Ⅰ型单纯疱疹病毒有抑制作用。此药对骨质疏松有治疗作用。

第四章　利水渗湿药

凡以通利水道,渗泄水湿为主要功效,常用以治疗水湿内停病证的药物,称利水渗湿药。

本类药物味多甘淡或苦,主归膀胱、小肠、肾、脾经,作用趋向偏于下行,淡能渗利,苦能降泄。本类药物具有利水消肿、利尿通淋、利湿退黄等作用。

利水渗湿药主要用治水肿、小便不利、泄泻、痰饮、淋证、黄疸、湿疮、带下、湿温等水湿所致的各种病证。

使用利水渗湿药,须视不同病证,选用相应的药物,并做适当配伍。如水肿骤起有表证者,配宣肺解表药;水肿日久,脾肾阳虚者,配温补脾肾药;湿热合邪者,配清热药;寒湿相并者,配温里祛寒药;热伤血络而尿血者,配凉血止血药;至于泄泻、痰饮、湿温、黄疸等,则常与健脾、芳香化湿、清热燥湿等药物配伍。此外,气行则水行,气滞则水停,故利水渗湿药还常与行气药配伍使用,以提高疗效。

利水渗湿药,易耗伤津液,对阴亏津少、肾虚遗精遗尿者,宜慎用或忌用。有些药物有较强的通利作用,孕妇应慎用。

根据利水渗湿药的药性及功效主治差异,分为利水消肿药、利尿通淋药和利湿退黄药三类。

现代药理研究证明,利水渗湿药大多具有不同程度的利尿、抗病原体、利胆、保肝、降压、抗肿瘤等作用。部分药物还有降血糖、降血脂及调节免疫功能的作用。

第一节　利水消肿药

本类药物性味甘淡平或微寒,淡能渗泄水湿,服药后能使小便畅利,水肿消退,故具有利水消肿作用。用于水湿内停之水肿、小便不利,以及泄泻、痰饮等证。临证时则宜根据不同病证之病因病机,选择适当配伍。

一、茯苓

此药为多孔菌科真菌茯苓的干燥菌核。主产于安徽、云南、湖北。多于7～9月采挖。挖出后除去泥沙,堆置"发汗"后,摊开晾至表面干燥,再"发汗",反复数次至现皱纹、内部水分大部散失后,阴干,称为"茯苓个";或将鲜茯苓按不同部位切制,阴干,分别称为"茯苓块"和"茯苓片"。此药气微,味甘、淡。以切面白色细腻、粘牙力强者为佳。生用。

（一）药性
甘、淡,平。归心、肺、脾、肾经。

（二）功效

利水渗湿，健脾，宁心安神。

（三）功能解析

1. 水肿尿少　此药味甘而淡，甘则能补，淡则能渗，药性平和，既可祛邪，又可扶正，利水而不伤正气，实为利水消肿之要药，可用治寒热虚实各种水肿。治疗水湿内停所致之水肿、小便不利，常与泽泻、猪苓、白术等同用，如五苓散（《伤寒论》）；治脾肾阳虚水肿，常与附子、生姜等同用，如真武汤（《伤寒论》）；用于水热互结，阴虚小便不利，水肿，常与滑石、阿胶、泽泻等合用，如猪苓汤（《伤寒论》）。

2. 痰饮眩悸　此药善于渗泄水湿，使湿无所聚，痰无由生，可治痰饮之目眩心悸，常配伍桂枝、白术、甘草等，如苓桂术甘汤（《金匮要略》）；若饮停于胃而呕吐者，多与半夏、生姜等合用，如小半夏加茯苓汤（《金匮要略》）。

3. 脾虚食少，便溏泄泻　此药味甘，入脾经，能健脾补中，渗湿而止泻，使中焦清升浊降，尤宜于脾虚湿盛泄泻，可与山药、白术、薏苡仁等同用，如参苓白术散（《和剂局方》）；治疗脾胃虚弱，倦怠乏力，食少便溏，常配伍人参、白术、甘草等，如四君子汤（《和剂局方》）。

4. 心神不安，惊悸失眠　此药补益心脾而宁心安神。常用治心脾两虚，气血不足之心悸，失眠，健忘，多与黄芪、当归、远志等同用，如归脾汤（《济生方》）；若心气虚，不能藏神，惊恐而不安卧者，常与人参、龙齿、远志等同用，如安神定志丸（《医学心悟》）。

（四）用法用量

煎服，10 ～ 15 g。

（五）药理分析

1. 化学成分　此药主要含多糖，以 β - 茯苓聚糖含量最高；三萜类成分：茯苓酸，土莫酸，齿孔酸等；甾醇类成分：麦角甾醇等。此药还含蛋白质、脂肪、卵磷脂、腺嘌呤等。

2. 药理作用　茯苓煎剂、糖浆剂、醇提取物、乙醚提取物，分别具有利尿、镇静、抗肿瘤、增加心肌收缩力的作用。茯苓多糖有增强免疫功能的作用。此药还有护肝、降血糖、延缓衰老、抗胃溃疡作用。

二、薏苡仁

此药为禾本科植物薏米的干燥成熟种仁。主产于福建、河北、辽宁。秋季果实成熟时采割植株，晒干，打下果实，再晒干，除去外壳、黄褐色种皮和杂质，收集种仁。此药气微，味微甜。以粒大、饱满、色白者为佳。生用或炒用。

（一）药性

甘、淡，凉。归脾、胃、肺经。

（二）功效

利水渗湿，健脾止泻，除痹，排脓，解毒散结。

（三）功能解析

1. 水肿，脚气浮肿，小便不利　此药淡渗甘补，既能利水消肿，又能健脾补中。常用于脾虚湿胜之水肿腹胀，小便不利，可与茯苓、白术、黄芪等药同用；治水肿喘急，《集验独行方》以之与郁李仁汁煮饭服食。治脚气浮肿，可与防己、木瓜、苍术同用。

2. 脾虚泄泻　此药能渗除脾湿、健脾止泻，尤宜治脾虚湿盛之泄泻，常与人参、茯苓、白术等合用，如参苓白术散（《和剂局方》）。

3. 湿痹拘挛　此药渗湿除痹，能舒筋脉，缓和拘挛。常用治湿痹而筋脉挛急疼痛者，可与独活、防风、苍术等同用。若湿热痿证，两足麻木，痿软肿痛者，常与黄柏、苍术、牛膝同用，如四妙散（《成方便读》）。此药药性偏凉，能清热而利湿，用治湿温初起或暑湿邪在气分，头痛恶寒，胸闷身重者，常配伍苦杏仁、白蔻仁、滑石等药，如三仁汤（《温病条辨》）。

4. 肺痈，肠痈　此药清肺肠之热，排脓消痈。治疗肺痈胸痛，咳吐脓痰，常与苇茎、冬瓜仁、桃仁等同用，如苇茎汤（《千金要方》）。治肠痈，可与附子、败酱草合用，如薏苡附子败酱散（《金匮要略》）。

5. 赘疣，癌肿　薏苡仁能解毒散结。临床亦可用于赘疣，癌肿。

（四）用法用量

煎服，9～30 g。清利湿热宜生用，健脾止泻宜炒用。

（五）使用注意

此药性质滑利，孕妇慎用。

（六）鉴别用药

薏苡仁与茯苓均归脾经，都能健脾利水渗湿，对于脾虚湿盛之证，常相须应用。但薏苡仁性凉能除痹、排脓、解毒散结，对于湿痹拘挛、肺痈、肠痈、赘疣、癌肿为常用。而茯苓性平和缓，为利水渗湿之要药，其利水渗湿、健脾之力较薏苡仁为强，对于水肿，无论寒热虚实，均可配伍使用。取其利水健脾之功，常用治痰饮病眩晕、心悸、咳嗽等，为治痰饮病之要药，又有宁心作用，常用治心悸怔忡、失眠多梦等。

（七）药理分析

1. 化学成分　此药主要含脂类成分：甘油三酯，α-单油酸甘油酯等；甾醇类成分：顺-阿魏酰豆甾醇、反-阿魏酰豆甾醇等；苯并唑酮类成分：薏苡素等。此药还含有薏苡仁多糖等。《中国药典》规定此药含甘油三油酸酯不得少于 0.5%，麸炒薏苡不得少于 0.4%。

2. 药理作用　薏苡仁煎剂、醇及丙酮提取物对癌细胞有明显抑制作用。薏苡仁内酯对小肠有抑制作用。其脂肪油能使血清钙、血糖量下降，并有解热、镇静、镇痛、调节免疫等作用。

三、泽泻

此药为泽泻科植物东方泽泻或泽泻的干燥块茎。主产于福建、四川。冬季茎叶开始枯萎时采挖，洗净，干燥，除去须根和粗皮，切厚片，晒干。此药气微，味甘、淡。以切面色黄白、粉性足者为佳。生用或盐水炙用。

（一）药性

甘、淡，寒。归肾、膀胱经。

（二）功效

利水渗湿，泄热，化浊降脂。

（三）功能解析

1. 水肿胀满，小便不利，泄泻尿少，痰饮眩晕　此药淡渗，其利水渗湿作用较强，治疗水湿停蓄之小便不利、水肿，常与茯苓、猪苓、桂枝等配用，如五苓散（《伤寒论》）。此药能"利小便以实大便"，治脾胃伤冷，水谷不分，泄泻不止，常与厚朴、苍术、陈皮等配伍，如胃苓汤（《丹溪心法》）；此药泻水湿，行痰饮，治痰饮停聚，清阳不升之头目昏眩，常与白术等同用，如泽泻汤（《金匮要略》）。

2. 热淋涩痛，遗精　此药性寒，既能清膀胱之热，又能泄肾经之虚火，故下焦湿热者尤为适宜。用治湿热蕴结之热淋涩痛，常与木通、车前子等药同用；对肾阴不足，相火偏亢之遗精、潮热，则与熟地黄、山茱萸、牡丹皮等同用，如六味地黄丸（《小儿药证直诀》）。

3. 高脂血症　此药利水渗湿，可化浊降脂，常用于治疗高脂血症，可与决明子、荷叶、何首乌等药同用。

（四）用法用量

煎服，6～10 g。

（五）药理分析

1. 化学成分　此药主要含四环三萜酮醇类成分：泽泻醇 A、B、C，泽泻醇 A 乙酸酯，泽泻醇 B 单乙酸酯，泽泻醇 C 乙酸酯，23-乙酰泽泻醇 B，表泽泻醇 A，泽泻萜醇等。《中国药典》规定此药含 23-乙酰泽泻醇 B 和 23-乙酰泽泻醇 C 总量不得少于 0.1%。

2. 药理作用　此药有利尿作用，能增加尿量，促进尿素与氯化物的排泄，对肾炎患者利尿作用更为明显；有降压、降血糖作用，还有抗脂肪肝作用；对金黄色葡萄球菌、肺炎双球菌、结核杆菌有抑制作用。

四、玉米须

此药为禾本科植物玉蜀黍的花柱和柱头。全国大部分地区均产。夏、秋果实成熟时收集，除去杂质。此药气无，味淡。以柔软、有光泽者为佳。鲜用或晒干生用。

（一）药性

甘、淡，平。归肾、肝、胆经。

（二）功效

利水消肿，利湿退黄。

（三）功能解析

1. 水肿　此药甘淡渗泄，功能利水渗湿以消肿。治疗水肿，小便不利，可单用玉米须大剂量煎服，或与泽泻、冬瓜皮、赤小豆等药同用；亦可治脾虚水肿，常与白术、茯苓等配伍；此药归膀胱经，利水而通淋，尤宜于膀胱湿热之小便短赤涩痛，可单味大量煎服，亦可与车前草、珍珠草等同用；用于石淋，可以此药单味煎浓汤顿服，也可与海金沙、金钱草等同用。

2. 黄疸 此药能利湿而退黄，药性平和，故阳黄、阴黄均可配伍使用。治疗湿热阳黄，可单味大剂量煎汤服，亦可与金钱草、郁金、茵陈等配伍；若寒湿黄疸，可与附子、干姜、茵陈蒿等药同用。

（四）用法用量

煎服，15～30 g。鲜品加倍。

（五）药理分析

1. 化学成分 此药主要含有脂肪油、挥发油、树胶样物质、树脂、苦味糖苷、皂苷、生物碱及谷甾醇、苹果酸、柠檬酸等。

2. 药理作用 玉米须有较强的利尿作用，还能抑制蛋白质的排泄。玉米须制剂有促进胆汁分泌，降低其黏稠度及胆红素含量等作用。此药有增加血中凝血酶原含量及血小板数，加速血液凝固的作用；还有降压作用。

第二节 利尿通淋药

本类药物性味多苦寒，或甘淡寒。苦能降泄，寒能清热，走下焦，尤能清利下焦湿热，以利尿通淋为主要作用，主要用于治疗热淋、血淋、石淋、膏淋。临床应针对病情选用相应的利尿通淋药，并做适当配伍，以提高药效。

一、车前子

此药为车前科植物车前或平车前的干燥成熟种子。全国大部分地区均产。夏、秋二季种子成熟时采收果穗，晒干，搓出种子，除去杂质。此药气微，味甘。以粒大、饱满、色黑者为佳。生用或盐水炙用。

（一）药性

甘，寒。归肝、肾、肺、小肠经。

（二）功效

清热利尿通淋，渗湿止泻，明目，祛痰。

（三）功能解析

1. 热淋涩痛，水肿胀满 此药甘寒滑利，善于通利水道，清膀胱之热。治疗湿热下注于膀胱而致小便淋沥涩痛者，常与木通、滑石、瞿麦等同用，如八正散（《和剂局方》）；对水湿停滞之水肿，小便不利，可与猪苓、茯苓、泽泻等同用；若病久肾虚，腰重脚肿，可与牛膝、熟地黄、山茱萸等同用，如济生肾气丸（《济生方》）。

2. 暑湿泄泻 此药能利水湿，分清浊而止泻，即"利小便以实大便"，尤宜于湿盛之大便水泻，小便不利者，可单用此药研末，米饮送服；若暑湿泄泻，可与香薷、茯苓、猪苓等同用；若脾虚湿胜之泄泻，可与白术、薏苡仁等同用。

3. 目赤肿痛，目暗昏花 车前子善于清肝热而明目，治目赤涩痛，多与菊花、决明子等同用；若肝肾阴亏，目暗昏花，则配伍熟地黄、菟丝子等养肝明目药，如驻景丸（《圣惠方》）。

4. 痰热咳嗽 此药入肺经，能清肺化痰止咳。治肺热咳嗽痰多，多与栝楼、浙贝母、枇杷叶等清肺化痰药同用。

（四）用法用量

煎服，9～15 g，宜包煎。

（五）使用注意

孕妇及肾虚精滑者慎用。

（六）药理分析

1. 化学成分 此药主要含环烯醚萜类成分：桃叶珊瑚苷，京尼平苷酸，都桷子苷酸等。其还含毛蕊花糖苷、消旋－车前子苷、车前子酸、琥珀酸、车前子黏多糖A及甾醇等。《中国药典》规定此药含京尼平苷酸不得少于 0.5%，毛蕊花糖苷不得少于 0.4%；盐车前子含京尼平苷酸不得少于 0.4%，毛蕊花糖苷不得少于 0.3%。

2. 药理作用 此药有显著利尿作用；能促进呼吸道黏液分泌，稀释痰液，故有祛痰作用；对各种杆菌和金黄色葡萄球菌均有抑制作用。车前子提取液有预防肾结石形成的作用。

二、滑石

此药为硅酸盐类矿物滑石族滑石，主含含水硅酸镁。主产于山东、辽宁、广西。采挖后，除去泥沙及杂石。此药气微，味甘、淡。以色白、滑润者为佳。洗净，砸成碎块，粉碎成细粉用，或水飞晾干用。

（一）药性

甘、淡，寒。归膀胱、肺、胃经。

（二）功效

利尿通淋，清热解暑；外用祛湿敛疮。

（三）功能解析

1. 热淋，石淋，尿热涩痛 滑石性滑利窍，寒则清热，故能清膀胱湿热而通利水道，为治淋证常用药。若湿热下注之小便不利，热淋及尿闭，常与木通、车前子、瞿麦等同用，如八正散（《和剂局方》）；若用于石淋，可与海金沙、金钱草、木通等配伍。

2. 暑湿烦渴，湿温初起 此药甘淡而寒，既能利水湿，又能解暑热，为治暑湿、湿温之常用药。若暑热烦渴，小便短赤，可与甘草同用，即六一散（《伤寒标本》）；若湿温初起及暑温夹湿，头痛恶寒，身重胸闷，脉弦细而濡，则与薏苡仁、白蔻仁、苦杏仁等配伍，如三仁汤（《温病条辨》）。

3．湿热水泻　此药既清热解暑，又利水分清泌浊，即所谓能"分水道，实大肠"。尤宜于湿热或暑湿水泻，小便不利，可与猪苓、车前子、薏苡仁等同用。治伏暑泄泻，《普济方》以之与藿香、丁香为末服用。

4．湿疮，湿疹，痱子　此药外用有清热收湿敛疮作用。治疗湿疮、湿疹，可单用或与枯矾、黄柏等为末，撒布患处；治痱子，则可与薄荷、甘草等配合制成痱子粉外用。

（四）用法用量

煎服，10～20g；滑石块先煎，滑石粉包煎。外用适量。

（五）使用注意

脾虚、热病伤津及孕妇慎用。

（六）药理分析

1．化学成分　此药主要含含水硅酸镁，还含氧化铝、氧化镍等。《中国药典》规定此药含硅酸镁不得少于88%。

2．药理作用　此药有利水作用；还有吸附和收敛作用，内服能保护肠壁。滑石粉撒布创面形成被膜，有保护创面，吸收分泌物，促进结痂的作用。在体外，1%滑石粉对伤寒杆菌、甲型副伤寒杆菌有抑制作用。

三、木通

此药为木通科植物木通、三叶木通，或白木通的干燥藤茎。主产于江苏、湖南、湖北。秋季采收，截取茎部，除去细枝，阴干，切片。此药气微，味微苦而涩。以切面黄白色、具放射状纹者为佳。生用。

（一）药性

苦，寒。归心、小肠、膀胱经。

（二）功效

利尿通淋，清心除烦，通经下乳。

（三）功能解析

1．淋证，水肿　此药能利尿通淋，使湿热之邪下行从小便排出。治疗膀胱湿热，小便短赤，淋沥涩痛，常与车前子、滑石、栀子等配伍，如八正散（《和剂局方》）；治疗水肿，可与猪苓、桑白皮等同用。

2．心烦尿赤，口舌生疮　此药味苦气寒，性通利而清降，能上清心经之火、下泄小肠之热。常用治心火上炎，口舌生疮，或心火下移于小肠而致的心烦尿赤，多与生地黄、甘草、竹叶等配伍，如导赤散（《小儿药证直诀》）。

3．经闭乳少，湿热痹痛　此药入血分，能通经下乳。用治血瘀经闭，可与红花、桃仁、丹参等同用；若用治乳汁短少或不通，可与王不留行等配伍。此药还能利血脉、通关节，与桑枝、薏苡仁等同用，治疗湿热痹痛。

（四）用法用量

煎服，3～6 g。

（五）使用注意

孕妇慎用。不宜长期或大量服用。

（六）药理分析

1. 化学成分　此药主要含三萜及其苷类成分：常春藤皂苷元、齐墩果酸、木通皂苷、白桦脂醇；苯乙醇苷类成分：木通苯乙醇苷 B。此药还含豆甾醇、3- 谷甾醇、胡萝卜苷、肌醇、蔗糖及钾盐等成分。《中国药典》规定此药含木通苯乙醇苷 B 不得少于 0.15%。

2. 药理作用　三叶木通水提物有抗炎作用，对乙型链球菌、痢疾杆菌抑制作用明显，对大肠杆菌、金黄色葡萄球菌也有一定抑制作用；并有利尿作用。木通提取物有抗血栓作用。

四、瞿麦

此药为石竹科植物瞿麦或石竹的干燥地上部分。主产于河北、辽宁。夏、秋二季花果期采割，除去杂质，干燥，切段。此药气微，味苦。以茎嫩、色淡绿、叶多者为佳。生用。

（一）药性

苦，寒。归心、小肠经。

（二）功效

利尿通淋，活血通经。

（三）功能解析

1. 热淋，血淋，石淋，小便不通，淋沥涩痛　此药苦寒泄降，能清心与小肠之火，导热下行，有利尿通淋之功，为治淋证之常用药。治疗热淋涩痛，常与萹蓄、木通、车前子等同用，如八正散（《和剂局方》）；治血淋涩痛，可与栀子、蒲黄等同用；治石淋，小便不通，可与石韦、滑石、冬葵子等配伍，如石韦散（《证治汇补》）。

2. 瘀阻经闭，月经不调　此药能活血通经，对于血热瘀阻之经闭或月经不调尤为适宜，常与桃仁、红花、丹参等同用。

（四）用法用量

煎服，9～15 g。

（五）使用注意

孕妇慎用。

（六）药理分析

1. 化学成分　瞿麦含花色苷、水杨酸甲酯、丁香油酚、维生素 A 样物质、皂苷、糖类。

2. 药理作用　瞿麦煎剂有利尿作用，其穗作用较茎强；还有兴奋肠管、抑制心脏、降低血压、影响肾血容积作用；对杆菌和葡萄球菌均有抑制作用；对着床期、早期妊娠、中期妊娠均有较显著的致流产、致死胎的作用，且随剂量增加作用增强。

五、石韦

此药为水龙骨科植物庐山石韦、石韦或有柄石韦的干燥叶。全国大部分地区均产。全年均可采收，除去根茎及根，晒干或阴干，切段。此药气微，味甘、苦。以质厚者为佳。生用。

（一）药性

甘、苦，微寒。归肺、膀胱经。

（二）功效

利尿通淋，清肺止咳，凉血止血。

（三）功能解析

1. 热淋，血淋，石淋，小便不通，淋沥涩痛　此药药性寒凉，清利膀胱而通淋，兼可止血，尤宜于血淋。对膀胱湿热见小便淋沥涩痛诸淋者，也常应用。用于血淋，与当归、蒲黄、小蓟等同用；用于热淋，《圣惠方》以此药与滑石为末服；用于石淋，《古今录验》以之与滑石为末，用米饮或蜜冲服。

2. 肺热喘咳　石韦微寒，入肺经，清肺热，止咳喘。用于肺热咳喘气急，可与鱼腥草、黄芩、芦根等同用。

3. 血热出血　石韦微寒，功能凉血止血，用治血热妄行之吐血、衄血、尿血、崩漏，可单用，或随证配伍侧柏叶、栀子、白茅根等药。

（四）用法用量

煎服，6～12 g。

（五）药理分析

1. 化学成分　此药主要含有机酸类成分：绿原酸；黄酮及其苷类成分：山柰酚，槲皮素，异槲皮素，三叶豆苷，紫云英苷，甘草苷，杧果苷，异杧果苷。《中国药典》规定此药含绿原酸不得少于 0.2%。

2. 药理作用　石韦煎剂对金黄色葡萄球菌、变形杆菌、大肠杆菌等有不同程度的抑制作用；还有肾保护作用，以及镇咳祛痰、降血糖及抗 I 型单纯疱疹病毒作用。

第三节　利湿退黄药

本类药物性味多苦寒，主入脾、胃、肝、胆经。苦寒则能清泄湿热，故以清利湿热、利胆退黄为主要作用，主要用于湿热黄疸，症见目黄、身黄、小便黄等。临证可根据阳黄、阴黄之湿热、寒湿偏重不同，做相应的配伍。

一、茵陈

此药为菊科植物滨蒿或茵陈蒿的干燥地上部分。主产于陕西、山西、河北。春季幼苗高 6～10 cm 时采收或秋季花蕾长成至花初开时采割，除去杂质及老茎，晒干。春季采收的习称"绵茵陈"，秋季采割的称"花茵陈"。绵茵陈气清香，味微苦；花茵陈气芳香，味微苦。以质嫩、绵软、色灰白、香气浓者为佳。生用。

（一）药性

苦、辛，微寒。归脾、胃、肝、胆经。

（二）功效

清利湿热，利胆退黄。

（三）功能解析

1. 黄疸尿少　此药苦泄下降，微寒清热，善于清利脾胃肝胆湿热，使之从小便而出，为治黄疸之要药。若身目发黄，小便短赤之阳黄证，常与栀子、大黄同用，如茵陈蒿汤（《伤寒论》）；若黄疸湿重于热者，可与茯苓、猪苓等同用，如茵陈五苓散（《金匮要略》）；若脾胃寒湿郁滞，阳气不得宣运之阴黄，多与附子、干姜等配伍，如茵陈四逆汤（《卫生宝鉴》）。

2. 湿温暑湿　此药气清芬，清利湿热，治疗外感湿温或暑湿，身热倦怠，胸闷腹胀，小便不利，常与滑石、黄芩、木通等药同用，如甘露消毒丹（《医效秘传》）。

3. 湿疮瘙痒　此药苦而微寒，其清利湿热之功，可用于湿热内蕴之湿疮瘙痒、风痒瘾疹，可单味煎汤外洗，也可与黄柏、苦参、地肤子等同用。

（四）用法用量

煎服，6～15 g。外用适量，煎汤熏洗。

（五）使用注意

蓄血发黄者及血虚萎黄者慎用。

（六）药理分析

1. 化学成分　此药主要含香豆素类成分：滨蒿内酯，东莨菪素等；黄酮类成分：茵陈黄酮、异茵陈黄酮，蓟黄素等；有机酸类成分：绿原酸，水杨酸，香豆酸等。此药还含挥发油、烯炔、三萜、甾体等。《中国药典》规定绵茵陈含绿原酸不得少于 0.5%，花茵陈含滨蒿内酯不得少于 0.2%。

2. 药理作用　茵陈有显著利胆作用，并有解热、保肝、抗肿瘤和降压作用。其煎剂对人型结核杆菌有抑制作用。乙醇提取物对流感病毒有抑制作用。水煎剂对病毒有抑制作用。

二、金钱草

此药为报春花科植物过路黄的干燥全草。习称大金钱草。主产于四川。夏、秋二季采收，除去杂质，晒干，切段。此药气微，味甘、咸。以叶多者为佳。生用。

（一）药性

甘、咸，微寒。归肝、胆、肾、膀胱经。

（二）功效

利湿退黄，利尿通淋，解毒消肿。

（三）功能解析

1. 湿热黄疸，胆胀胁痛　此药既能清肝胆之热，又能除下焦湿热，有清热利湿退黄之功。治湿热黄疸，常与茵陈、栀子、虎杖等同用。此药还能清肝胆湿热，排除结石，与茵陈、大黄、郁金等同用，治疗肝胆结石，胆胀胁痛。

2. 石淋，热淋，小便涩痛　此药利尿通淋，善排结石，尤宜于治疗石淋，可单用大剂量煎汤代茶饮，或与海金沙、鸡内金、滑石等同用；治热淋，常与车前子、萹蓄等同用。

3. 痈肿疔疮，蛇虫咬伤　此药有解毒消肿之功，可用治恶疮肿毒，蛇虫咬伤。用鲜品捣汁内服或捣烂外敷，或配伍蒲公英、野菊花等同用。

（四）用法用量

煎服，15～60 g。

（五）药理分析

1. 化学成分　此药主要含黄酮类成分；槲皮素，山奈素等。其还含苷类、鞣质、挥发油、氨基酸、胆碱、甾醇等。《中国药典》规定此药含槲皮素和山奈素的总量不得少于 0.1%。

2. 药理作用　金钱草水煎液能明显促进胆汁分泌，使胆管泥沙状结石易于排出，胆管阻塞和疼痛减轻，黄疸消退。此药有抑菌作用，还有抗炎作用。此药对体液免疫、细胞免疫均有抑制作用，其程度与环磷酰胺相似，金钱草与环磷酰胺合用抑制作用更明显，可抑制皮肤移植排斥反应出现的时间。

三、虎杖

此药为蓼科植物虎杖的干燥根茎和根。主产于华东、西南。春、秋二季采挖，除去须根，洗净，趁鲜切短段或厚片，晒干。此药气微，味微苦、涩。以切面色黄者为佳。生用。

（一）药性

苦，微寒。归肝、胆、肺经。

（二）功效

利湿退黄，清热解毒，散瘀止痛，化痰止咳。

（三）功能解析

1. 湿热黄疸，淋浊，带下　此药苦微寒，有清热利湿之功，治湿热黄疸，可单用此药煎服，亦可与茵陈、黄柏、栀子等配伍；治湿热蕴结膀胱之小便涩痛，淋浊带下等，《姚僧垣集验方》以此为末，米饮送下；也可与车前子、泽泻、猪苓等药同用。

2. 痈肿疮毒，水火烫伤，毒蛇咬伤　此药入血分，有凉血清热解毒作用。治疗热毒蕴结肌肤所致痈肿疮毒，以虎杖根烧灰贴，或煎汤洗患处；若烧烫伤而致肤腠灼痛或溃后流黄水者，单用研末，香油调敷，亦可与地榆、冰片共研末，调油敷患处；若治毒蛇咬伤，可取鲜品捣烂敷患处，亦可煎浓汤内服。

3. 经闭，癥瘕，风湿痹痛，跌打损伤　此药有活血散瘀止痛之功。治瘀阻经闭、痛经，常与桃仁、延胡索、红花等配伍；治癥瘕，《千金要方》以此药与土瓜根、牛膝合用；治疗风湿痹痛，可与威灵仙、徐长卿、络石藤等药同用；治跌打损伤疼痛，可与当归、乳香、没药等配伍。

4．肺热咳嗽　此药既能苦降泄热，又能化痰止咳，治肺热咳嗽，可单味煎服，也可与浙贝母、枇杷叶、苦杏仁等配伍。

此外，此药还有泻热通便作用，可用于热结便秘。

（四）用法用量

煎服，9～15g。外用适量，制成煎液或油膏涂敷。

（五）使用注意

孕妇慎用。

（六）药理分析

1．化学成分　此药主要含游离蒽醌及蒽醌苷类成分：大黄素，大黄素甲醚，大黄酚，6-羟基芦荟大黄素等；二苯乙烯苷类成分：虎杖苷等。此药还含多糖及氨基酸等。《中国药典》规定此药含大黄素不得少于0.6%，含虎杖苷不得少于0.15%。

2．药理作用　此药有泻下、祛痰止咳、降压、止血、镇痛作用。煎液对金黄色葡萄球菌、绿脓杆菌等多种细菌均有抑制作用，对某些病毒亦有抑制作用。

第五章　止血药

凡以制止体内外出血为主要功效，常用以治疗各种出血病证的药物，称为止血药。

止血药入血分，因心主血、肝藏血、脾统血，故本类药物以归心、肝、脾经为主，尤以归心、肝二经者为多。止血药均具有止血作用，因其药性有寒、温、散、敛之异，故本章药物的功效分别有凉血止血、收敛止血、化瘀止血、温经止血之别。根据止血药的药性和功效不同，本章药物也相应地分为凉血止血药、收敛止血药、化瘀止血药和温经止血药四类。

止血药主要用治咳血、衄血、吐血、便血、尿血、崩漏、紫癜以及外伤出血等体内外各种出血病证。

由于出血之证，其病因不同，病情有异，部位有别，因此在使用止血药时，应根据出血证的病因病机和出血部位的不同，选择相应的止血药，并做必要的配伍，使药证相符，标本兼顾。如血热妄行之出血者，宜选用凉血止血药，并配伍清热泻火、清热凉血药；阴虚火旺、阴虚阳亢之出血者，宜配伍滋阴降火、滋阴潜阳之药；瘀血内阻，血不循经之出血者，宜选用化瘀止血药；虚寒性出血，宜选用温经止血药或收敛止血药，并配伍益气健脾、温阳药。根据前贤"下血必升举，吐衄必降气"之论，对于便血、崩漏等下部出血病证，应适当配伍升举之品；而对于衄血、吐血等上部出血病证，可适当配伍降气之品。

"止血不留瘀"是应用止血药必须始终注意的问题。而凉血止血药和收敛止血药，易凉遏恋邪，有止血留瘀之弊，故出血兼有瘀滞者不宜单独使用。若出血过多，气随血脱者，则当急投大补元气之药，以挽救气脱危候。

根据前人的用药经验，止血药多炒炭用。一般而言，炒炭后其味变苦、涩，可增强止血之效，但并非所有的止血药均宜炒炭用，有些止血药炒炭后，止血作用反而降低，故仍以生品或鲜用为佳。因此，止血药是否炒炭用，应视具体药物而定，不可一概而论，总以提高止血的疗效为原则。

现代药理研究表明，止血药的止血作用机制广泛：能促进凝血因子生成，增加凝血因子浓度和活力，抑制抗凝血酶活性；增加血小板数目，增强血小板的功能；收缩局部血管或改善血管功能，增强毛细血管抵抗力，降低血管通透性；促进纤维蛋白原或纤维蛋白的生成，抑制纤溶；通过物理因素促进止血等。其中，促进血液凝固和抑制纤溶是其主要机制。部分药物尚有抗炎、抗病原微生物、镇痛、调节心血管功能等作用。

第一节　凉血止血药

本类药物性属寒凉，味多甘苦，入血分，能止血兼清血热，适用于血热妄行所致的各种出血证。

本类药物以止血为主要功效，虽有凉血之功，但清热作用并不强，故在治疗血热出血病证时，常需与清热凉血药同用。若治血热夹瘀之出血，当配化瘀止血药，或配伍少量的活血化瘀药。寒凉的药物原则上不宜用于虚寒性出血。又因其寒凉易于凉遏留瘀，故不宜过量久服。

一、小蓟

此药为菊科植物刺儿菜的干燥地上部分。全国大部分地区均产。夏、秋二季花开时采割。除去杂质，晒干，切段。此药气微，味甘、苦。以叶多，色绿者为佳。生用或炒炭用。

（一）药性

甘、苦，凉。归心、肝经。

（二）功效

凉血止血，散瘀解毒消痈。

（三）功能解析

1. 血热吐血、衄血、尿血、血淋、便血、崩漏，外伤出血　此药性凉，善清血分之热而凉血止血，凡血热妄行之吐血、衄血、便血、尿血、崩漏，皆可选用。如《卫生易简方》单用此药捣汁服，治九窍出血；《食疗本草》以此药捣烂外涂，治金疮出血；临证治疗多种出血证，常与大蓟、侧柏叶、白茅根等同用，如十灰散（《十药神书》）。因此药兼能利尿通淋，入心经而清心火，故尤善治尿血、血淋，可单味应用，也可配伍生地黄、栀子、淡竹叶等，如小蓟饮子（《济生方》）。

2. 痈肿疮毒　此药性味苦凉，能清热解毒、散瘀消肿，用治热毒疮疡初起肿痛之证。可单用鲜品捣烂敷患处，也可与蒲公英、紫花地丁等同用。

（四）用法用量

煎服，5～12 g；鲜品加倍。外用适量，捣敷患处。

（五）药理分析

1. 化学成分　此药主要含蒙花苷、原儿茶酸、绿原酸、咖啡酸、芹菜素及蒲公英甾醇等。《中国药典》中规定此药含蒙花苷不得少于0.7%。

2. 药理作用　此药不同提取物灌胃给药，均对小鼠有凝血和止血作用。其水煎剂体外对白喉杆菌、肺炎球菌、金黄色葡萄球菌等均有不同程度的抑制作用。此药还有降脂、利胆、利尿作用。

二、大蓟

此药为菊科植物蓟的干燥地上部分。全国大部分地区均产。夏、秋二季花开时采割地上部分，除去杂质，晒干，切段。气微，味甘、苦。以色绿，叶多者为佳。生用或炒炭用。

（一）药性

甘、苦，凉。归心、肝经。

（二）功效

凉血止血，散瘀解毒消痈。

（三）功能解析

1. 血热吐血、衄血、尿血、血淋、便血、崩漏，外伤出血　此药性凉，入血分能凉血止血，主治血热妄行之多种出血证。因其性凉降，故尤多用于吐血、咳血、衄血之上部出血及妇女肝经血热之崩漏下血。如《不居集》治九窍出血，《普济方》治内伤出血，皆用鲜大蓟根或叶捣汁内服；治血热出血，常与小蓟相须为用，如十灰散（《十药神书》）；若治外伤出血，可用此药研末外敷。

2. 痈肿疮毒　此药性味苦凉，既能凉血解毒，又能散瘀消肿。治疗痈肿疮毒，可单用鲜品捣烂外敷；亦可配伍其他清热解毒药。

（四）用法用量

煎服，9～15 g，鲜品可用 30～60 g；外用适量，捣敷患处。大蓟炭性味苦、涩、凉，作用偏于凉血止血，主治衄血、吐血、尿血、便血、崩漏、外伤出血。

（五）鉴别用药

大、小二蓟，二者性味相同，均能凉血止血、散瘀、解毒消痈，广泛用治血热出血诸证及热毒疮疡。然大蓟凉血止血、散瘀消痈力强，多用于吐血、咳血及崩漏下血；小蓟兼能利尿通淋，故以治血尿、血淋为佳，其散瘀、解毒消肿之力略逊于大蓟。

（六）药理分析

1. 化学成分　此药主要含柳穿鱼叶苷、蒙花苷、蒲公英甾醇乙酸、豆甾醇酯和丁香烯等。《中国药典》规定此药含柳穿鱼叶苷不得少于 0.2%。

2. 药理作用　此药具有止血、抗菌等作用。大蓟水煎剂能显著缩短凝血时间，大蓟全草汁能使凝血时间和凝血酶原时间缩短。其酒精浸剂对人型结核杆菌、金黄色葡萄球菌等有抑制作用，水提物对单纯疱疹病毒有明显的抑制作用。此药还有降血压、抗肿瘤作用。

三、地榆

此药为蔷薇科植物地榆或长叶地榆的干燥根。前者产于黑龙江、吉林、辽宁、内蒙古、山西。后者习称"绵地榆"，主产于安徽、江苏、浙江、江西。春季将发芽时或秋季植株枯萎后采挖，除去须根，洗净，切片，干燥。此药气微，味微苦涩。前者以切面粉红色者为佳；后者以皮部有绵状纤维，切面黄棕色者为佳。生用或炒炭用。

（一）药性

苦、酸、涩，微寒。归肝、大肠经。

（二）功效

凉血止血，解毒敛疮。

（三）功能解析

1. 血热便血，痔血，血痢，崩漏 此药性味苦寒，善泄血中之热而凉血止血；味兼酸涩，又能收敛止血，可用治多种血热出血之证。又因其性沉降，故尤宜于下焦血热之便血、痔血、血痢及崩漏。用治血热便血，常配伍生地黄，黄芩、槐花等；用治痔疮出血，血色鲜红者，常与槐角、防风、黄芩等配伍，如槐角丸（《和剂局方》）。此药苦寒兼酸涩，功能清热解毒，凉血涩肠而止痢，亦常用治血痢，可与马齿苋、仙鹤草、当归等配伍；治疗崩漏下血，可与茜草、苎麻根、黄芩等药配伍。

2. 水火烫伤，痈肿疮毒，湿疹 此药苦寒能泻火解毒，味酸涩能敛疮，为治烧烫伤之要药，可单味研末麻油调敷，或与紫草、冰片同用。对于热毒疮痈，既可内服，亦可外敷，以鲜品为佳；用治湿疹及皮肤溃烂，可以此药浓煎外洗，亦可与土茯苓、白鲜皮等同用。

（四）用法用量

煎服，9～15 g。外用适量，研末涂敷患处。止血多炒炭用，解毒敛疮多生用。

（五）使用注意

此药性寒酸涩，凡虚寒性出血或有瘀者慎用。对于大面积烧烫伤患者，不宜使用地榆制剂外涂，以防其所含鞣质被大量吸收而引起中毒性肝炎。

（六）药理分析

1. 化学成分 此药主要含鞣质：地榆素 H- Ⅰ ～ H- Ⅱ，1,2,6- 三没食子酰 -β-D- 葡萄糖等；黄烷 -3- 醇衍生物：右旋儿茶素等；三萜皂苷类成分：地榆糖苷，地榆皂苷 A ～ E 等。《中国药典》规定此药含鞣质不得少于 8%，没食子酸不得少于 1%；地榆炭含鞣质不得少于 2%，没食子酸不得少于 0.6%。

2. 药理作用 此药有止血、抗烫伤、抗菌、抗炎、促进造血等作用。地榆煎剂可明显缩短出血和凝血时间，生地榆止血作用明显优于地榆炭；炒地榆粉外用，对兔及狗的Ⅱ度、Ⅲ度实验性烫伤面有显著收敛作用，能减少渗出，降低感染及死亡率。地榆水煎剂对伤寒杆菌、霍乱弧菌及人型结核杆菌均有不同程度的抑制作用。此药还有抗肿瘤、免疫调节、抗氧化、抗过敏等作用。

四、槐花

此药为豆科植物槐的干燥花及花蕾。全国大部分地区均产。夏季花开放或花蕾形成时采收，及时干燥，除去枝、梗及杂质。前者称为"槐花"，后者习称"槐米"。此药气微，味微苦。槐花以花整齐不碎，色黄者为佳；槐米以花蕾多、色黄绿者为佳。生用、炒黄或炒炭用。

（一）药性

苦，微寒。归肝、大肠经。

（二）功效

凉血止血，清肝泻火。

（三）功能解析

1. 血热便血，痔血，血痢，崩漏，吐血，衄血　此药性属寒凉，功能凉血止血，可用治血热妄行所致的各种出血之证。因其苦降下行，善清泄大肠火热，故对大肠火盛之便血、痔血、血痢最为适宜。用治新久痔血，常配伍黄连、地榆等，如榆槐脏连丸（《成方便读》）；用治血热便血，常与荆芥穗、侧柏叶、枳壳等配伍，如槐花散（《普济本事方》）。

2. 肝热目赤，头痛眩晕　此药味苦性寒，长于清泻肝火，治疗肝火上炎之目赤肿痛、头痛眩晕，可单用此药煎汤代茶饮，或配伍夏枯草、决明子、菊花等药。

（四）用法用量

煎服，5～10 g。外用适量。止血多炒炭用，清热泻火宜生用。

（五）使用注意

脾胃虚寒及阴虚发热而无实火者慎用。

（六）鉴别用药

地榆、槐花均能凉血止血，用治血热妄行之出血诸证，因其性下行，故以治下部出血证为宜。然地榆凉血之中兼能收涩，凡下部之血热出血，诸如便血、痔血、崩漏、血痢等皆宜；槐花无收涩之性，其止血功在大肠，故以治便血、痔血为佳。

（七）药理分析

1. 化学成分　此药主要含黄酮类成分：槲皮素、芦丁、异鼠李素等；三萜皂苷类成分：赤豆皂苷 I～V，大豆皂苷 I、III，槐花皂苷 I、II、III等。《中国药典》规定，此药含总黄酮以芦丁计，槐花不得少于 8%，槐米不得少于 2%；含槐花芦丁不得少于 6%，槐米不得少于 15%。

2. 药理作用　此药具有止血、抗炎、抗菌等作用。槐花含有红细胞凝集素，对红细胞有凝集作用，能缩短凝血时间，其所含芦丁能增加毛细血管稳定性，降低其通透性和脆性，预防出血。制炭后促进凝血作用更强。槐花煎液能降低心肌收缩力、减慢心率。槐花中的云香苷及槲皮素对组胺、蛋清、5-羟色胺、甲醛等引起的大鼠脚肿胀，以及透明质酸酶引起的足踝部浮肿有抑制作用。槲皮素能抑制病毒复制。此药还有降血糖、抗氧化等作用。

五、侧柏叶

此药为柏科植物侧柏的干燥枝梢及叶。全国大部分地区均产。多在夏、秋二季采收，阴干。此药气清香，味微苦涩。以枝嫩、色深绿者为佳。生用或炒炭用。

（一）药性

苦、涩，寒。归肺、肝、脾经。

（二）功效

凉血止血，化痰止咳，生发乌发。

（三）功能解析

1. 吐血，衄血，咳血，便血，崩漏下血　此药苦寒，善清血热，又味涩而兼能收敛止血，为治各种出血证之要药，尤以血热者为宜。治血热妄行之吐血、衄血，常与荷叶、地黄、艾叶同用，均取鲜品捣汁服之，如四生丸（《妇人良方》）；治尿血、血淋，常配伍蒲黄、小蓟、白茅根；治肠风下血、痔血或血痢，可配伍槐花、地榆；若中焦虚寒性吐血，可配伍干姜、艾叶等，如柏叶汤（《金匮要略》）。

2. 肺热咳嗽，咯痰黄稠　此药苦能降泄，寒能清热，长于清肺热，化痰止咳。适用于肺热咳喘，痰稠难咯者，可单味应用，或配伍浙贝母、栝楼、黄芩等药。

3. 血热脱发，须发早白　此药寒凉入血而祛风，有生发乌发之效，《日华子本草》谓其"黑润鬓发"，适用于血热脱发、须发早白。如《孙真人食忌》以此药为末，和麻油涂之，治头发不生；配伍生地黄、制首乌、黄精等药，可用治须落发焦，枯燥不荣。

（四）用法用量

煎服，6～12 g。外用适量。止血多炒炭用，化痰止咳宜生用。

（五）药理分析

1. 化学成分　此药主要含黄酮类成分：槲皮苷、槲皮素、山柰酚等；挥发油：柏木脑、乙酸松油酯；还含鞣质等。《中国药典》规定此药含槲皮苷不得少于0.1%。

2. 药理作用　此药有止血、抗炎作用。侧柏叶煎剂能明显缩短小鼠出血时间及凝血时间，其止血有效成分为槲皮苷和鞣质。侧柏总黄酮25 mg/kg能抑制大鼠足肿胀，并能抑制大鼠炎症足组织 NOEY PGE$_2$ 的生物合成。此外，此药还有抑菌、祛痰、平喘等作用。

第二节　化瘀止血药

本类药物既能止血，又能化瘀，有止血而不留瘀的特点，主治瘀血内阻，血不循经之出血病证。若随证配伍，也可用于其他各种出血证。此外，部分药物尚能消肿、止痛，还可用治跌打损伤、心腹瘀阻疼痛、经闭等病证。

本类药物具行散之性，对于出血而无瘀者及孕妇宜慎用。

一、三七

此药为五加科植物三七的干燥根和根茎。主产于云南、广西。秋季花开前采挖，洗净，分开主根、支根及根茎，干燥。支根习称"筋条"，根茎习称"剪口"。此药气微，味甘、微苦。以个大、体重、质坚实、断面灰绿色者为佳，切片，或捣碎，或碾细粉用。

（一）药性

甘、微苦，温。归肝、胃经。

（二）功效

散瘀止血，消肿定痛。

（三）功能解析

1. 咳血，吐血，衄血，便血，尿血，崩漏，外伤出血 此药味甘微苦性温，主入肝经血分，功善止血，又能祛瘀，有止血不留瘀、化瘀不伤正的特点，对人体内外各种出血，无论有无瘀滞均可应用，尤以有瘀滞者为宜，单味内服外用均有良效。如《濒湖集简方》治吐血、衄血、崩漏，单用此药，米汤调服；《医学衷中参西录》治咳血、吐血、衄血、尿血、便血，与花蕊石、血余炭合用；治外伤出血，可单用此药研末外掺，或与龙骨、血竭、象皮等同用。

2. 血滞胸腹刺痛，跌仆肿痛 此药活血消肿，止痛力强，为治瘀血诸证之佳品，尤为伤科要药。凡跌打损伤，或筋骨折伤，瘀血肿痛，此药皆为首选药物。可单味应用，以三七为末，黄酒或白开水送服；若皮破者，亦可用三七粉外敷。治疗血滞胸腹刺痛，配伍延胡索、川芎、郁金等活血行气药，则活血定痛之功更著。此外，用治痈疽肿痛亦有良效，如《本草纲目》治无名痈肿，疼痛不已，以此药研末，米醋调涂；治痈疽溃烂，常与乳香、没药、儿茶等同用。

此外，此药尚有补虚强壮之功，民间用治虚损劳伤，常与鸡肉、猪肉等炖服。

（四）用法用量

煎服，3～9g；研末吞服，1次1～3g。外用适量。

（五）使用注意

孕妇慎用。阴虚血热之出血不宜单用。

（六）药理分析

1. 化学成分 此药主要含四环三萜类成分：人参皂苷 Rb_1、Rd、Re、Rg_1、Rg_2、Rh_1，三七皂苷 R_1、R_2、R_3、R_4、R_6、R_7，七叶胆苷，三七皂苷 A、B、C、D、E、G、H、I、J 等。此药还含有三七素、槲皮素及多糖等。

2. 药理作用 此药能缩短出血和凝血时间，具有抗血小板聚集及溶栓作用；促进多功能造血干细胞的增殖，具有造血作用；降低血压，减慢心率，对各种药物诱发的心律失常均有保护作用；降低心肌耗氧量和氧利用率，扩张脑血管，增强脑血管流量；提高体液免疫功能。此外，此药还具有镇痛、抗炎、改善学习记忆、抗疲劳、抗衰老、抗肿瘤、调节血脂等作用。

二、茜草

此药为茜草科植物茜草的干燥根及根茎。主产于陕西、河北、山东、河南、安徽。春、秋二季采挖，除去泥沙，干燥，切厚片或段。此药气微，味微苦，久嚼刺舌。以切面色黄红者为佳。生用或炒炭用。

（一）药性

苦，寒。归肝经。

（二）功效

凉血，祛瘀，止血，通经。

（三）功能解析

1. 吐血，衄血，崩漏，外伤出血　此药味苦性寒，善走血分，既能凉血止血，又能化瘀止血，故可用于血热妄行或血瘀脉络之出血证，对于血热夹瘀之出血尤为适宜。如治吐血不止，可单用此药为末煎服；治衄血，可与黄芩、侧柏叶等同用；治血热崩漏，常配伍生地黄、生蒲黄等；治血热尿血，常与小蓟、白茅根等同用。若与黄芪、白术、山茱萸等同用，也可用于气虚不摄的崩漏下血，如固冲汤（《医学衷中参西录》）。

2. 瘀阻经闭，风湿痹痛，跌仆肿痛　此药主入肝经，能活血通经，故可用治血滞闭经、风湿痹痛、跌打损伤之证，尤为妇科调经要药。如《本草纲目》治血滞经闭，单用此药，加酒煎服，亦可与桃仁、红花、当归等同用；治风湿痹证，可单用浸酒服，或配伍鸡血藤、海风藤、延胡索等药；治跌打损伤，可单味泡酒服，或与三七、乳香、没药等同用。

（四）用法用量

煎服，6～10 g。止血炒炭用，活血通经生用或酒炒用。

（五）使用注意

孕妇慎用。

（六）药理分析

1. 化学成分　此药主要含萘醌类成分：大叶茜草素，茜草萘酸，茜草双酯等；蒽醌类成分：羟基茜草素，茜草素，茜黄素等。此药还含萜类、多糖、环肽化合物等。《中国药典》规定此药含大叶茜草素不得少于0.4%，饮片不得少于0.2%；羟基茜草素不得少于0.1%，饮片中不得少于0.08%。

2. 药理作用　此药有明显的促进血液凝固和抗炎作用。其温浸液能缩短家兔复钙时间、凝血酶原时间及白陶土部分凝血活酶时间，茜草炭的作用强于茜草。茜草醇提物灌胃，可抑制角叉菜胶所致大鼠足肿胀及小鼠醋酸炎症性渗出。另外，此药还有抗肿瘤、抗氧化、抗菌、护肝等作用。

三、蒲黄

此药为香蒲科植物水烛香蒲、东方香蒲或同属植物的干燥花粉。主产于浙江、江苏、山东、安徽、湖北。夏季采收蒲棒上部的黄色雄花序，晒干后碾轧，筛取花粉。剪取花后，晒干，成为带有雄花的花粉，即为草蒲黄。此药气微、味甘。以粉细、体轻、色鲜黄、滑腻感强者为佳。生用或炒炭用。

（一）药性

甘，平。归肝、心包经。

（二）功效

止血，化瘀，利尿通淋。

（三）功能解析

1. 吐血，衄血，咳血，崩漏，外伤出血 此药甘平，长于收敛止血，兼有活血行瘀之功，有止血不留瘀的特点，为止血行瘀之良药，对出血证无论属寒属热，有无瘀滞，均可应用，但以属实夹瘀者尤宜。用治吐血、衄血、咳血、尿血、崩漏等，可单用冲服，亦可配伍其他止血药，如《太平圣惠方》治鼻衄不止，以之与黄芩、竹茹同用；若治月经过多，漏下不止，可配伍艾叶，侧柏叶、山茱萸等药；治外伤出血，可单用外撒伤口。

2. 血滞经闭痛经，胸腹刺痛，跌仆肿痛 此药味辛，能活血通经、祛瘀止痛，凡跌打损伤、痛经、心腹疼痛等瘀血作痛者均可应用，尤为妇科所常用。如《塞上方》治跌打损伤，单用蒲黄末，温酒服；若治心腹刺痛、产后瘀阻腹痛、痛经等，常与五灵脂同用，如失笑散（《和剂局方》）。

3. 血淋涩痛 此药既能止血，又能利尿通淋，故可用治血淋涩痛，常与生地黄、冬葵子、石韦等同用。

（四）用法用量

煎服，5～10 g，包煎。外用适量，敷患处。止血多炒炭用，化瘀、利尿多生用。

（五）使用注意

孕妇慎用。

（六）药理分析

1. 化学成分 此药主要含柚皮素、异鼠李素 -3-O- 新橙皮苷、香蒲新苷、槲皮素等，还含甾类、挥发油、多糖等。《中国药典》规定此药含异鼠李素 -3-O- 新橙皮苷和香蒲新苷的总量不得少于 0.5%。

2. 药理作用 此药有抗血栓形成、止血、抗心肌缺血、抗脑缺血等作用。生蒲黄能延长小鼠凝血时间，而炒蒲黄和蒲黄炭则能缩短小鼠凝血时间，无促纤溶酶活性。蒲黄可抑制大鼠动静脉环路血栓的形成，使血栓湿重降低。另外，此药还有调节血脂、抗炎、利胆、镇痛等作用。

第三节　收敛止血药

本类药物大多味涩性平，或为炭类，或质黏，故能收敛止血，广泛用于各种出血病证而无瘀滞者。因其性收涩，有留瘀恋邪之弊，故临证多与化瘀止血药或活血化瘀药同用。对于出血有瘀或出血初期邪实者，当慎用之。

一、白及

此药为兰科植物白及的干燥块茎。主产于贵州、四川、湖南、湖北。夏、秋二季采挖，除去须根，洗净，置沸水中煮或蒸至无白心，晒至半干，除去外皮，晒干，切薄片。此药气微，味苦、甘、涩，嚼之有黏性。以切面色白、角质样者为佳。生用。

（一）药性

苦、甘、涩，微寒。归肺、胃、肝经。

（二）功效

收敛止血，消肿生肌。

（三）功能解析

1. 咳血，吐血，外伤出血　此药味涩质黏，为收敛止血之要药，可用治体内外诸出血证。治诸内出血证，《吉人集验方》单味研末，糯米汤调服。因其主入肺、胃经，故尤多用于肺胃出血之证。用治咳血，可配伍藕节、枇杷叶等药；用治吐血，可与茜草、生地、牛膝等煎服；用治外伤或金创出血，可单味研末外撒或水调外敷，或与白蔹、黄芩、龙骨等研细末，撒疮口上。

2. 疮疡肿毒，皮肤皲裂，烧烫伤　此药寒凉苦泄，能泄血中壅滞，味涩质黏，能敛疮生肌，为外疡消肿生肌的常用药。对于疮疡，无论未溃或已溃均可应用。若疮疡初起，可单用此药研末外敷，或与金银花、皂角刺、乳香等同用，如内消散（《外科正宗》）；若疮痈已溃，久不收口者，以之与黄连、浙贝母、轻粉等为末外敷，如生肌干脓散（《证治准绳》）。治手足皲裂，可以之研末，麻油调涂，能促进裂口愈合。治烧烫伤，可以此药研末，用油调敷，或以白及粉、凡士林调膏外用，能促进生肌结痂。

（四）用法用量

煎服，6～15 g；研末吞服，3～6 g。外用适量。

（五）使用注意

不宜与川乌、制川乌、草乌、制草乌、附子同用。

（六）药理分析

1. 化学成分　此药主要含联苄类、二氢类、联菲类成分，二氢菲并吡喃类化合物，苄类化合物及蒽醌类成分和酚酸类成分。《中国药典》规定此药含 1,4- 二［4-（葡萄糖氧）苄基］-2- 异丁基苹果酸酯不得少于 2%；饮片含 1,4- 二［4-（葡萄糖氧）苄基］-2- 异丁基苹果酸酯不得少于 1.5%。

2. 药理作用　此药有止血、促进伤口愈合、抗胃溃疡等作用。白及煎剂可明显缩短出血和凝血时间，其止血的作用与所含胶质有关。白及粉对胃黏膜损伤有明显保护作用，对实验性犬胃及十二指肠穿孔有明显治疗作用，可迅速堵塞穿孔，阻止胃及十二指肠内容物外漏并加大大网膜的遮盖；对实验性烫伤、烧伤动物模型能促进肉芽生长，促进疮面愈合。另外，此药还有抗肿瘤、抗菌、调节免疫作用。

二、棕榈炭

此药为棕榈科植物棕榈的干燥叶柄。主产于湖南、四川、江苏、浙江。采棕时割取旧叶柄下延部分和鞘片，除去纤维状的棕毛，晒干。煅炭用。此药略具焦香气，味苦涩。以表面黑褐色至黑色，有光泽，触之有黑色炭粉者为佳。

（一）药性

苦、涩，平。归肝、肺、大肠经。

（二）功效

收敛止血。

（三）功能解析

主治吐血，衄血，尿血，便血，崩漏。此药药性平和，味苦而涩，为收敛止血之良药，广泛用于各种出血病证，尤多用于崩漏。因其收敛性强，故以治出血而无瘀滞者为宜。可单味应用，也常与血余炭、仙鹤草、侧柏叶等同用。若属血热妄行之吐血、咳血，可与小蓟、栀子等同用，如十灰散（《十药神书》）；若虚寒性崩漏下血，常与艾叶、炮姜等同用。

此外，此药苦涩收敛，也能止泻止带，尚可用于久泻久痢，妇人带下。

（四）用法用量

煎服，3～9g。

（五）使用注意

出血兼有瘀滞者不宜使用。

（六）药理分析

1. 化学成分　此药主要含黄酮及苷类成分：木犀草素-7-O-葡萄糖苷、木犀草素-7-O-芸香糖苷、金圣草黄素-7-O-芸香糖苷、芹黄素-7-O-芸香糖苷、特罗莫那醇-9-葡萄糖苷等；还含有原儿茶醛、原儿茶酸等。

2. 药理作用　此药有止血作用。陈棕皮炭、陈棕炭及陈棕的水煎剂、陈棕炭混悬剂灌胃给药，均能缩短小鼠出血、凝血时间。

三、血余炭

此药为人发制成的炭化物。全国大部分地区均产。取头发，除去杂质，碱水洗去油垢，清水漂净，晒干，焖煅成炭，放凉。此药有焦发气，味苦。以体轻、色黑、光亮者为佳。

（一）药性

苦，平。归肝、胃经。

（二）功效

收敛止血，化瘀，利尿。

（三）功能解析

1. 吐血，咳血，衄血，血淋，尿血，便血，崩漏，外伤出血　发乃血之余，善入血分，并以炭入药，故有收敛止血之功，且能化瘀，有止血而不留瘀的特点，可用于各种出血之证，无论寒热虚实皆可。可单用此药，温水调服；亦可外用，掺敷出血部位，如治鼻衄，可直接吹入鼻中。治咳血、吐血，常与花蕊石、三七等同用，如化血丹（《医学衷中参西录》）。治血淋，常以之配伍蒲黄、生地黄、甘草。若治便血，可与地榆、槐花等同用。用治崩漏，可单用此药，或与艾叶、藕节等同用。

2. 小便不利　此药苦降下行，能化瘀利窍、通利水道，故可用治小便不利，常与滑石、白鱼同用，如滑石白鱼散（《金匮要略》）。

（四）用法用量

煎服，5～10 g。外用适量。

（五）药理分析

1. 化学成分　此药主要含优角蛋白、胱氨酸、脂肪，还含有黑色素。

2. 药理作用　此药能明显缩短出血时间、凝血时间及血浆复钙时间，血余炭煎剂对金黄色葡萄球菌、伤寒杆菌、甲型副伤寒杆菌及福氏痢疾杆菌有较强的抑制作用。

第四节　温经止血药

本类药物性属温热，善于温里散寒，能温脾阳，固冲脉而统摄血液，具有温经止血之效。适用于脾不统血，冲脉失固之虚寒性出血病证。

应用时，若属脾不统血者，应配伍益气健脾药；属肝肾亏虚、冲脉不固者，宜配伍益肾暖宫补摄之品。因其性温热，故血热妄行之出血证不宜使用。

一、艾叶

此药为菊科植物艾的干燥叶。主产于山东、安徽、湖北、河北，传统以湖北蕲州产者为佳，称"蕲艾"。夏季花未开时采摘，除去杂质，晒干。此药气清香，味辛、苦。以叶片大、叶背灰白色、绒毛多、香气浓者为佳。生用或炒炭用。

（一）药性

辛、苦，温；有小毒。归肝、脾、肾经。

（二）功效

温经止血，散寒止痛，调经，安胎；外用祛湿止痒。

（三）功能解析

1. 虚寒性吐血，衄血，崩漏，月经过多　此药气香味辛，温可散寒，能暖气血而温经脉，为温经止血之要药，适用于虚寒性出血病证，尤宜于崩漏。治疗下元虚冷，冲任不固所致的崩漏下血，可单用此药，水煎服，或与阿胶、芍药、干地黄等同用，如胶艾汤（《金匮要略》）。若配伍生地黄、生荷叶、生柏叶等清热凉血止血药，用治血热妄行之出血证，艾叶既可加强止血作用，又可防大队寒凉药物而致凉遏留瘀之弊，如四生丸（《妇人良方》）。

2. 少腹冷痛，经寒不调，宫冷不孕，脘腹冷痛　此药专入三阴经而直走下焦，能温经脉，暖胞宫，散寒止痛，尤善调经，为治妇科下焦虚寒或寒客胞宫之要药。常用于下焦虚寒，月经不调，经行腹痛，宫冷不孕，带下清稀等症，每与香附、吴茱萸、当归等同用，如艾附暖宫丸（《仁斋直指方》）。用治脾胃虚寒所致的脘腹冷痛，可以单味艾叶煎服，或以之炒热熨敷脐腹，或配伍温中散寒之品。

3. 胎动不安，胎漏下血　此药为妇科安胎之要药。如《肘后方》以艾叶，酒煎服，治疗妊娠卒胎动不安。临床每多与阿胶、桑寄生等同用，治胎动不安，胎漏下血。

4. 皮肤瘙痒　此药辛香苦燥，局部煎汤外洗有祛湿止痒之功，可用治湿疹、阴痒、疥癣等皮肤瘙痒。

此外，将此药捣绒，制成艾条、艾炷等，用以熏灸体表穴位，能温煦气血，透达经络，为温灸的主要原料。

（四）用法用量

煎服，3～9g。外用适量，供灸治或熏洗用。醋艾炭温经止血，用于虚寒性出血；其余生用。

（五）药理分析

1. 化学成分　此药主要含挥发油：桉油精、香叶烯、α及β-蒎烯芳樟醇、樟脑、异龙脑、柠檬烯等；三萜类成分：奎诺酸、羊齿烯醇；黄酮类成分：异泽兰黄素等。《中国药典》规定此药含桉油精不得少于0.05%，含龙脑不得少于0.02%。

2. 药理作用　此药具有止血、镇痛、抗炎等作用。生艾叶水提物灌胃能缩短小鼠出血和凝血时间，增加小鼠血小板数。醋艾叶炭水提物灌胃能对醋酸所致小鼠扭体疼痛反应有抑制作用，并能提高小鼠热板痛阈值。另外，此药还具有抗过敏、镇咳、平喘等作用。

3. 不良反应　艾叶挥发油对皮肤有轻度刺激作用，可引起发热、潮红等。其挥发油对中枢神经系统有兴奋、致惊厥作用。口服过量对胃肠道有刺激。中毒后先出现咽喉部干燥、胃肠不适、疼痛、恶心、呕吐等刺激症状，继而全身无力、头晕、耳鸣、四肢震颤，随后局部乃至全身痉挛、肌肉弛缓，多次发作后导致谵妄、惊厥、瘫痪，数日后出现肝大、黄疸、胆红素尿、尿胆原增多等现象。慢性中毒表现为感觉过敏、共济失调、神经炎、癫痫样惊厥等。孕妇可发生子宫出血及流产。

二、炮姜

此药为姜科植物姜的干燥根茎的炮制加工品。取干姜砂烫至鼓起，表面棕褐色。全国大部分地区均可加工炮制。此药气香、特异，味微辛辣。以表面鼓起、棕褐色、内部色棕黄、质疏松者为佳。

（一）药性

辛，热。归脾、胃、肾经。

（二）功效

温经止血，温中止痛。

（三）功能解析

1. 阳虚失血，吐衄崩漏　此药性温，主入脾经，能温经止血，主治脾胃虚寒，脾不统血之出血病证。可单味应用，如《姚氏集验方》以此药为末，米饮下，治血痢不止。治疗虚寒性吐血、便血，常与人参、黄芪、附子等同用。若治冲任虚寒，崩漏下血，可与艾叶、乌梅、棕榈炭等同用。

2. **脾胃虚寒，腹痛吐泻**　此药辛热，善暖脾胃，能温中止痛止泻，为治虚寒性腹痛、腹泻之佳品。如《千金要方》以此药研末饮服，治中寒水泻；《世医得效方》以之与厚朴、附子同用，治脾虚冷泻不止。若治寒凝脘腹冷痛，常配伍高良姜，如二姜丸（《和剂局方》）；治产后血虚寒凝，小腹疼痛者，可与当归、川芎、桃仁等同用，如生化汤（《傅青主女科》）。

（四）用法用量

煎服，3～9 g。

（五）鉴别用药

生姜、干姜与炮姜同出一物，均能温中散寒，适用于脾胃寒证。由于鲜干质地不同与炮制不同，其性能亦有差异。生姜长于散表寒，又为呕家之圣药；干姜偏于祛里寒，为温中散寒之要药；炮姜善走血分，长于温经止血。

（六）药理分析

1. **化学成分**　此药主要含挥发油：姜烯，水芹烯，莰烯，6-姜辣素，姜酮，姜醇等；还含树脂、淀粉等。《中国药典》规定此药含6-姜辣素不得少于0.3%。

2. **药理作用**　此药能显著缩短出血和凝血时间，对应激性及幽门结扎型胃溃疡、醋酸诱发的胃溃疡均有抑制作用。此外，此药还具有抗肿瘤作用。

三、灶心土

此药为烧木柴或杂草的土灶内底部中心的焦黄土块。全国农村均有。在拆修柴火灶或烧柴火的窑时，将烧结的土块取下，用刀削去焦黑部分及杂质即可。又名伏龙肝。此药具烟熏气，味辛。以块大整齐、色红褐，断面具蜂窝状小孔，质细软者为佳。

（一）药性

辛，温。归脾、胃经。

（二）功效

温中止血，止呕，止泻。

（三）功能解析

1. **虚寒性出血**　此药性温，专入中焦，温暖脾阳而止血，为温经止血之要药。凡脾气虚寒，不能统血之出血病证，皆可应用，尤善治吐血、便血。如《广利方》治吐血、衄血，单以此药用水淘汁，和蜜；治疗中焦虚寒之便血、吐血、衄血、崩漏，可与附子、白术、地黄等同用，如黄土汤（《金匮要略》）。

2. **胃寒呕吐**　此药质重而温，长于温中和胃、降逆止呕。主治脾胃虚寒，胃气不降之呕吐，可与干姜、半夏、白术等同用。也可用治反胃、妊娠呕吐。如《百一选方》治反胃呕吐，用此药研细，米饮送服；《本草蒙筌》治妊娠呕吐，以此药捣细，调水服。

3. 脾虚久泻 此药既能温脾暖胃，又能涩肠止泻，主治脾虚久泻，常配伍附子、干姜、白术等。若治胎前下痢，产后不止者，《张氏医通》以山楂、黑糖为丸，用此药煎汤代水送服。

（四）用法用量

煎服，15 ～ 30 g，布包先煎；或 60 ～ 120 g，煎汤代水。

（五）药理分析

1. 化学成分 此药主要含硅酸、氧化铅、氧化铁，还含有氧化钠、氧化钾、氧化镁等。

2. 药理作用 此药有缩短凝血时间、抑制纤溶酶及增加血小板第三因子活性等作用。水煎剂能减轻洋地黄酊引起的呕吐，有止呕作用。

第六章　活血化瘀药

凡以通利血脉、促进血行、消散瘀血为主要功效，常用以治疗瘀血证的药物，称活血化瘀药，也称活血祛瘀药，简称活血药、祛瘀药或化瘀药。其中活血化瘀作用强者，又称破血药或逐瘀药。

本类药物多具辛、苦味，部分动物、昆虫类药物多味咸，以温性为主，主入血分，以归心、肝两经为主。辛散行滞，行血活血，能使血脉通畅，瘀滞消散，即《素问·阴阳应象大论篇》"血实者宜决之"之法。本类药物通过活血化瘀作用而达到止痛、调经、疗伤、消癥、通痹、消痈、祛瘀生新等功效。

活血化瘀药适用于内、外、妇、儿、伤等各科瘀血阻滞之证，例如：内科的胸、腹、头痛，痛如针刺，痛有定处，以及癥瘕积聚，中风半身不遂，肢体麻木以及关节痹痛；伤科的跌仆损伤，瘀肿疼痛；外科的疮疡肿痛；妇科的月经不调、经闭、痛经、产后腹痛等。

在应用本类药物时，除根据各类药物的不同效用特点而随证选用外，尚需针对引起瘀血的原因和具体的病证配伍。如瘀血因寒凝者，当配伍温里散寒、温通经脉药；因火热而瘀热互结者，宜配伍清热凉血、泻火解毒药；因痰湿阻滞者，当配伍化痰除湿药；因体虚致瘀者或久瘀致虚者，宜配伍补益药；如风湿痹阻，络脉不通者，应配伍祛风除湿通络药；若癥瘕积聚，配伍软坚散结药。由于气血之间的密切关系，在使用活血祛瘀药时，常配伍行气药，以增强活血化瘀之力。

活血化瘀药行散走窜，易耗血动血，应注意防其破泄太过，做到化瘀而不伤正；同时，不宜用于妇女月经过多以及其他出血证而无瘀血者，对于孕妇尤当慎用或忌用。

活血化瘀药依其作用强弱的不同，有行血和血、活血散瘀、破血逐瘀之分。按其作用特点和临床应用的侧重点，分为活血止痛药、活血调经药、活血疗伤药、破血消癥药四类药物。

现代药理研究表明，活血化瘀药能改善血液循环，抗凝血，防止血栓及动脉硬化斑块的形成；改善机体的代谢功能，促使组织的修复和创伤、骨折的愈合；改善毛细血管的通透性，减轻炎症反应，促进炎症病灶的消退和吸收；改善结缔组织代谢，既促进增生病变的转化吸收，又使萎缩的结缔组织康复；调节机体免疫，有抗菌消炎作用。

第一节　活血止痛药

本类药物辛散善行，既入血分又入气分，能活血行气止痛，主治气血瘀滞所致的各种痛证，如头痛、胸胁痛、心腹痛、痛经、产后腹痛、肢体痹痛、跌打损伤之瘀痛等，也可用于其他瘀血病证。

一、川芎

此药为伞形科植物川芎的干燥根茎。主产于四川。夏季当茎上的节盘显著突出，并略带紫色时采挖，除去泥沙，晒后烘干，再去须根。此药气浓香，味辛，稍有麻舌感，微回甜。以切面色黄白、香气浓、油性大者为佳，切片，生用。

（一）药性

辛，温。归肝、胆、心包经。

（二）功效

活血行气，祛风止痛。

（三）功能解析

1. 血瘀气滞，胸痹心痛，胸胁刺痛，跌仆肿痛，月经不调，经闭痛经，癥瘕腹痛　此药辛香行散，温通血脉，既能活血祛瘀，又能行气通滞，为"血中气药"（《本草汇言》），功善止痛，为治气滞血瘀诸痛证之要药。治肝郁气滞，胁肋作痛，常配伍柴胡、香附、枳壳等，如柴胡疏肝散（《景岳全书》）；治心脉瘀阻，胸痹心痛，常配伍丹参、红花、降香等；治肝血瘀阻，积聚痞块，胸胁刺痛，常配伍桃仁、红花、赤芍等，如血府逐瘀汤（《医林改错》）；治跌仆损伤，瘀肿疼痛，常配伍乳香、没药、三七等；治寒凝血瘀之经行腹痛，闭经，常配伍当归、吴茱萸、桂心等，如温经汤（《金匮要略》）；治产后瘀阻腹痛，恶露不行，常配伍当归、桃仁、炮姜等，如生化汤（《傅青主女科》）。

2. 头痛　此药秉性升散，《本草汇言》谓其能"上行头目"，既能活血行气止痛，又长于祛风止痛，为治头痛之要药。治外感风寒头痛，常配伍白芷、细辛、羌活等，如川芎茶调散（《和剂局方》）；治风热头痛，常配伍升麻、藁本、黄芩等，如川芎散（《兰室秘藏》）；治风湿头痛，常配伍羌活、藁本、防风等，如羌活胜湿汤（《内外伤辨惑论》）；治血瘀头痛，常配伍赤芍、红花、麝香等，如通窍活血汤（《医林改错》）。

3. 风湿痹痛　此药辛散温通，能"旁通络脉"，具有祛风通络止痛之功，治风湿痹阻、肢节疼痛，常配伍羌活、当归、姜黄等，如蠲痹汤（《医学心悟》）。

（四）用法用量

煎服，3 ～ 10 g。

（五）使用注意

此药辛温升散，凡阴虚阳亢之头痛，阴虚火旺、舌红口干，多汗，月经过多及出血性疾病，不宜使用。孕妇慎用。

（六）药理分析

1. 化学成分　此药主要含挥发油成分，包括苯酞类（藁本内酯、丁基酞内酯、丁烯基酞内酯、蛇床内酯、新蛇床内酯）和萜烯类（松油烯、香桧烯、月桂烯）；有机酸类成分，包括阿魏酸、咖啡酸、芥子酸、琥珀酸、油酸等；生物碱类成分：川芎嗪。《中国药典》规定此药含阿魏酸不得少于 0.1%。

2. 药理作用 川芎水煎剂及其主要活性成分川芎嗪、挥发油、有机酸等可通过提高心肌细胞清除氧自由基能力、减少心肌细胞损伤及凋亡发挥保护心肌细胞作用；可通过增加冠脉血流量、减少心肌耗氧量改善心肌缺血；可通过增加脑皮质血流量而改善脑缺血、减少脑组织损伤；可通过舒张血管、减轻内皮损伤而延缓动脉粥样硬化；可通过抑制血小板、改善血流动力学发挥抗凝血、抗血栓作用。此外，此药还具有镇痛、降血压等作用。

二、延胡索

此药为罂粟科多年生植物延胡索的干燥块茎。主产于浙江。夏初茎叶枯萎时采挖，除去须根，洗净，置沸水中煮或蒸至恰无白心时，取出，晒干。此药气微，味辛、苦。以断面金黄色、有蜡样光泽者为佳。切厚片或捣碎，生用或醋炙用。

（一）药性

辛、苦，温。归肝、脾、心经。

（二）功效

活血，行气，止痛。

（三）功能解析

气血瘀滞，胸胁、脘腹疼痛，胸痹心痛，经闭痛经，产后瘀阻，跌仆肿痛均可应用。此药辛散温通，既能活血，又能行气，且止痛作用显著，为活血行气止痛要药。李时珍谓其"能行血中气滞，气中血滞，故专治一身上下诸痛"，临床可广泛用于血瘀气滞所致身体各部位的疼痛。治寒滞胃痛，常配伍桂枝、高良姜等，如安中散（《和剂局方》）；治肝郁气滞血瘀所致胸胁脘腹疼痛者，常配伍川楝子，如金铃子散（《素问病机气宜保命集》）；治心血瘀阻之胸痹心痛，常与丹参、桂枝、薤白、栝楼等同用；治经闭癥瘕，产后瘀阻，常配伍当归、蒲黄、赤芍等，如延胡索散（《济阴纲目》）；治寒疝腹痛，睾丸肿胀，常配伍橘核、川楝子、海藻等，如橘核丸（《济生方》）；治风湿痹痛，常配伍秦艽、桂枝等；治跌打损伤，瘀血肿痛，可单用此药为末，以酒调服。

（四）用法用量

煎服，3～10 g；研末服，每次 1.5～3 g。醋制可加强止痛之功。

（五）药理分析

1. 化学成分 此药主要含生物碱类成分，包括原小檗碱型生物碱、原托品碱型生物碱、阿朴菲型生物碱等。此外，延胡索还含有甾体、有机酸、黏液质、氨基酸和挥发油等其他成分。《中国药典》规定此药含延胡索乙素不得少于 0.05%，饮片不得少于 0.04%。

2. 药理作用 延胡索及其主要活性成分延胡索乙素及甲素等具有显著镇痛、镇静、催眠等中枢神经系统作用；具有扩张冠状动脉、增加冠脉血流量、改善心肌供氧、增加心输出量、抗心律失常、抑制血小板聚集等血液及心血管系统药理作用；对实验性胃溃疡有保护作用。此外，此药还具有保肝、体外抑制肿瘤细胞及细菌增殖等作用。

三、郁金

此药为姜科植物温郁金、姜黄、广西莪术或蓬莪术的干燥块根。前两者分别习称"温郁金"和"黄丝郁金"，其余按性状不同习称"桂郁金"或"绿丝郁金"。主产于四川、浙江、广西、云南。冬季茎叶枯萎后采挖，除去泥沙和细根，蒸或煮至透心，干燥。温郁金气微香，味微苦；黄丝郁金气芳香，味辛辣；桂郁金气微，味微辛苦；绿丝郁金气微，味淡。以切面角质样者为佳。切薄片，生用。

（一）药性

辛、苦，寒。归肝、胆、心、肺经。

（二）功效

活血止痛，行气解郁，清心凉血，利胆退黄。

（三）功能解析

1. 气滞血瘀，胸胁刺痛，胸痹心痛，月经不调，经闭痛经，乳房胀痛　此药辛散苦泄，既能活血祛瘀以止痛，又能疏肝行气以解郁，善治气滞血瘀之证。治气血郁滞之胸痹疼痛，胁肋胀痛，常配伍木香，如颠倒木金散（《医宗金鉴》）；治肝郁化热，经前腹痛，常配伍柴胡、香附、当归等，如宣郁通经汤（《傅青主女科》）；治癥瘕痞块，常配伍干漆、硝石等。

2. 热病神昏，癫痫发狂　此药辛散苦泄性寒，归心肝经，能清心解郁开窍。治湿温病浊邪蒙蔽清窍，胸脘痞闷，神志不清，常配伍石菖蒲、竹沥、栀子等，如菖蒲郁金汤（《温病全书》）；治痰热蒙蔽心窍之癫痫发狂，常配伍白矾，如白金丸（《医方考》）。

3. 血热吐衄，妇女倒经　此药性寒苦泄，辛散解郁，能清降火热，解郁顺气，凉血止血，善治肝郁化热、迫血妄行之吐血衄血，妇女倒经，常配伍生地黄、牡丹皮、栀子等，如生地黄汤（《医学心悟》）；亦可用于热结下焦，伤及血络之尿血、血淋，常配伍槐花，如郁金散（《杂病源流犀烛》）。

4. 肝胆湿热，黄疸尿赤，胆胀胁痛　此药苦寒清泄，入肝胆经，能疏肝利胆，清利湿热，可用于治疗肝胆病。治湿热黄疸，常配伍茵陈、栀子等药；治肝胆结石，胆胀胁痛，常配伍金钱草、大黄、虎杖等药。

（四）用法用量

煎服，3～10 g。

（五）使用注意

不宜与丁香、母丁香同用。

（六）药理分析

1. 化学成分　此药主要含姜黄素成分：姜黄素，脱甲氧基姜黄素，双脱甲氧基姜黄素等；挥发油成分：姜黄酮，莪术醇，倍半萜烯醇，莰烯等。此药还含生物碱、多糖、木脂素、脂肪酸等。

2.药理作用 郁金及其挥发油、姜黄素类成分等可改善血液循环、降低全血黏度、舒张血管、抑制血小板；可收缩胆囊平滑肌、抑制奥狄括约肌而具有利胆作用；通过抗脂质过氧化损伤而保护肝细胞形态、结构的完整性。此外，此药还具有抗炎、镇痛、体外抑制肿瘤细胞及细菌增殖、降血脂等作用。

四、乳香

此药为橄榄科植物乳香树及同属植物树皮渗出的树脂。分为索马里乳香和埃塞俄比亚乳香，每种乳香又分为乳香珠和原乳香。主产于埃塞俄比亚、索马里。春夏季采收。将树干的皮部由下向上顺序切伤，使树脂渗出，数天后凝成固体，即可采收。此药具特异香气，味辛、微苦。以淡黄白色、断面半透明、香气浓者为佳。打碎，醋炙用。

（一）药性

辛、苦，温。归心、肝、脾经。

（二）功效

活血定痛，消肿生肌。

（三）功能解析

1.跌打损伤，疮肿疮疡 此药辛香走窜，苦泄温通，入心、肝经，既能行气通滞，散瘀止痛，又能活血消痈、祛腐生肌，为外伤科要药。治跌打损伤，常配伍没药、血竭、红花等，如七厘散（《良方集腋》）；治疮疡肿毒初起，局部皮肤红肿热痛，常配伍没药、金银花等，如仙方活命饮（《校注妇人良方》）；治痈疽、瘰疬、痰核，肿块坚硬不消，常配伍没药、麝香、雄黄等，如醒消丸（《外科全生集》）；治疮疡溃破，久不收口，常配伍没药研末外用。

2.气滞血瘀，胸痹心痛，胃脘疼痛，痛经经闭，产后瘀阻，癥瘕腹痛，风湿痹痛，筋脉拘挛 此药辛散苦泄，既入血分，又入气分，能行血中气滞，宣通脏腑气血，透达经络，长于止痛，可用于血瘀气滞之诸痛证，《珍珠囊》谓其能"定诸经之痛"。治胃脘疼痛，常配伍没药、延胡索、香附等，如手拈散（《医学心悟》）；治胸痹心痛，常配伍丹参、川芎等；治痛经经闭，产后瘀阻腹痛，常配伍当归、丹参、没药等，如活络效灵丹（《医学衷中参西录》）；治风寒湿痹，肢体麻木疼痛，常配伍羌活、川芎、秦艽等，如蠲痹汤（《医学心悟》）。

（四）用法用量

煎汤或入丸、散，3～5g，宜炮制去油。外用适量，研末调敷。

（五）使用注意

孕妇及胃弱者慎用。

（六）药理分析

1.化学成分 此药主要含五环三萜（如β-乳香酸、α-乳香酸）、四环三萜（如乙酰基-α-榄香醇酸）和大环二萜（如西柏烯）类以及20余种挥发油类成分、阿拉伯糖、木糖等。《中国药典》规定索马里乳香含挥发油不得少于 6%（mL/g），埃塞俄比亚乳香含挥发油不得少于 2%（mL/g）。

2. 药理作用　乳香及萜类和多种挥发油类等活性成分具有显著体内外抗炎、镇痛作用；具有抑制肿瘤细胞增殖、诱导细胞分化和凋亡等抗肿瘤作用；能促进溃疡再生黏膜结构和功能成熟。此外，此药还具有抗菌、抗氧化等作用。

五、没药

此药为橄榄科植物地丁树或哈地丁树的干燥树脂。分为天然没药和胶质没药。主产于索马里、埃塞俄比亚。11 月至次年 2 月，采集由树皮裂缝处渗出于空气中变成红棕色坚块的油胶树脂，拣去杂质。此药有特异香气，天然没药味苦而微辛，胶质没药味苦而有黏性。以黄棕色、断面微透明、显油润、香气浓、味苦者为佳。打碎，醋炙用。

（一）药性

辛、苦，平。归心、肝、脾经。

（二）功效

活血定痛，消肿生肌。

（三）功能解析

没药的功效主治与乳香相似，常与乳香相须为用，治疗跌打损伤、瘀滞疼痛，痈疽肿痛，疮疡溃后久不收口以及多种瘀滞痛证。二者的区别在于：乳香偏于行气、伸筋，治疗痹证多用；没药偏于散血化瘀，治疗血瘀气滞较重之胃痛多用。

（四）用法用量

3～5g，炮制去油，多入丸散用。外用适量。

（五）使用注意

孕妇及胃弱者慎用。

（六）药理分析

1. 化学成分　此药主要含挥发油成分，包括单萜、倍半萜及三萜类成分；还含甾体类、黄酮类、木脂素类、单糖及双糖等。《中国药典》规定此药含挥发油天然没药不得少于 4%（mL/g），胶质没药不得少于 2%（mL/g），饮片不得少于 2%（mL/g）。

2. 药理作用　没药油脂部分具有降脂、防止动脉内膜粥样斑块形成的作用；没药提取物有显著的镇痛作用；没药挥发油和树脂能抗肿瘤；没药水煎剂和挥发油有抗菌和消炎作用；没药挥发油能抑制子宫平滑肌收缩；没药提取物具有保肝作用。

第二节　活血调经药

本类药物辛散苦泄，主归肝经血分，具有活血散瘀、通经止痛之功，尤其善于通血脉而调经水。主治血行不畅、瘀血阻滞所致的月经不调，经行腹痛，量少紫暗或伴血块，经闭不行，以及产后瘀滞腹痛；亦常用于其他瘀血病证，如瘀滞疼痛，癥瘕积聚，跌打损伤，疮痈肿痛等。

一、丹参

此药为唇形科植物丹参的干燥根及根茎。主产于四川、山东、河北。春、秋二季采挖，除去泥沙，干燥。此药气微，味微苦涩。以外表皮色红者为佳。切厚片，生用或酒炙用。

（一）药性

苦，微寒。归心、肝经。

（二）功效

活血祛瘀，通经止痛，清心除烦，凉血消痈。

（三）功能解析

1. 瘀血阻滞之月经不调，痛经经闭，产后腹痛 此药苦泄，归心肝经，主入血分，功善活血化瘀，调经止痛，祛瘀生新，为治血行不畅、瘀血阻滞之经产病的要药，《本草纲目》谓其能"破宿血，补新血"。治妇女月经不调，经期错乱，经量稀少，经行腹痛，经色紫暗或伴血块，产后恶露不下，少腹作痛，《妇人良方》单用研末，酒调服；或配伍生地黄、当归、香附等，如宁坤至宝丹（《卫生鸿宝》）。

2. 血瘀胸痹心痛，脘腹胁痛，癥瘕积聚，跌打损伤，热痹疼痛 此药入心肝血分，性善通行，能活血化瘀，通经止痛，为治疗血瘀证的要药。治瘀阻心脉，胸痹心痛，常配伍檀香、砂仁等，如丹参饮（《时方歌括》）；治癥瘕积聚，常配伍三棱、莪术、皂角刺；治跌打损伤，常配伍乳香、没药、当归等，如活络效灵丹（《医学衷中参西录》）；治风湿痹痛，常配伍牛膝、杜仲、桑寄生等。

3. 疮痈肿痛 此药性寒入血分，既能凉血活血，又能散瘀消痈，可用于热毒瘀阻所致的疮痈肿痛，常配伍金银花、连翘、紫花地丁等。

4. 心烦不眠 此药性寒入心经，有清心凉血、除烦安神之功。治热入营血，高热神昏，烦躁不寐，常配伍生地黄、玄参、连翘等，如清营汤（《温病条辨》）；治心血不足之心悸失眠，常配伍酸枣仁、柏子仁、五味子等药，如天王补心丹（《校注妇人良方》）。

（四）用法用量

煎服，10～15g。活血化瘀宜酒炙用。

（五）使用注意

不宜与藜芦同用。

（六）药理分析

1. 化学成分 此药主要含水溶性的酚酸类化合物及脂溶性的二萜醌类化合物。其中酚酸类成分包括丹参酸A、B、C，丹酚酸等；二萜醌类成分包括丹参酮Ⅰ、ⅡA、ⅡB，隐丹参酮，异隐丹参酮，15，16-二氢丹参酮，羟基丹参酮，丹参酸甲酯等。《中国药典》规定此药含丹参酮ⅡA、隐丹参酮和丹参酮Ⅰ的总量不得少于0.25%，丹酚酸B不得少于3%。

2. 药理作用　丹参能抗心律失常，扩张冠脉，增加冠脉血流量，调节血脂，抗动脉粥样硬化；能改善微循环，提高耐缺氧能力，保护心肌；可扩张血管，降低血压；能降低血液黏度，抑制血小板聚集，对抗血栓形成；能保护肝细胞损伤，促进肝细胞再生，有抗肝纤维化作用；能改善肾功能，保护缺血性肾损伤。此外，丹参还有一定的镇静、镇痛、抗炎、抗过敏作用。脂溶性的丹参酮类物质有抗肿瘤、改善胰岛素抵抗等作用。丹参总提取物有一定的抗疲劳作用。

二、红花

此药为菊科植物红花的干燥花。主产于河南、新疆、四川。夏季花由黄变红时采摘，阴干或晒干。此药气微香，味辛。以色红黄、鲜艳、质柔软者为佳。生用。

（一）药性

辛，温。归心、肝经。

（二）功效

活血通经，散瘀止痛。

（三）功能解析

1. 瘀血阻滞之经闭，痛经，恶露不行　此药入心、肝血分，秉辛散温通之性，活血祛瘀、通经止痛之力强，是妇科瘀血阻滞之经产病的常用药。治妇人腹中血气刺痛，可单用此药加酒煎服，如红蓝花酒（《金匮要略》）；治经闭痛经，常配伍桃仁、当归、川芎等，如桃红四物汤（《医宗金鉴》）；治产后瘀滞腹痛，常配伍丹参、蒲黄、牡丹皮等。

2. 瘀滞腹痛，胸痹心痛，胸胁刺痛，癥瘕痞块　此药能活血祛瘀、通经止痛，善治瘀阻心腹胁痛。治胸痹心痛，常配伍桂枝、栝楼、丹参等；治瘀滞腹痛，常配伍桃仁、川芎、牛膝等，如血府逐瘀汤（《医林改错》）；治胁肋刺痛，常配伍桃仁、柴胡、大黄等，如复元活血汤（《医学发明》）。

3. 跌仆损伤，疮疡肿痛　此药善于通利血脉，消肿止痛，为治跌打损伤、瘀滞肿痛之要药，常配伍血竭、麝香、乳香等，如七厘散（《良方集腋》）；或制为红花油、红花酊涂搽。治疗疮疡肿痛，可与当归、赤芍、重楼等同用。

4. 热郁血瘀，斑疹色暗　此药能活血通脉以化瘀消斑，可用于瘀热郁滞之斑疹色暗，常配伍当归、葛根、牛蒡子等，如当归红花饮（《麻科活人书》）。

（四）用法用量

煎服，3～10 g。

（五）使用注意

孕妇慎用；有出血倾向者不宜多用。

（六）药理分析

1. 化学成分　此药主要含黄酮类成分：羟基红花黄色素A，山柰酚，红花苷等；酚类成分：绿原酸，咖啡酸等；脂肪酸类成分：棕榈酸、月桂酸等；挥发性成分：马鞭草烯酮，桂皮酸甲酯等。《中国药典》规定此药含羟基红花黄色素 A 不得少于 1.0%。

2. 药理作用 红花及其黄酮类活性成分具有显著抗凝血、抗血栓作用；可保护血管内皮细胞；可缩小心肌梗死范围，缓解微结构损伤；能显著增加缺血再灌注后局部脑血流量，抗脑缺血损伤；具有抗炎、镇痛、双向调节子宫作用。此外，此药还具有抗糖尿病肾病、抗肿瘤、降血脂等作用。

三、桃仁

此药为蔷薇科植物桃或山桃的干燥成熟种子。主产于北京、山东、陕西、河南、辽宁。果实成熟后采收，除去果肉和核壳，取出种子，晒干。此药气微，味甘、微苦。以颗粒均匀、饱满者为佳。生用，或去皮用、炒黄用，用时捣碎。

（一）药性

苦、甘，平。归心、肝、大肠、肺经。

（二）功效

活血祛瘀，润肠通便，止咳平喘。

（三）功能解析

1. 瘀血阻滞之经闭痛经，产后腹痛，癥瘕痞块，跌仆损伤 此药味苦通泄，入心肝血分，善泄血滞，祛瘀力强，为治疗多种瘀血阻滞病症的要药。治瘀血经闭、痛经，常配伍红花、当归、川芎等，如桃红四物汤（《医宗金鉴》）；治产后瘀滞腹痛，常配伍当归、炮姜、川芎等，如生化汤（《傅青主女科》）；治瘀血蓄积之癥瘕痞块，常配伍桂枝、牡丹皮、赤芍等，如桂枝茯苓丸（《金匮要略》）；治下焦蓄血证，少腹急结，小便自利，其人如狂，甚则烦躁谵语，至夜发热者，常配伍大黄、芒硝、桂枝等，如桃核承气汤（《伤寒论》）；治跌打损伤，瘀肿疼痛，常配伍当归、红花、大黄等，如复元活血汤（《医学发明》）。

2. 肺痈，肠痈 此药既能活血祛瘀以消痈，又能润肠通便以泄瘀，为治肺痈、肠痈的常用药。治肺痈，常配伍苇茎、冬瓜仁等，如苇茎汤（《千金要方》）；治肠痈，常配伍大黄、牡丹皮等，如大黄牡丹汤（《金匮要略》）。

3. 肠燥便秘 此药富含油脂，能润肠通便，用于肠燥便秘，常配伍当归、火麻仁等，如润肠丸（《脾胃论》）。

4. 咳嗽气喘 此药味苦降泄，能降泄肺气，止咳平喘。治咳嗽气喘，既可单用煮粥食用，又常与苦杏仁同用。

（四）用法用量

煎服，5～10 g。

（五）使用注意

孕妇及便溏者慎用。

（六）药理分析

1. 化学成分 此药主要含脂肪酸类、苷类成分（如苦杏仁苷、野樱苷等氰苷），还含多糖、蛋白质、氨基酸等。《中国药典》规定此药含苦杏仁苷不得少于 2.0%，燀桃仁不得少于 1.5%，炒桃仁不得少于 1.6%。

2. 药理作用　桃仁及其活性成分可改善血流动力学、抗凝血、抑制血小板聚集、抗血栓，并可抗组织纤维化、镇咳平喘。此外，此药还具有调节子宫、抗炎、抗菌、抗氧化、镇痛、调节免疫、抗肿瘤、保护神经、促进黑色素合成等作用。

四、益母草

此药为唇形科植物益母草的新鲜或干燥地上部分。我国大部分地区均产。鲜品春季幼苗期至初夏花前期采割；干品在夏季茎叶茂盛、花未开或初开时采割，晒干，或切段晒干。此药气微，味辛、微苦。以质嫩、时多、色灰绿者为佳。鲜用，或生用。

（一）药性

苦、辛，微寒。归肝、心包、膀胱经。

（二）功效

活血调经，利尿消肿，清热解毒。

（三）功能解析

1. 月经不调，痛经经闭，恶露不尽　此药辛散苦泄，主入血分，功善活血调经，祛瘀通经，为妇科经产病的要药。治血瘀痛经、经闭，可单用此药熬膏服，如益母草流浸膏、益母草膏［《中华人民共和国药典·一部》（2020 年版）］；治产后恶露不尽、瘀滞腹痛，或难产、胎死腹中，既可单味煎汤或熬膏服用，亦可与当归、川芎、乳香等同用。

2. 水肿尿少　此药既能利水消肿，又能活血化瘀，尤宜于水瘀互结的水肿，可单用，或与白茅根、泽兰等同用。治血热及瘀滞之血淋、尿血，常配伍车前子、石韦、木通等。

3. 跌打损伤，疮痈肿毒　此药辛散苦泄，性寒清热，既能活血散瘀以止痛，又能清热解毒以消肿。用于跌打损伤、瘀滞肿痛，可与川芎、当归等同用；治疮痈肿毒，可单用外洗或外敷，亦可配伍黄柏、蒲公英、苦参等煎汤内服。

（四）用法用量

煎服，9 ～ 30 g；鲜品 12 ～ 40 g。

（五）使用注意

孕妇慎用。

（六）药理分析

1. 化学成分　此药主要含生物碱类成分，如盐酸益母草碱、盐酸水苏碱等；还含黄酮类、二萜类及挥发油、脂肪酸类等。《中国药典》规定此药含盐酸水苏碱不得少于 0.5%，盐酸益母草碱不得少于 0.05%；饮片含盐酸水苏碱不得少于 0.4%，盐酸益母草碱不得少于 0.04%。

2. 药理作用　益母草煎剂、乙醇浸膏及益母草碱有兴奋子宫的作用；对小鼠有一定的抗着床和抗早孕作用。益母草注射液能保护心肌缺血再灌注损伤、抗血小板聚集、降低血液黏度。益母草粗提物能扩张血管，有短暂的降压作用。此药还有利尿、保护肾脏、抗炎、镇痛等作用。

五、牛膝

此药为苋科植物牛膝（怀牛膝）的干燥根，主产于河南，习称怀牛膝。冬季茎叶枯萎时采挖，除去须根和泥沙，捆成小把，晒至干皱后，将顶端切齐，晒干。此药气微，味微甜而稍苦、酸。以切面淡棕色、略呈角质样者为佳，切段，生用或酒炙用。

（一）药性

苦、甘、酸，平。归肝、肾经。

（二）功效

逐瘀通经，补肝肾，强筋骨，利尿通淋，引血下行。

（三）功能解析

1. 瘀血阻滞之经闭，痛经，胞衣不下　此药苦泄甘缓，归肝肾经，性善下行，长于活血通经，多用于妇科瘀滞经产诸疾。治瘀阻经闭，痛经，产后腹痛，常配伍当归、桃仁、红花等，如血府逐瘀汤（《医林改错》）；治胞衣不下，常配伍当归、瞿麦、冬葵子等。

2. 跌仆伤痛　此药苦泄下行，功善活血祛瘀，通经止痛，治跌打损伤、瘀肿疼痛，常配伍续断、当归、红花等。

3. 腰膝酸痛，筋骨无力　此药味苦通泄，味甘缓补，性质平和，主归肝肾经，既能活血祛瘀，又能补益肝肾，强筋健骨，善治肝肾不足之证。治肝肾亏虚之腰膝酸痛，筋骨无力，常配伍杜仲、续断、补骨脂等；治痹痛日久，腰膝酸痛，常配伍独活、桑寄生等，如独活寄生汤（《千金要方》）；治湿热成痿，足膝痿软，常配伍苍术、黄柏，如三妙丸（《医学正传》）。

4. 淋证，水肿，小便不利　此药性善下行，既能利尿通淋，又能活血祛瘀，为治下焦水湿潴留病证常用药。治热淋、血淋、砂淋，常配伍冬葵子、瞿麦、滑石等；治水肿、小便不利，常配伍地黄、泽泻、车前子等，如加味肾气丸（《济生方》）。

5. 气火上逆之吐血衄血、牙痛口疮，阴虚阳亢之头痛眩晕　此药酸苦降泄，能导热下泄，引血下行，常用于气火上逆、火热上攻之证。治气火上逆，迫血妄行之吐血、衄血，常配伍生地黄、郁金、山栀子；治胃火上炎之齿龈肿痛、口舌生疮，常配伍地黄、石膏、知母等，如玉女煎（《景岳全书》）；治阴虚阳亢，头痛眩晕，常配伍代赭石、生牡蛎、白芍等，如镇肝熄风汤（《医学衷中参西录》）。

（四）用法用量

煎服，5～12 g。活血通经、利尿通淋、引血（火）下行宜生用，补肝肾、强筋骨宜酒炙用。

（五）使用注意

孕妇慎用。

（六）药理分析

1. 化学成分　此药主要含以齐墩果酸为苷元的三萜皂苷类（如牛膝皂苷Ⅰ、牛膝皂苷Ⅱ等）、甾酮类（如 β-蜕皮甾酮、牛膝甾酮）以及黄酮、有机酸、生物碱、多糖及氨基酸等化合物。《中国药典》规定此药含 β-蜕皮甾酮不得少于 0.03%。

2. 药理作用　牛膝及其活性成分对血液及心血管系统具有抗凝血、改善血流动力学、抗动脉粥样硬化以及降血压作用；对骨骼系统具有抗骨质疏松的作用；对生殖系统具有收缩子宫平滑肌、抗着床、抗早孕作用；对内分泌系统具有降血糖并改善并发症的作用。此外，此药还具有抗炎、镇痛、调节免疫、抗肿瘤、增强记忆等作用。

第三节　活血疗伤药

本类药物味多辛、苦或咸，主归肝、肾经，功善活血化瘀、消肿止痛、续筋接骨、止血生肌敛疮，主治跌打损伤、瘀肿疼痛、筋损骨折、金疮出血等骨伤科疾患，也可用于其他血瘀病证。

一、马钱子

此药为马钱科植物马钱的成熟种子。主产于印度、越南、缅甸，现我国云南、广东、海南亦产。冬季采收成熟果实，取出种子，晒干，即为生马钱子。用砂烫至鼓起并显棕褐色或深棕色，即为制马钱子。生马钱子气微，味极苦；制马钱子微有香气，味极苦。生马钱子以个大、肉厚、表面灰棕色微带绿、有细密毛茸、质坚硬无破碎者为佳；制马钱子以表面鼓起、色棕褐、质酥松者为佳。

（一）药性

苦，温；有大毒。归肝、脾经。

（二）功效

通络止痛，散结消肿。

（三）功能解析

1. 跌打损伤，骨折肿痛　此药性善通行，功善止痛，为伤科疗伤止痛要药。治跌打损伤，骨折肿痛，常配伍麻黄、乳香、没药等，等分为丸，如九分散（《急救应验良方》）；亦可配伍乳香、红花、血竭等，如八厘散（《医宗金鉴》）；治碰撞损伤、瘀血肿痛，常配伍红花、生半夏、骨碎补等，加醋煎汤，熏洗患处。

2. 风湿顽痹，麻木瘫痪　此药善搜筋骨间风湿，开通经络，透达关节，止痛力强，为治疗风湿顽痹、拘挛疼痛、麻木瘫痪之常用药。张锡纯谓其"开通经络，透达关节之力，远胜于他药"。单用有效，亦可配伍麻黄、乳香、全蝎等为丸服。

3. 痈疽疮毒，咽喉肿痛　此药味苦降泄，能散结消肿，且毒性大而能攻毒止痛，可用于痈疽、恶疮、丹毒、咽喉肿痛等。治痈疽疮毒，多作外用，单用即可；治喉痹肿痛，可与山豆根等为末吹喉。

（四）用法用量

0.3～0.6 g，炮制后入丸散用。

（五）使用注意

孕妇禁用；不宜多服、久服及生用；运动员慎用；有毒成分能经皮肤吸收，故外用不宜大面积涂敷。

（六）药理分析

1. 化学成分　此药主要含生物碱类成分：士的宁，马钱子碱，异士的宁，伪士的宁等。《中国药典》规定此药含士的宁应为 1.2%～2.2%，马钱子碱不得少于 0.8%。

2. 药理作用　此药所含士的宁首先兴奋脊髓的反射功能，其次兴奋延髓的呼吸中枢及血管运动中枢，并能提高大脑皮层的感觉中枢功能；促进消化、增进食欲。马钱子碱有明显的镇痛和镇咳祛痰作用。马钱子水煎剂对流感嗜血杆菌、肺炎双球菌、甲型链球菌、卡他球菌以及许兰毛癣菌等有不同程度的抑制作用。

3. 不良反应　成人 1 次服 5～10 mg 的士的宁可致中毒，30 mg 致死。死亡原因为强直性惊厥反复发作造成衰竭及窒息死亡。中毒的主要表现为口干、头晕、头痛和胃肠道刺激症状，亦见室性心动过速、肢体不灵、恐惧、癫痫样发作。

二、苏木

此药为豆科植物苏木的干燥心材。主产于广西、广东、台湾、云南、四川。多于秋季采伐，除去白色边材，干燥。锯成长约 3 cm 的段，再劈成片或碾成粗粉。此药气微，味甘、咸、微涩。以色黄红者为佳。生用。

（一）性味

甘、咸，平。归心、肝、脾经。

（二）功效

活血祛瘀，消肿止痛。

（三）功能解析

1. 跌打损伤，筋伤骨折，瘀滞肿痛　此药入血分，能活血散瘀，消肿止痛，为伤科常用药。常配伍乳香、没药、自然铜等，如八厘散（《医宗金鉴》）。

2. 血滞经闭痛经，产后瘀阻，胸腹刺痛，痈疽肿痛　此药活血祛瘀，通经止痛，为妇科瘀滞经产诸证及其他瘀滞病证的常用药。治血瘀经闭痛经，产后瘀滞腹痛，常配伍川芎、当归、红花等；治心腹瘀痛，常配伍丹参、川芎、延胡索等；治痈肿疮毒，常配伍金银花、连翘、白芷等。

（四）用法用量

煎服，3～9 g。

（五）使用注意

孕妇慎用。

（六）药理分析

1. 化学成分　此药主要含有苏木素类（巴西苏木素等）、原苏木素类（原苏木素 A、B 等）、高异黄酮类（苏木黄素、苏木酮 A、苏木酮 B 等）、色原酮类（苏木查尔酮等）以及二苯类。

2. 药理作用　苏木煎剂能使离体蛙心收缩增强，有镇静、催眠作用，并能对抗士的宁和可卡因的中枢兴奋作用。苏木水煎醇提液可增加冠脉血流量，促进微循环。巴西苏木素和苏木精可抑制血小板聚集。苏木煎液和浸煎剂对白喉杆菌、金黄色葡萄球菌、伤寒杆菌等有抑制作用。苏木水提取物有抗肿瘤用、抗菌作用。

三、骨碎补

此药为水龙骨科植物槲蕨的干燥根茎。主产于湖北、江西、四川。全年均可采挖，除去泥沙，干燥，或再燎去茸毛（鳞片），切厚片。此药气微，味苦、微涩，以色棕者为佳。生用或砂烫用。

（一）药性

苦，温，归肝、肾经。

（二）功效

活血疗伤止痛，补肾强骨；外用消风祛斑。

（三）功能解析

1. 跌仆闪挫，筋骨折伤　此药苦温，入肝肾经，能活血通经，散瘀消肿，疗伤止痛，续筋接骨，以善补骨碎而得名，为伤科要药。治跌仆损伤，可单用此药浸酒服，并外敷，亦可水煎服；或配伍乳香、没药、自然铜等。

2. 肾虚腰痛，筋骨痿软，耳鸣耳聋，牙齿松动，久泻　此药苦温性燥，入肾经，能温补肾阳，强筋健骨，可治肾阳虚损之证。治肾虚腰痛脚弱，常配伍补骨脂、牛膝等；治肾虚耳鸣、耳聋、牙痛，常配伍熟地黄、山茱萸等；治肾虚久泻，既可单用，如《本草纲目》以此药研末，入猪肾中煨熟食之，亦可配补骨脂、益智仁、吴茱萸等，以加强温肾暖脾止泻之效。

3. 斑秃，白癜风　此药外用能消风祛斑，故可用于治疗斑秃、白癜风。

（四）用法用量

煎服，3～9g。外用适量，研末调敷，亦可浸酒擦患处。

（五）使用注意

孕妇及阴虚火旺、血虚风燥者慎用。

（六）药理分析

1. 化学成分　此药主要含黄酮类（以山柰酚和术犀草素为苷元的黄酮苷类化合物，北美圣草素、柚皮素及苦参黄素及其苷类如柚皮苷等）、三萜类、酚酸类、苯丙素类、木脂素等成分。《中国药典》规定此药含柚皮甘不得少于0.5%。

2. 药理作用 骨碎补水煎醇沉液能调节血脂、防止主动脉粥样硬化斑块形成；骨碎补多糖和骨碎补双氢黄酮苷能降血脂和抗动脉硬化；能促进骨对钙的吸收，提高血钙和血磷水平，有利于骨折的愈合；改善软骨细胞，推迟骨细胞的退行性病变。此外，骨碎补双氢黄酮苷有明显的镇静、镇痛作用。

第四节　破血消癥药

本类药物味多辛苦，虫类药居多，兼有咸味，主归肝经血分。药性峻猛逐瘀、消癥散积，主治瘀滞时间长、程度重的癥瘕积聚，亦可用于血瘀经闭等病症。

一、莪术

此药为姜科植物蓬莪术、广西莪术或温郁金的干燥根茎。后者习称"温莪术"。主产于四川、广西、浙江。冬季茎叶枯萎后采挖，洗净，蒸或煮至透心，晒干或低温干燥后除去须根和杂质，切厚片。此药气微香，味微苦而辛。以质坚实、香气浓者为佳。生用或醋炙用。

（一）药性
辛、苦，温。归肝、脾经。

（二）功效
破血行气，消积止痛。

（三）功能解析

1. 癥瘕痞块，瘀血经闭，胸痹心痛 此药辛散苦泄温通，既入血分，又入气分，能破血行气，散瘀消癥，消积止痛，适用于气滞血瘀、食积日久而成的癥瘕积聚，以及气滞、血瘀、食停、寒凝所致的诸痛证，常与三棱相须为用。治经闭腹痛，腹中痞块，常配伍三棱、当归、香附等；治胁下痞块，常配伍丹参、三棱、鳖甲等；治血瘀经闭、痛经，常配伍当归、红花、牡丹皮等；治胸痹心痛，常配伍丹参、川芎等；治体虚而久瘀不消，常配伍黄芪、党参等以消补兼施。

2. 食积气滞，脘腹胀痛 此药辛散苦泄，能行气止痛，消食化积，可用于食积气滞，脘腹胀痛，常配伍枳实、青皮、槟榔等；治脾虚食积，脘腹胀痛，常配伍党参、白术、茯苓等。

此外，此药既破血祛瘀，又消肿止痛，也可用于跌打损伤，瘀肿疼痛，常与其他活血疗伤药同用。

（四）用法用量
煎服，6～9g。醋炙后可加强祛瘀止痛作用。

（五）使用注意

孕妇及月经过多者禁用。

（六）药理分析

1. 化学成分　此药主要含挥发油和姜黄素类成分，挥发油中活性成分包括莪术醇、β-榄香烯、莪术二酮、呋喃二烯、吉马酮、莪术酮等。《中国药典》规定此药含挥发油不得少于 1.5%（mL/g），饮片不得少于 1%（mL/g）。

2. 药理作用　莪术主要活性成分可通过抑制增殖、诱导凋亡、直接破坏、抑制转移与侵袭、抑制血管生成，增强化疗药物敏感性、增强机体免疫功能等产生显著抗肿瘤作用；可抑制血小板聚集、抗血栓形成及改善血流动力学；可抗胃溃疡并具有保肝作用。此外，此药还具有抗炎、镇痛作用。

二、三棱

此药为黑三棱科植物黑三棱的干燥块茎。主产于江苏、河南、山东、江西。冬季至次年春采挖，洗净，削去外皮，晒干。切薄片。此药气微，味辛、苦，嚼之微有麻辣感。以色黄白者为佳。生用或醋炙用。

（一）药性

辛、苦，平。归肝、脾经。

（二）功效

破血行气，消积止痛。

（三）功能解析

三棱所主治的病证与莪术相同，二者常相须为用。但三棱偏于破血，莪术偏于破气。

（四）用法用量

煎服，5～10g。醋制后可加强祛瘀止痛作用。

（五）使用注意

孕妇及月经过多者禁用。不宜与芒硝、玄明粉同用。

（六）药理分析

1. 化学成分　此药主要含挥发油：苯乙醇，对二苯酚，β-榄香烯，2-呋喃醇等；黄酮类成分：山奈酚等。此药还含脂肪酸及甾醇类等。

2. 药理作用　三棱主要活性成分对血液及心血管系统的作用包括抑制血小板聚集、抗血栓、抑制血管生成、抗动脉粥样硬化、抗脑缺血等。此外，此药还具有镇痛、抗炎、抗氧化、体内外抗肿瘤、抗子宫内膜异位症及卵巢囊肿、抗组织（肝、肠、肺）纤维化、肾保护等作用。

三、水蛭

此药为水蛭科动物蚂蟥、水蛭或柳叶蚂蟥的干燥全体。全国大部分地区均产。夏、秋二季捕捉，用沸水烫死，晒干或低温干燥。此药气微腥。以色黑褐者为佳。生用，或用滑石粉烫后用。

（一）**药性**

咸、苦，平；有小毒。归肝经。

（二）**功效**

破血通经，逐瘀消癥。

（三）**功能解析**

1. 血瘀经闭，癥瘕痞块　此药咸苦入血通泄，主归肝经，破血逐瘀力强，常用于瘀滞重症。治血滞经闭，癥瘕痞块，常与虻虫相须为用，也常配伍三棱、莪术、桃仁等药，如抵当汤（《伤寒论》）。

2. 中风偏瘫，跌打损伤，瘀滞型心腹疼痛　此药有破血逐瘀、通经活络之功，又常用于中风偏瘫，跌打损伤，瘀滞型心腹疼痛。治疗中风偏瘫，可与地龙、当归、红花等配伍；治跌打损伤，常配伍苏木、自然铜、刘寄奴等；治瘀血内阻，心腹疼痛，大便不通，常配伍大黄、虎杖、牵牛子等。

（四）**用法用量**

煎服，1～3g。

（五）**使用注意**

孕妇及月经过多者禁用。

（六）**药理分析**

1. 化学成分　此药主要含氨基酸：谷氨酸，天冬氨酸，亮氨酸，赖氨酸，缬氨酸等；溶血甘油磷脂类成分：1-O-十六烷基-磷酰胆碱、1-O-十八烷基-磷酰胆碱、1-O-十四烷基-磷酰胆碱、三半乳糖基神经酰胺。此药还含蛋白质、肝素及抗凝血酶、水蛭素等。《中国药典》规定每1g含抗凝血酶活性水蛭应不低于16U，蚂蟥、柳叶蚂蟥应不低于3U。

2. 药理作用　水蛭水煎剂有强抗凝血作用，对肾缺血有明显保护作用。水蛭提取物、水蛭素对血小板聚集有明显的抑制作用，抑制大鼠体内血栓形成。水蛭煎剂能改善血流动力学，降血脂，消退动脉粥样硬化斑块，增加心肌营养性血流量；促进脑血肿吸收，缓解颅内压升高，改善局部血循环，保护脑组织免遭破坏。水蛭素对肿瘤细胞也有抑制作用。

3. 不良反应　脾胃虚弱以及消化系统疾病患者服用水蛭煎剂易引起恶心、呕吐、腹痛腹泻反应以及胃溃疡；个别患者服用水蛭煎剂有过敏反应，主要表现为皮肤红疹、瘙痒，以及过敏性紫癜等。

第七章　化痰止咳平喘药

　　凡以祛痰或消痰为主要功效，常用以治疗痰证的药物，称为化痰药；以制止或减轻咳嗽和喘息为主要功效，常用以治疗咳嗽气喘的药物，称止咳平喘药。由于病证上痰、咳、喘三者每多兼杂，病机上常相互影响，咳喘者多夹咯痰；痰浊壅盛会影响肺的宣发肃降，易致咳喘加剧。另外，化痰药多兼止咳、平喘作用，而止咳平喘药又常具化痰之功，故将化痰药与止咳平喘药合并一章加以介绍。

　　化痰药味多苦、辛，苦可泄、燥，辛能散、行。其中，性温而燥者，可温化寒痰，燥化湿痰；性偏寒凉者，能清化热痰；兼味甘质润者，能润燥化痰；兼味咸者，可化痰软坚散结。部分化痰药还兼有止咳平喘、散结消肿功效。止咳平喘药主归肺经，药性有寒、热之分，苦味居多，亦兼辛、甘之味，分别具有降气、宣肺、润肺、泻肺、化痰、敛肺等作用。

　　痰，常由外感六淫、饮食不节、七情或劳倦内伤，使肺、脾、肾及三焦功能失调，水液代谢障碍，凝聚而成。它既是病理产物，又是致病因素，往往随气运行，无处不到，致病范围广泛。化痰药主治各种痰证：如痰阻于肺之咳喘痰多；痰蒙心窍之昏厥、癫痫；痰蒙清阳之头痛、眩晕；痰扰心神之失眠多梦；肝风夹痰之中风、惊厥；痰阻经络之肢体麻木，半身不遂，口眼㖞斜；痰火互结之瘰疬、瘿瘤；痰凝肌肉，流注骨节之阴疽、流注等。肺司呼吸，又为娇脏，不耐寒热，凡外感六淫，或内伤气火、痰湿等，均可伤及肺脏，导致宣发、肃降失常，发为咳嗽喘息。止咳平喘药，主治外感、内伤等多种原因所致咳嗽喘息之证。

　　使用本章药物时，应根据不同病证，有针对性地选择相应的化痰药与止咳平喘药。又因咳喘每多夹痰，痰多易发咳喘，故化痰药与止咳平喘药常配伍同用。再则应根据痰、咳、喘的不同病因、病机而配伍，以治病求本，标本兼顾。使用化痰药除分清寒痰、湿痰、热痰、燥痰而选用不同的化痰药外，还应根据成痰之因，审因论治。"脾为生痰之源"，脾虚则津液不归正化而聚湿生痰，故常配伍健脾燥湿药同用，以绝生痰之机。又因痰易阻滞气机，"气滞则痰凝，气顺则痰消"，故常配伍理气药，以加强化痰之功。此外，痰证表现多样，临床常根据病因、病机、病证不同，分别配伍温里散寒、清热、滋阴降火、平肝息风、安神、开窍之品。由于痰浊阻肺是导致或加重咳喘的主要原因，根据刘河间提出的"治咳嗽者，治痰为先"的原则，在选用化痰药治疗咳喘时注意配伍相应药物。若因外感而致者，当配解表散邪药；火热而致者，应配清热泻火药；里寒者，配温里散寒药；虚劳者，配补虚药。如肺阴虚，须配养阴润肺药；肺肾两虚，肾不纳气者，常与补肾益肺、纳气平喘药配伍。咳喘伴咳血者，还应配伍相应的止血药。

　　某些温燥之性强烈的化痰药，凡痰中带血等有出血倾向者，宜慎用。麻疹初起有表邪

中药药理及功效解析

之咳嗽，不宜单投止咳药，当以疏解清宣为主，以免恋邪而致喘咳不已或影响麻疹之透发，对收敛性强及温燥之药尤为所忌。

根据药性、功能及临床应用的不同，化痰止咳平喘药分为温化寒痰药、清化热痰药、止咳平喘药三类。

现代药理研究证明，化痰止咳平喘药一般具有祛痰、镇咳、平喘、抑菌、抗病毒、消炎、利尿等作用，部分药物还有镇静、镇痛、抗惊厥、改善血液循环、免疫调节作用。

第一节　温化寒痰药

本类药物味多辛苦，性多温燥，主归肺、脾、肝经，有温肺祛寒、燥湿化痰之功，部分药物外用又能消肿止痛。主治寒痰、湿痰证，如咳嗽气喘、痰多色白、舌苔腻；寒痰、湿痰所致眩晕、肢体麻木、阴疽流注等。临床运用时，常与温散寒邪、燥湿健脾药配伍，以期达到温化寒痰、燥湿化痰之目的。

温燥性质的温化寒痰药，不宜用于热痰、燥痰之证。

一、半夏

此药为天南星科植物半夏的干燥块茎。主产于四川、湖北、河南、安徽、贵州。夏、秋二季采挖，洗净，除去外皮和须根，晒干。此药气微，味辛辣、麻舌而刺喉。以皮净，色白，质坚实，粉性足者为佳。捣碎生用，或用生石灰、甘草制成法半夏，用生姜、白矾制成姜半夏，用白矾制成清半夏。

（一）药性
辛，温；有毒。归脾、胃、肺经。

（二）功效
燥湿化痰，降逆止呕．消痞散结。

（三）功能解析

1. 湿痰寒痰，咳喘痰多，痰饮眩悸，风痰眩晕，痰厥头痛　此药辛温而燥，功善燥湿浊而化痰饮，为燥湿化痰、温化寒痰之要药，尤善治脏腑之湿痰。治痰湿阻肺之咳嗽声重，痰白质稀者，常与陈皮、茯苓同用，以增强燥湿化痰之功，如二陈汤（《和剂局方》）；治寒饮咳喘，痰多清稀，夹有泡沫，形寒背冷，常与温肺化饮之细辛、干姜等同用，如小青龙汤（《伤寒论》）；治痰饮眩悸，风痰眩晕，甚则呕吐痰涎，痰厥头痛，可配天麻、白术以化痰息风，健脾除湿，如半夏白术天麻汤（《医学心悟》）。

2. 胃气上逆，呕吐反胃　此药入脾胃经，善燥化中焦痰湿，以助脾胃运化；又能和胃降逆，有良好的止呕作用。对各种原因所致的呕吐，皆可随证配伍使用。因其性偏温燥，善除痰饮湿浊，故对痰饮或胃寒所致呕吐尤为适宜，常与生姜同用，如小半夏汤（《金匮要略》）；若配伍性寒清胃之黄连，亦可治胃热呕吐；配伍石斛、麦冬，可治胃阴虚呕吐；

配伍人参、白蜜，用治胃气虚呕吐，如大半夏汤（《金匮要略》）。其化痰和胃之功，亦可用治痰饮内阻，胃气不和，夜寐不安者，可配伍秫米以化痰和胃安神，如半夏秫米汤（《灵枢·邪客》）。

3. 胸脘痞闷，梅核气　此药辛开散结，化痰消痞。治寒热互结所致心下痞满者，常配伍干姜、黄连、黄芩等，如半夏泻心汤（《伤寒论》）；若配伍栝楼、黄连，可治痰热结胸，症见胸脘痞闷、拒按，痰黄稠，苔黄腻，脉滑数等，如小陷胸汤（《伤寒论》）；治气滞痰凝之梅核气，咽中如有物阻，吐之不出，咽之不下，可与紫苏、厚朴、茯苓等同用，以行气解郁，化痰散结，如半夏厚朴汤（《金匮要略》）。

4. 痈疽肿毒，瘰疬痰核，毒蛇咬伤　此药内服能化痰消痞散结，外用能散结消肿止痛。治瘿瘤痰核，常与海藻、香附、青皮等同用，共奏行气化痰软坚之效；治痈疽发背或乳疮初起，《肘后方》单用此药研末，鸡子白调涂；或此药用水磨敷，有散结、消肿、止痛之效；治毒蛇咬伤，亦可用生品研末调敷或鲜品捣敷。

（四）用法用量

内服一般炮制后用，3～9 g。外用适量，磨汁涂或研末以酒调敷患处。法半夏长于燥湿化痰，主治痰多咳喘，痰饮眩悸，风痰眩晕，痰厥头痛；姜半夏长于温中化痰、降逆止呕，主治痰饮呕吐，胃脘痞满；清半夏长于燥湿化痰，主治湿痰咳嗽，胃脘痞满，痰涎凝聚，咯吐不出。

（五）使用注意

此药性温燥，阴虚燥咳、血证、热痰、燥痰应慎用。不宜与川乌、制川乌、草乌、制草乌、附子同用。生品毒性大，内服宜慎。

（六）鉴别用药

半夏与陈皮均为辛温之品，皆能燥湿化痰，常相须为用，治湿痰、寒痰咳嗽气逆，痰多清稀，胸脘痞满。然半夏属化痰药，温燥之性尤强，燥湿化痰之力更著，又能降逆止呕，消痞散结，外用消肿止痛，用治气逆呕吐，心下痞，结胸，梅核气，痈疽肿毒，瘿瘤痰核等；陈皮属理气药，辛行苦泄，长于理气和中，善治脾胃气滞，脘腹胀痛，食少便溏等。

（七）药理分析

1. 化学成分　此药主要含挥发油成分：茴香脑，柠檬醛，1-辛烯，β-榄香烯等。此药还含有机酸等。《中国药典》规定此药含总酸以琥珀酸计不得少于0.25%，清半夏不得少于0.3%；含白矾以含水硫酸铝钾计，姜半夏不得超过8.5%，清半夏不得超过10%。

2. 药理作用　各种炮制品均有明显的止咳作用，与可待因相似但作用较弱，且有一定的祛痰作用。此药可抑制呕吐中枢而发挥镇吐作用，能显著抑制胃液分泌。水煎醇沉液对多种原因所致的胃溃疡有显著的预防和治疗作用；能升高肝脏内酪氨酸转氨酶的活性，还有促进胆汁分泌作用。烯醇、水浸液或其多糖组分、生物碱具有较广泛的抗肿瘤作用。水浸剂对实验性室性心律失常和室性期前收缩有明显的对抗作用；煎剂可降低眼内压。此外，此药还有镇静催眠、降血脂、抗血栓、抗炎、镇痛、促进学习记忆等作用。

3. 不良反应 生半夏对口腔、喉头、消化道黏膜有强烈的刺激性，可导致失音、呕吐、水泻等不良反应，严重的喉头水肿可致呼吸困难，甚至窒息；生半夏超量服用或长期服用可导致慢性中毒，引起肾脏代偿性增大。半夏对胚胎有毒性，有可能致畸，并有一定致突变效应。半夏制剂长期口服或肌内注射，少数病例会出现肝功能异常和血尿。

二、天南星

此药为天南星科植物天南星、异叶天南星或东北天南星的干燥块茎。天南星主产于河南、河北、四川；异叶天南星主产于江苏、浙江；东北天南星主产于辽宁、吉林。秋、冬二季茎叶枯萎时采挖，除去须根及外皮，干燥。此药气微，味苦、辛。以个大，色白，粉性足者为佳。生用，或用生姜、白矾制过后用。

（一）药性

苦、辛，温；有毒。归肺、肝、脾经。

（二）功效

燥湿化痰，祛风止痉，散结消肿。

（三）功能解析

1. 顽痰咳喘，胸膈胀闷 此药苦辛性温，其温燥之性胜于半夏，有较强的燥湿化痰之功，善治顽痰阻肺，咳嗽痰多。治寒痰、湿痰阻肺，咳喘痰多，色白清稀，胸膈胀闷，苔腻，常与半夏相须为用，并配枳实、橘红等，如导痰汤（《传信适用方》）；若属痰热咳嗽，咯痰黄稠，则与黄芩、栝楼等清热化痰药同用。

2. 风痰眩晕，中风痰壅，口眼㖞斜，半身不遂，癫痫，惊风，破伤风 此药苦泄辛散温行，入肝经，可通行经络，尤善祛风痰，止痉搐。治风痰眩晕，配伍半夏、天麻等；治风痰留滞经络，半身不遂，手足顽麻，口眼㖞斜等，则配伍半夏、川乌、白附子等，如青州白丸子（《和剂局方》）；治破伤风，角弓反张，痰涎壅盛者，则配白附子、天麻、防风等，如玉真散（《外科正宗》）；治癫痫，可与半夏、全蝎、僵蚕等同用。

3. 痈肿，瘰疬痰核，蛇虫咬伤 生天南星外用能消肿散结止痛。治痈疽肿痛，未成脓者，可促其消散，已成脓者可促其速溃。热毒重者，须与清热解毒之天花粉、大黄、黄柏同用，如如意金黄散（《外科正宗》）；阴疽肿硬难溃，可与草乌、半夏、狼毒等同用，以温阳散寒，化痰消肿；治瘰疬痰核，可研末醋调敷，或与半夏、川乌、浙贝母等同用；治毒蛇咬伤，可配雄黄外敷。此外，天南星亦可用治风湿痹证，跌打损伤疼痛。

（四）用法用量

内服制用，3～9 g。外用生品适量，研末以醋或酒调敷患处。

（五）使用注意

阴虚燥咳、阴血亏虚或热盛动风者不宜使用；孕妇慎用；生品毒性大，内服宜慎。

（六）鉴别用药

半夏、天南星二者均辛温有毒，为燥湿化痰要药，善治湿痰、寒痰。然半夏主入脾、肺经，重在治脏腑湿痰。天南星则主入肝经，善走经络，偏祛风痰而解痉，善治经络风痰。半夏又能和胃降逆止呕，消痞散结；天南星则消肿散结之功更著。

（七）药理分析

1. 化学成分 此药主要含黄酮类成分：夏佛托苷，异夏佛托苷，芹菜素-6-C-阿拉伯糖-8-C-半乳糖苷，芹菜素-6-C-半乳糖-8-C-阿拉伯糖苷，芹菜素-6，8-二-C-吡喃葡萄糖苷，芹菜素-6，8-二-C-半乳糖苷等。此药还含没食子酸、没食子酸乙酯及氨基酸和微量元素。《中国药典》规定此药含总黄酮以芹菜素计，不得少于0.05%；制天南星含白矾以含水硫酸铝钾计，不得超过12%。

2. 药理作用 天南星水煎剂具有祛痰作用，由于含皂苷，对胃黏膜有刺激性，口服能反射性地增多支气管、气管的分泌液，使痰液变稀而起到祛痰作用，但炮制品无祛痰作用。煎剂有明显镇痛、镇静作用，并能明显延长戊巴比妥钠的催眠时间而有协同作用。不同品种均有一定程度的抗惊厥作用。乙醇提取物对心律失常有明显的拮抗作用。其所含D-甘露醇结晶有抑瘤活性。其水提取液对小鼠实验性肿瘤有明显抑制作用。此外，此药还有抗炎、解蛇毒作用。

3. 不良反应 天南星对皮肤、黏膜均有强刺激性，口嚼生天南星，可使舌、咽、口腔麻木和肿痛，出现黏膜糜烂、喑哑、张口困难、咽喉干燥并有烧灼感、舌体肿大等，继则出现头昏心慌、四肢麻木，甚至呼吸缓慢、窒息、呼吸停止；皮肤接触有强烈的刺激作用，可致过敏瘙痒。

三、白附子

此药为天南星科植物独角莲的干燥块茎。主产于河南、甘肃、湖北。秋季采挖，除去须根和外皮，晒干。此药气微，味辛，麻辣刺舌。以个大，质坚实，色白，粉性足者为佳。生用，或用生姜、白矾制过后用。

（一）药性

辛，温；有毒。归胃、肝经。

（二）功效

燥湿化痰，祛风定惊，止痛，解毒散结。

（三）功能解析

1. 中风痰壅，口眼㖞斜，语言謇涩，惊风癫痫，破伤风 此药辛温燥烈，善于燥湿化痰，祛风定惊搐而解痉，是治疗风痰证的常用药。治中风痰壅，口眼㖞斜，语言謇涩，常与全蝎、僵蚕等同用；治风痰壅盛之惊风、癫痫，常配伍半夏、天南星；治破伤风，可与防风、天麻、天南星等同用。

2. 痰厥头痛，偏正头痛 此药辛散温通，性锐上行，善逐头面风痰，又具有较强的止痛作用，常用治肝风夹痰上扰头痛、眩晕，偏正头痛等头面部诸疾。治痰厥头痛、眩晕，常配伍半夏、天南星；治偏头痛，可与白芷配伍。

3. 瘰疬痰核，毒蛇咬伤 治瘰疬痰核，可鲜品捣烂外敷；治毒蛇咬伤，可磨汁内服并外敷，亦可与其他清热解毒药同用。

（四）用法用量

煎服，3～6g，一般宜炮制后用。外用生品适量捣烂，熬膏或研末以酒调敷患处。

（五）使用注意

阴血亏虚或热盛动风者不宜使用；孕妇慎用；生品毒性大，内服宜慎。

（八）药理分析

1. 化学成分 此药主要含脂肪酸及酯类成分：油酸，油酸甲酯等。其还含 β-谷甾醇、氨基酸等。

2. 药理作用 生品及炮制品均有显著祛痰作用，β-谷甾醇有镇咳祛痰作用，但无平喘作用。生、制品对巴比妥均有协同镇静催眠作用，还有抗惊厥、抗破伤风作用，对结核杆菌有抑制作用。煎剂或混悬液有明显的抗炎作用。体外试验表明，乙醇液对 S_{180} 腹水肉瘤有明显抑制作用。

3. 不良反应 误服、过量服用此药，可出现口舌麻辣，咽喉部灼热并有梗塞感，舌体僵硬，语言不清，继则四肢发麻，头晕眼花，恶心呕吐，流涎，面色苍白，神志呆滞，唇舌肿胀，口腔黏膜及咽部红肿，严重者可导致死亡。

四、芥子

此药为十字花科植物白芥或芥的干燥成熟种子。前者习称"白芥子"，后者习称"黄芥子"。主产于河南、安徽。夏末秋初果实成熟时割取植株，晒干，打下种子，除去杂质。此药气微，味辛辣。以粒大，饱满者为佳。生用或炒用。

（一）药性

辛，温。归肺经。

（二）功效

温肺豁痰利气，散结通络止痛。

（三）功能解析

1. 寒痰咳喘，悬饮胸胁胀痛 此药辛温力雄，性善走散，能温肺寒，利气机，豁痰涎，逐水饮。治寒痰壅肺，气逆咳喘，痰多清稀，胸闷者，常与苏子、莱菔子同用，如三子养亲汤（《韩氏医通》）；若痰饮停滞胸膈成胸胁积水，咳喘胸满胁痛者，可配伍甘遂、大戟等以豁痰逐饮，如控涎丹（《三因方》）。治疗冷哮日久，可与细辛、甘遂、麝香等研末，于夏令外敷肺俞等穴，或以白芥子注射液在肺俞、膻中、定喘等穴位行穴位注射。

2. 痰滞经络，关节麻木疼痛，痰湿流注，阴疽肿毒 此药温通经络，善散"皮里膜外之痰"，又能消肿散结止痛。治痰湿阻滞经络之肢体麻木或关节肿痛，可配伍马钱子、没药、肉桂等，亦可单用研末，醋调敷患处。治痰湿流注，阴疽肿毒，常配伍鹿角胶、肉桂、熟地黄等药，以温阳化滞，消痰散结，如阳和汤（《外科全生集》）。

（四）用法用量

煎服，3～9g。外用适量。

（五）使用注意

此药辛温走散，耗气伤阴。久咳肺虚及阴虚火旺者忌用；消化道溃疡、出血及皮肤过敏者忌用。用量不宜过大，以免引起腹泻。不宜久煎。

（六）药理分析

1. 化学成分　此药主要含含氮类成分：芥子碱，白芥子苷，4-羟基-3-吲哚甲基芥子油苷，前告伊春；还含脂肪油、蛋白质及黏液质、多种氨基酸等。《中国药典》规定此药含芥子碱以芥子碱硫氰酸盐计，不得少于 0.5%，炒芥子不得少于 0.4%。

2. 药理作用　白芥子苷遇水后，经芥子酶的作用生成挥发油，为强力的皮肤发红剂、催吐剂，并有起疱作用。芥子粉使唾液分泌及淀粉酶活性增加，小剂量能刺激胃黏膜，增加胃液及胰液的分泌，大剂量可迅速引起呕吐。此药有祛痰作用。水溶剂体外对堇色毛癣菌、许兰毛癣菌等皮肤真菌有不同程度的抑制作用，黄芥子苷水解产生的苷元有杀菌作用。白芥子具有辐射保护及抗衰老作用。白芥子醇提物有抗炎、镇痛及抗前列腺增生作用。

五、皂荚

此药为豆科植物皂荚的干燥成熟果实和不育果实。前者称大皂角；后者称猪牙皂，又称小皂荚。主产于四川、山东、陕西、湖北、河南。大皂角在秋季果实成熟时采摘，晒干；猪牙皂在秋季采收，除去杂质，干燥。大皂角气特异，有刺激性，味辛辣；猪牙皂气微，有刺激性，味先甜而后辣。以饱满，色紫褐，有光泽者为佳。生用，用时捣碎。

（一）药性

辛、咸，温；有小毒。归肺、大肠经。

（二）功效

祛痰开窍，散结消肿。

（三）功能解析

1. 中风口噤，昏迷不醒，癫痫痰盛，关窍不通，痰阻喉痹　此药味辛而性窜，入鼻则嚏，入喉则吐，能祛痰通窍开噤，故中风、痰厥、癫痫、喉痹等痰涎壅盛，关窍阻闭者均可用之。若与细辛共研为散，吹鼻取嚏，即通关散（《丹溪心法附余》）；或配伍明矾为散，温水调服，涌吐痰涎，以达豁痰开窍醒神之效。

2. 顽痰喘咳，咳痰不爽　此药辛能通利气道，咸能软化胶结之痰，故顽痰胶阻于肺，症见咳逆上气，胸闷，时吐稠痰，难以平卧者宜用之，可单味研末，以蜜为丸，枣汤送服，即《金匮要略》皂荚丸。近代有以此药配麻黄、猪胆汁制成片剂，治咳喘痰多。其治顽痰壅盛之功，正如徐灵胎所言："稠痰黏肺，不能清涤，非此不可。"

3. 大便燥结　此药味辛，能"通肺及大肠气"而通便。治大便燥秘，可单用，也可配细辛研末，加蜂蜜调匀，制成栓剂，塞入肛门。

4. 痈肿　此药外用有散结消肿之效，熬膏外敷可治疮肿未溃者。

（四）用法用量

1～1.5 g，多入丸散用。外用适量，研末吹鼻取嚏或研末调敷患处。

（五）使用注意

此药辛散走窜之性极强，非顽痰实证体壮者不宜轻投。内服剂量不宜过大，过量易引起呕吐、腹泻。孕妇及咳血、吐血者忌服。

（六）药理分析

1. 化学成分　此药主要含三萜皂苷类成分，共有19种五环三萜型皂荚皂苷成分；还含鞣质、蜡酸、甾醇等；种子内胚乳含半乳糖与甘露糖组成的多糖。

2. 药理作用　此药能刺激胃黏膜而反射性地促进呼吸道黏液的分泌，产生祛痰作用。对大肠杆菌、伤寒及副伤寒杆菌、宋内氏痢疾杆菌、变形杆菌、绿脓杆菌、霍乱弧菌等病菌均有抑制作用。对皮肤真菌、阴道滴虫亦有抑制作用。煎剂对离体大鼠子宫有兴奋作用。所含皂苷能增加冠状动脉血流量，减轻心肌缺血程度，缩小梗死面积，降低血清中 AST、CK、LDH 活性，并能增加血清中 SOD 活性及降低血清中 MDA 含量。皂苷类化合物和正丁醇提取物有抗肿瘤作用。

3. 不良反应　皂荚所含的皂苷有毒，对胃黏膜有强烈的刺激作用，胃黏膜被破坏而吸收中毒，故用量过大、误食种子或豆荚，以及注射用药均可致毒性反应。初感咽干、上腹饱胀及灼热感，继之恶心、呕吐、烦躁不安、腹泻，大便多呈水样、带泡沫，并有溶血现象，出现面色苍白、黄疸、腰痛、血红蛋白尿及缺氧症状等，同时出现头痛、头晕、全身衰弱无力及四肢酸麻等。严重者可出现脱水、休克、呼吸麻痹、肾衰竭而致死亡。

六、旋覆花

此药为菊科植物旋覆花或欧亚旋覆花的干燥头状花序。全国大部分地区均产。夏、秋二季花开放时采收，除去杂质，阴干或晒干。此药气微，味微苦。以朵大，色浅黄者为佳。生用或蜜炙用。

（一）性味

苦、辛、咸，微温。归肺、脾、胃、大肠经。

（二）功效

降气，消痰，行水，止呕。

（三）功能解析

1. 风寒咳嗽，痰饮蓄结，胸膈痞闷，喘咳痰多　此药苦降辛开，咸能软坚，既降肺气、消痰涎而平喘咳，又消痰行水而除痞满。痰浊阻肺，肺气不降，咳喘痰黏，胸闷不舒者，不论寒热，皆可配伍应用。治外感风寒，痰湿内蕴，咳嗽痰多，常与麻黄、半夏等同用；治痰饮内停，浊阴上犯而致咳喘气促，胸膈痞闷者，可与泻肺化痰、利水行气之桑白皮、槟榔等同用；若与栝楼、黄芩、浙贝母等清热化痰之品同用，亦可用于痰热咳喘；治顽痰胶结，难以咯出，胸中满闷者，可配伍海浮石、海蛤壳等清肺化痰之品。

2. 呕吐噫气，心下痞硬　此药又善降胃气而止呕止噫。治痰浊中阻，胃气上逆而噫气，呕吐，胃脘痞硬者，常与代赭石、半夏、生姜等同用，如旋覆代赭汤（《伤寒论》）。若胃热呕逆者，则须与黄连、竹茹等清胃止呕药同用。

此外，此药配香附等，还可用治气血不和之胸胁疼痛。

（四）用法用量

煎服，3～9 g，包煎。

（五）使用注意

阴虚劳嗽、肺燥咳嗽者慎用。

（六）药理分析

1. 化学成分　此药主要含倍半萜内酯类成分：旋覆花素，大花旋覆花素，旋覆花内酯，乙酸蒲公英甾醇酯等；黄酮类成分：槲皮素，异槲皮素，木犀草素等；有机酸类成分：咖啡酸，绿原酸等。

2. 药理作用　此药所含黄酮类成分能缓解组织胺引起的支气管痉挛，并对抗离体支气管痉挛，但较氨茶碱的作用慢而弱。水煎剂有显著镇咳作用，水煎剂口服祛痰作用不明显，但实验动物腹腔给药却显示较强的祛痰作用。所含绿原酸及咖啡酸有较广的抑菌作用，对金黄色葡萄球菌、肺炎双球菌、乙型溶血性链球菌、绿脓杆菌等均有抑制作用，能增加胃酸分泌；绿原酸还能提高胃肠平滑肌张力，增进胆汁分泌。所含槲皮素静脉注射，能增加动物的冠脉血流量，对血压、心率及心肌耗氧量均无显著影响。旋覆花还有抑真菌、调节胃肠运动、调节免疫等作用。

第二节　清热化痰药

本类药物性多寒凉，有清化热痰之功，部分药物质润，兼能润燥化痰，部分药物味咸，兼能软坚散结。清化热痰药主治热痰证，如咳嗽气喘，痰黄质稠者；若痰稠难咯，唇舌干燥之燥痰证，宜选质润之润燥化痰药；痰热癫痫、中风惊厥、瘿瘤、痰火瘰疬等，均可以清热化痰药治之。临床应用时，常与清热泻火、养阴润肺药配伍，以期达到清化热痰、润燥化痰的目的。

药性寒凉的清化热痰药、润燥化痰药，寒痰与湿痰证不宜使用。

一、川贝母

此药为百合科植物川贝母、暗紫贝母、甘肃贝母、梭砂贝母、太白贝母或瓦布贝母的干燥鳞茎。主产于四川、青海、甘肃、云南、西藏。夏、秋二季或积雪融化后采挖，除去须根、粗皮及泥沙，晒干或低温干燥。此药气微，味微苦。以整齐，色白，粉性足者为佳。生用。

（一）药性

苦、甘，微寒。归肺、心经。

（二）功效

清热润肺，化痰止咳，散结消痈。

（三）功能解析

1. 肺热燥咳，干咳少痰，阴虚劳嗽，痰中带血　此药味苦性微寒，能清肺化痰，又味甘质润而润肺止咳，尤宜于内伤久咳，燥痰、热痰之证。治阴虚劳嗽，久咳有痰者，常配伍沙参、麦冬等以养阴润肺，化痰止咳；治肺热、肺燥咳嗽，常配伍知母以清肺润燥，化痰止咳，如二母散（《急救仙方》）。

2. 瘰疬，疮毒，乳痈，肺痈　此药苦微寒，有清热化痰、散结消痈之功。治痰火郁结之瘰疬，常配伍玄参、牡蛎等，如消瘰丸（《医学心悟》）；治热毒壅结之疮疡、乳痈，常配伍蒲公英、天花粉、连翘等以清热解毒，消肿散结；治肺痈咯吐脓血，胸闷咳嗽，可与桔梗、紫菀等同用，共奏清肺化痰消痈之功。

（四）用法用量

煎服，3～10 g；研粉冲服，1次1～2 g。

（五）使用注意

不宜与川乌、制川乌、草乌、制草乌、附子同用。

（六）药理分析

1. 化学成分　此药主要含生物碱类成分：川贝碱，西贝母碱，青贝碱，松贝碱，松贝甲素，贝母辛，贝母素乙，松贝乙素，梭砂贝母碱，梭砂贝母酮碱，川贝酮碱，梭砂贝母芬碱，梭砂贝母芬酮碱，岷山碱甲，岷山碱乙等。《中国药典》规定此药含总生物碱以西贝母碱计，不得少于0.05%。

2. 药理作用　川贝母所含生物碱、总皂苷部分具有明显的祛痰作用，总生物碱及非生物碱部分均有镇咳作用。川贝母对支气管平滑肌有明显松弛作用；有降压、解痉、止泻作用。贝母碱能增加子宫张力，扩大瞳孔。大量川贝碱能麻痹动物的中枢神经系统，抑制呼吸运动。西贝素有抗乙酰胆碱活性。其醇提物能提高实验动物耐受常压缺氧的能力，从而降低组织对氧的需要。此外，此药尚有一定的镇痛、催眠作用。

二、浙贝母

此药为百合科植物浙贝母的干燥鳞茎。主产于浙江。初夏植株枯萎时采挖，洗净。大小分开，大者除去芯芽，习称"大贝"；小者不去芯芽，习称"珠贝"。分别撞擦，除去外皮，拌以煅过的贝壳粉，吸去擦出的浆汁，干燥；或取鳞茎，大小分开，洗净，除去芯芽，趁鲜切成厚片，洗净，干燥，习称"浙贝片"。此药气微，味微苦。以切面白色，粉性足者为佳。生用。

（一）药性

苦，寒。归肺、心经。

（二）功效

清热化痰止咳，解毒散结消痈。

（三）功能解析

1. 风热咳嗽，痰火咳嗽　此药功似川贝母，苦寒之性较甚而偏苦泄，长于清化热痰，降泄肺气。多用治风热咳嗽及痰热郁肺之咳嗽，前者常与桑叶、牛蒡子等同用，后者多配伍栝楼、知母等。

2. 瘰疬，瘿瘤，疮毒，肺痈，乳痈　此药苦泄性寒，清解热毒，化痰散结消痈。治痰火郁结之瘰疬结核，可配玄参、牡蛎等，如消瘰丸（《医学心悟》）；治瘿瘤，配伍海藻、昆布；治肺痈咳吐脓血，常配伍鱼腥草、金荞麦、桃仁等；治疮毒，乳痈，多配伍连翘、蒲公英等，内服外用均可。

（四）用法用量

煎服，5～10 g。

（五）使用注意

不宜与川乌、制川乌、草乌、制草乌、附子同用。

（六）鉴别用药

川、浙贝母清热化痰止咳之功，基本相同。但前者兼甘味，性偏于润，肺热燥咳，虚劳咳嗽用之为宜；后者味苦，性偏于泄，风热犯肺或痰热郁肺咳嗽用之为宜。至于清热散结消痈之功，二者共有，但以浙贝母为胜。此外，平贝母、伊贝母在部分地区亦作川贝母用于清热润肺、化痰止咳，但无散结消痈之功。湖北贝母的药性功用与浙贝母相似。土贝母的解毒散结消肿之功类似于浙贝母，但无清热化痰止咳功效。

（七）药理分析

1. 化学成分　此药主要含生物碱类成分：贝母素甲（浙贝甲素），贝母素乙（浙贝乙素），浙贝母酮，贝母辛，异浙贝母碱，浙贝母碱苷，浙贝母丙素等。《中国药典》规定此药含贝母素甲和贝母素乙的总量不得少于 0.08%。

2. 药理作用　浙贝母祛痰效力略强于川贝母；所含生物碱有明显的镇咳作用；能松弛支气管平滑肌，具有一定的平喘作用。贝母甲、乙素能镇痛、镇静，并有扩瞳效应。浙贝母生物碱能兴奋子宫，对离体动物心脏有抑制作用，并有降压作用。去氢浙贝母碱能抑制唾液分泌，对肠道有松弛作用。此外，此药还有抑菌、抗肿瘤、抗溃疡、抗甲亢等作用。

三、栝楼

此药为葫芦科植物栝楼或双边栝楼的干燥成熟果实。主产于山东、浙江、河南。秋季果实成熟时，连果梗剪下，置通风处阴干。此药具焦糖气，味甘、微苦。以皮厚，皱缩，糖性足者为佳。生用。

（一）药性

甘、微苦，寒。归肺、胃、大肠经。

（二）功效

清热涤痰，宽胸散结，润燥滑肠。

（三）功能解析

1. 肺热咳嗽，痰浊黄稠 此药甘寒清润，善于清肺热、润肺燥而化热痰、燥痰。用治痰热阻肺，咳嗽痰黄，质稠难咯，胸膈痞满者，可配伍黄芩、胆南星、枳实等，如清气化痰丸（《医方考》）。若治燥热伤肺，干咳无痰或痰少质黏，咯吐不利者，则配伍川贝母、天花粉、桑叶等。

2. 胸痹心痛，结胸痞满 此药可利气开郁，导痰浊下行而奏宽胸散结之功。治痰气交阻，胸阳不振之胸痹疼痛，喘息咳唾不得卧者，常与薤白、半夏同用，如栝楼薤白白酒汤、栝楼薤白半夏汤（《金匮要略》）。治痰热结胸，胸膈痞满，按之则痛者，则配伍黄连、半夏，如小陷胸汤（《伤寒论》）。

3. 肺痈，肠痈，乳痈 此药性寒能清热散结消肿，常配伍清热解毒药以治内外痈，如治肺痈咳吐脓血，可配伍鱼腥草、芦根、桔梗等。治肠痈腹痛，可配伍败酱草、红藤等。治乳痈初起，红肿热痛，配伍蒲公英、天花粉、乳香等。

4. 大便秘结 栝楼仁质润多脂，能润燥滑肠，适用于津液不足，肠燥便秘者，常与火麻仁、郁李仁、生地等同用。

（四）用法用量

煎服，9～15 g。

（五）使用注意

不宜与川乌、制川乌、草乌、制草乌、附子同用。

（六）药理分析

1. 化学成分 此药主要含有机酸类成分：正三十四烷酸，富马酸，琥珀酸；萜类成分：栝楼萜二醇；还含丝氨酸蛋白酶A和B及甾醇成分。

2. 药理作用 栝楼中分离得到的氨基酸具有良好的祛痰效果，所含天门冬氨酸能促进细胞免疫，有利于减轻炎症，减少分泌物，并使痰液黏度下降而易于咳出。煎剂或浸剂对多种革兰氏阳性和阴性致病菌均有抑制作用；对某些皮肤真菌也有抑制作用。醇提物能明显减少胃酸分泌、降低胃酸浓度，抑制溃疡形成。此外，全栝楼有较强的抗癌作用，能扩张冠状动脉，增加冠脉血流量，较大剂量时，能抑制心脏，降低心肌收缩力，减慢心率，延长缺氧动物生存时间，提高动物耐缺氧能力。所含栝楼酸能抑制血小板凝集。其水提物可使血糖先上升后下降，最后复原，对肝糖原、肌糖原无影响。

四、竹茹

此药为禾本科植物青秆竹、大头典竹或淡竹的茎秆的干燥中间层。主产于江苏、浙江、江西、四川。全年均可采制，取新鲜茎，除去外皮，将略带绿色的中间层刮成丝条；或削成薄片，捆扎成束，阴干。前者称"散竹茹"，后者称"齐竹茹"。此药气微，味甘。以色绿，丝细均匀，质柔软，有弹性者为佳。生用或姜汁炙用。

（一）药性

甘，微寒。归肺、胃、心、胆经。

（二）功效

清热化痰，除烦，止呕。

（三）应用

1. 痰热咳嗽，胆火夹痰，惊悸不宁，心烦失眠　此药甘微寒，善于清化热痰。治肺热咳嗽，痰黄质稠者，常与黄芩、桑白皮等同用，以增强清热化痰功效；治痰火内扰而致胸闷痰多，心烦不寐，或惊悸不宁者，常配伍枳实、半夏、陈皮等，如温胆汤（《三因极一病证方论》）。

2. 中风痰迷，舌强不语　此药善于清热化痰，治疗中风痰迷，舌强不语，可与生姜汁、胆南星、牛黄等配伍。

3. 胃热呕吐，妊娠恶阻，胎动不安　此药能清胃热而降逆止呕，为治胃热呕逆之要药。治疗胃热呕逆，常配伍黄连、黄芩、生姜等，如竹茹饮（《延年秘录》）；若配伍人参、陈皮、生姜等，可治胃虚有热之呕吐，如橘皮竹茹汤（《金匮要略》）；妊娠期内，饮邪上逆而致呕吐不食者，可与茯苓、陈皮、生姜等合用；治怀胎蕴热，恶阻呕逆，胎动不安，可与黄芩、苎麻根、枇杷叶等同用。

此外，此药甘寒入血，尚能清热凉血而止血，可治血热吐血、衄血、尿血及崩漏等属血热妄行者。《世医得效方》单用此药治小便出血；亦可与小蓟、生地黄等同用。

（四）用法用量

煎服，5～10 g。生用偏于清化热痰，姜汁炙用偏于和胃止呕。

（五）药理分析

1. 化学成分　此药主要含对羟基苯甲醛，丁香醛，松柏醛，2,5-二甲氧基-对-羟基苯甲醛，对苯二甲酸2'-羟乙基甲基酯等。

2. 药理作用　此药对白色葡萄球菌、枯草杆菌、大肠杆菌均有较强的抑制作用，并有延缓衰老作用。

五、前胡

此药为伞形科植物白花前胡或紫花前胡的干燥根。《中国药典》称前者为前胡，后者为紫花前胡。主产于浙江、湖南、四川。前者冬季至次春茎叶枯萎或未抽花茎时采挖，除去须根，洗净，晒干或低温干燥；后者秋、冬二季地上部分枯萎时采挖，除去须根，晒干。切薄片。此药气芳香，味微苦、辛。以切面淡黄白色，香气浓者为佳。生用或蜜炙用。

（一）药性

苦、辛，微寒。归肺经。

（二）功效

降气化痰，散风清热。

（三）功能解析

1. 痰热咳喘，咯痰黄稠　此药辛散苦降，性寒清热，治痰热壅肺，肺失宣降之咳喘胸满，咯痰黄稠量多，常配伍苦杏仁、桑白皮、浙贝母等；因此药寒性不著，若配伍白前、半夏等温化寒痰药，亦可用于寒痰、湿痰证。

2. 风热咳嗽痰多　此药味辛性微寒，能疏散风热，宣肺化痰止咳。治外感风热，身热头痛，咳嗽痰多，常与桑叶、牛蒡子、桔梗等同用；若配伍辛温发散，宣肺之品如荆芥、紫苏、桔梗等，也可治风寒咳嗽，如杏苏散（《温病条辨》）。

（四）用法用量

煎服，3～10 g。

（五）药理分析

1. 化学成分　此药主要含香豆素类成分：白花前胡甲素、乙素、丙素、丁素等；还含皂苷类与挥发油等。《中国药典》规定白花前胡含白花前胡甲素不得少于 0.9%，含白花前胡乙素不得少于 0.24%；紫花前胡含紫花前胡苷不得少于 0.9%。

2. 药理作用　此药煎剂可显著增加呼吸道黏液分泌，且持续时间较长，显示有祛痰作用；并能平喘，镇咳，扩张血管，抗血小板聚集，增加冠状动脉血流量，减少心肌耗氧量，降低心肌收缩力，抗心衰，降血压；还有抗菌、抗炎、镇静、解痉、抗过敏、抗溃疡等作用。

六、桔梗

此药为桔梗科植物桔梗的干燥根。全国大部分地区均产。春、秋二季采挖，洗净，除去须根，趁鲜剥去外皮或不去外皮，干燥，切厚片。此药气微，味微甜后苦。以色白、味苦者为佳。生用。

（一）药性

苦、辛，平。归肺经。

（二）功效

宣肺，祛痰，利咽，排脓。

（三）功能解析

1. 咳嗽痰多，咯痰不爽，胸闷不畅　此药辛散苦泄性平，开宣肺气，有较好的祛痰作用，为肺经气分病之要药，治咳嗽痰多，咯痰不爽，无论寒热皆可应用。属风寒者，常配伍紫苏叶、苦杏仁、荆芥等，如杏苏散（《温病条辨》）；属风热者，常配伍桑叶、菊花、苦杏仁等，如桑菊饮（《温病条辨》）。肺中有寒，痰多质稀者，可配伍半夏、干姜、款冬花等温肺化痰药同用；肺热痰黄质稠者，则须与清化热痰之栝楼、浙贝母等同用。

2. 咽痛喑哑　此药能宣肺泄邪以利咽开音疗哑。凡外邪犯肺，咽痛失音者，常与甘草同用，如桔梗汤（《金匮要略》）。治咽喉肿痛，热毒壅盛者，可配伍射干、马勃、板蓝根等以清热解毒利咽。

3. 肺痈吐脓　此药性散上行，能利肺气以排壅肺之脓痰。治肺痈咳嗽胸痛，咯痰腥臭者，常配伍甘草，如桔梗汤（《金匮要略》）；临床可再配伍鱼腥草、冬瓜仁、芦根等以加强清肺消痈排脓之效。

此外，此药又可开宣肺气而通利二便，用治癃闭、便秘。

（四）用法用量

煎服，3～10 g。

（五）使用注意

此药性升散，凡气机上逆，呕吐、呛咳、眩晕、阴虚火旺咳血等不宜用。用量过大易致恶心呕吐。

（六）药理分析

1. 化学成分　此药主要含三萜皂苷类成分：桔梗皂苷 A、D，远志皂苷等；还含由果糖组成的桔梗聚糖。《中国药典》规定此药含桔梗皂苷 D 不得少于 0.1%。

2. 药理作用　桔梗所含皂苷能促进呼吸道黏蛋白的释放，表现为较强的祛痰作用。煎剂、水提物均有良好的止咳效果。单用无明显平喘作用，但配伍成复方则作用明显。此药有抗菌、抗炎、免疫增强作用，能抑制胃液分泌和抗溃疡，还有降低血压和胆固醇、镇静、镇痛、解热、抗过敏等作用。水提物有明显的保肝作用，水与醇提物均有降血糖作用，石油醚提取物有抗癌、抗氧化作用。

第三节　止咳平喘药

本类药物多归肺经，其味或辛或苦或甘，其性或寒或温。因辛散之性可宣肺散邪而止咳喘；苦泄之性可泄降上逆之肺气，或因其性寒，泻肺降火，或泄肺中水气及痰饮以平喘止咳；甘润之性可润肺燥止咳嗽；个别药物味涩而收敛肺气以定喘。故本类药物通过宣肺、降肺、泻肺、润肺、敛肺及化痰等不同作用，达到止咳、平喘的目的。其中有的药物偏于止咳，有的偏于平喘，或兼而有之。本类药物主治咳嗽喘息。部分止咳平喘药物兼有润肠通便、利水消肿、清利湿热、解痉止痛等功效，亦可用治肠燥便秘、水肿、胸腹积水、湿热黄疸、心腹疼痛、癫痫等病症。

一、苦杏仁

此药为蔷薇科植物山杏、西伯利亚杏、东北杏或杏的干燥成熟种子。主产于山西、河北、内蒙古、辽宁。夏季采收成熟果实，除去果肉和核壳，取出种子，晒干。此药气微，味苦。以颗粒均匀、饱满、完整、味苦者为佳。生用，或照燀法去皮用，或炒用，用时捣碎。

（一）药性

苦，微温；有小毒。归肺、大肠经。

（二）功效

降气止咳平喘，润肠通便。

（三）功能解析

1. 咳嗽气喘，胸满痰多　此药具有苦降之性，长于降泄上逆之肺气，又兼宣发壅闭之肺气，以降为主，降中兼宣，为治咳喘要药。凡咳嗽喘满，无论新久、寒热，皆可配伍用之。如风寒咳喘，鼻塞胸闷，常与麻黄、甘草同用，如三拗汤（《和剂局方》）；若风热咳嗽，发热口干，常与桑叶、菊花、薄荷等同用，如桑菊饮（《温病条辨》）；若外感凉燥，恶寒、咳嗽痰稀，常与苏叶、半夏、桔梗等同用，如杏苏散（《温病条辨》）；若邪热壅肺，发热喘咳，常与石膏、麻黄、甘草同用，如麻杏石甘汤（《伤寒论》）；若燥热咳嗽，干咳无痰或少痰. 病情较轻，常与桑叶、浙贝母、沙参等同用，如桑杏汤（《温病条辨》）；病情较重，身热甚，咳逆而喘，常与桑叶、石膏、麦冬等同用，如清燥救肺汤（《医门法律》）。

2. 肠燥便秘　此药质润，能润肠通便。治津枯肠燥便秘，常与柏子仁、郁李仁、桃仁等同用，如五仁丸（《世医得效方》）。若血虚便秘，常与当归、生地黄、桃仁等同用，以补血养阴、润肠通便，如润肠丸（《沈氏尊生书》）。

此外，取其宣发疏通肺气之功，治湿温初起及暑温夹湿之湿重于热者，常配伍白蔻仁、薏苡仁等药，共奏宣上、畅中、渗下之效，如三仁汤（《温病条辨》）。

（四）用法用量

煎服，5～10 g。生品入煎剂宜后下。

（五）使用注意

内服不宜过量，以免中毒。大便溏泻者慎用。婴儿慎用。

（六）药理分析

1. 化学成分　此药主要含氰苷类成分：苦杏仁苷；苦杏仁酶：苦杏仁苷酶、樱叶酶、醇腈酶等；脂肪酸类成分：油酸、亚油酸、棕榈酸等。此药还含雌酮、α－雌二醇及蛋白质等。《中国药典》规定此药含苦杏仁苷不得少于 3%，饮片焯苦杏仁不得少于 2.4%、炒苦杏仁不得少于 2.4%。

2. 药理作用　苦杏仁生品及各种炮制品所含之有效成分苦杏仁苷，在体内分解的氢氰酸能抑制呼吸中枢而起到镇咳、平喘作用，使呼吸加深，咳嗽减轻，痰易咯出。苦杏仁分解的苯甲醛可抑制胃蛋白酶活性而影响消化功能。苦杏仁油体外实验对蛔虫、钩虫、蛲虫及伤寒杆菌、副伤寒杆菌有抑制作用。此外，苦杏仁还有抗炎、镇痛、增强机体细胞免疫、抗消化性溃疡、抗肿瘤、抗脑缺血、降血糖等作用。

3. 不良反应　误服过量苦杏仁可导致机体中毒,临床表现为眩晕、头痛、呕吐、呼吸急促、心悸、发绀等，重者出现昏迷、惊厥，血压下降，呼吸麻痹，最后呼吸或循环衰竭而死亡。

二、紫苏子

此药为唇形科植物紫苏的干燥成熟果实。主产于湖北、江苏、河南、浙江、河北。秋季果实成熟时采收，除去杂质，晒干。此药压碎有香气，味微辛。以粒饱满、色灰棕、油性足者为佳。生用或炒用。

（一）药性

辛，温。归肺、大肠经。

（二）功效

降气化痰，止咳平喘，润肠通便。

（三）功能解析

1. 痰壅气逆，咳嗽气喘　此药性降质润，主入肺经，善于降肺气，化痰涎而止咳平喘。治痰壅气逆之咳喘痰多，食少胸痞，常与白芥子、莱菔子同用，如三子养亲汤（《韩氏医通》）；若上盛下虚之久咳痰喘，胸膈满闷，常与半夏、厚朴、肉桂等同用，如苏子降气汤（《和剂局方》）；若风寒外束，痰热内蕴之咳喘，痰多色黄，常与麻黄、桑白皮、苦杏仁等同用，如定喘汤（《摄生众妙方》）。

2. 肠燥便秘　此药富含油脂，能润燥滑肠，且善降泄肺气以助大肠传导。治肠燥便秘，常与火麻仁、苦杏仁、栝楼仁等同用。

（四）用法用量

煎服，3～10 g。

（五）使用注意

脾虚便溏者慎用。

（六）药理分析

1. 化学成分　此药主要含脂肪酸类成分：油酸、亚油酸、亚麻酸等；酚酸类成分：迷迭香酸等。此药还含氨基酸、维生素与微量元素等。《中国药典》规定此药含迷迭香酸不得少于 0.25%，饮片不得少于 0.2%。

2. 药理作用　紫苏子及其炮制品多种提取物有不同程度的镇咳、祛痰、平喘作用。炒紫苏子醇提物有抗炎、抗过敏、增强免疫作用。紫苏子的脂肪油提取物有降血脂作用。此外，紫苏子还有抗氧化、改善学习记忆、抗肝损伤及抑制肿瘤等作用。

三、百部

此药为百部科植物直立百部、蔓生百部或对叶百部的干燥块根。主产于安徽、山东、江苏、浙江、湖北、四川。春、秋二季采挖，除去须根，洗净，置沸水中略烫或蒸至无白芯，取出，晒干。此药气微，味甘、苦。以质坚实，断面角质样者为佳。生用或蜜炙用。

（一）药性

甘、苦，微温。归肺经。

（二）功效

润肺下气止咳，杀虫灭虱。

（三）功能解析

1. 新久咳嗽，肺痨咳嗽，顿咳　此药甘润苦降，微温不燥，善于润肺下气止咳，治疗咳嗽，无论新久、寒热，均可配伍使用，尤以小儿顿咳、阴虚痨嗽为宜。治风寒咳嗽，微恶风、发热，常与荆芥、紫菀、桔梗等同用，如止嗽散（《医学心悟》）；若风热咳嗽，发热不甚，可与桑叶、菊花、桔梗等同用，以疏风清热，宣肺止咳；若肺热咳嗽，咳痰黄稠，常与石膏、浙贝母、紫菀等同用。治小儿顿咳，痉咳剧烈，痰涎稠黏，可与黄芩、苦杏仁、桑白皮等同用。治肺痨咳嗽，骨蒸潮热，咳嗽咳血，常与麦冬、阿胶、三七等同用，以滋阴润肺，止咳止血，如月华丸（《医学心悟》）。

2. 头虱，体虱，疥癣，蛲虫病，阴痒　此药有杀虫灭虱作用。治头虱、体虱及疥癣，可制成 2% 乙醇液或 5% 水煎剂外搽患处。治蛲虫病，可单味浓煎，睡前保留灌肠。治阴道滴虫病外阴瘙痒，常与蛇床子、苦参、龙胆等同用，煎汤坐浴外洗，以解毒杀虫、燥湿止痒。

（四）用法用量

煎服，3～9g。外用适量，水煎或酒浸。久咳宜蜜炙用，杀虫灭虱宜生用。

（五）药理分析

1. 化学成分　此药主要含多种生物碱类成分：百部碱、原百部碱、对叶百部碱、百部定碱、异百部定碱、直立百部碱、蔓生百部碱等；还含蛋白质、脂类等。

2. 药理作用　百部所含的对叶百部碱有显著的镇咳、驱虫作用。百部乙醇提取液对肺炎杆菌、金黄色葡萄球菌、乙型溶血性链球菌、绿脓杆菌、大肠杆菌、枯草杆菌、白色念珠菌等多种病菌都有不同程度的抑制作用；对多种皮肤真菌也有抑制作用。5%～50% 百部醇浸液及水浸液对头虱、体虱、阴虱均有一定的杀灭作用，醇浸液较水浸液效强。此外，百部碱尚有抗结核、镇静、镇痛作用。

四、紫菀

此药为菊科植物紫菀的干燥根和根茎。主产于河北、安徽。春、秋二季采挖，除去有节的根茎（习称"母根"）和泥沙，编成辫状晒干，或直接晒干。此药气微香，味辛、苦。以色紫、质柔韧者为佳。生用或蜜炙用。

（一）药性

辛、苦，温。归肺经。

（二）功效

润肺下气，化痰止咳。

（三）功能解析

痰多喘咳，新久咳嗽，劳嗽咳血均可应用。此药辛散苦降，温润不燥，长于润肺下气，辛开肺郁，化痰浊而止咳。治咳嗽，无论外感内伤、寒热虚实，皆可应用，以肺气壅塞、咳嗽有痰者用之最宜。如治外感风寒，咳嗽咽痒，常与桔梗、荆芥、白前等同用，如止嗽散（《医学心悟》）；若肺热咳嗽，咯痰黄稠，常与黄芩、桑白皮、浙贝母等同用，以清肺化痰止咳；若阴虚劳嗽，痰中带血，常与阿胶、知母、川贝母等同用，以养阴润肺、化痰止咳；若肺气衰弱，寒咳喘息，常与党参、黄芪、干姜等同用，以益气温肺、化痰止咳。

（四）用法用量

煎服，5～10 g。外感暴咳宜生用，肺虚久咳蜜炙用。

（五）药理分析

1. 化学成分 此药主要含萜类成分：紫菀酮、表紫菀酮、表木栓醇；黄酮类成分：槲皮素、山奈酚等；香豆素类成分：东莨菪碱等；蒽醌类成分：大黄素等。此药还含甾醇、肽类、挥发油类等。《中国药典》规定此药含紫菀酮不得少于0.15%，饮片不得少于0.1%。

2. 药理作用 紫菀及其多种成分均有祛痰作用；紫菀水煎剂、水提醇沉物、生紫菀与蜜炙紫菀水提取物及紫菀酮、表木栓醇均有镇咳作用；紫菀水提醇沉液还有平喘作用。紫菀煎剂有抑菌、抗病毒、抗肿瘤、抗氧化及利尿等作用。

五、款冬花

此药为菊科植物款冬的干燥花蕾。主产于内蒙古、陕西、甘肃、青海、山西。12月或地冻前当花尚未出土时采挖，除去花梗和泥沙，阴干。此药气香，味微苦而辛。以朵大、色紫红、无花梗者为佳。生用或蜜炙用。

（一）药性

辛、微苦，温。归肺经。

（二）功效

润肺下气，止咳化痰。

（三）功能解析

新久咳嗽，喘咳痰多，劳嗽咳血均可应用。此药辛散而润，温而不燥，长于润肺下气止咳，兼具化痰作用。治咳喘，无论外感内伤、寒热虚实，皆可应用，对肺寒咳喘尤宜，常与紫菀相须为用。如治外感风寒，内停痰饮，气逆喘咳，常与麻黄、细辛、半夏等同用，如射干麻黄汤（《金匮要略》）；若肺热咳喘，常与知母、浙贝母、桑白皮等同用；若肺气虚弱，咳嗽不已，常配伍补益肺气之人参、黄芪等；若阴虚燥咳，常配伍养阴润肺之沙参、麦冬、阿胶等药；治喘咳日久，痰中带血，常与养阴清热、润肺止咳之百合同用；若肺痈咳吐脓痰，常与薏苡仁、桔梗、芦根等同用。

（四）用法用量

煎服，5～10 g。外感暴咳宜生用，内伤久咳蜜炙用。

（五）鉴别用药

紫菀与款冬花均有润肺下气、止咳化痰之功，且均温润不燥，咳嗽无论寒热虚实，病程长短，均可用之，二者常相须为用。但紫菀偏于祛痰，款冬花尤善止咳。

（六）药理分析

1. 化学成分　此药主要含黄酮类成分：芦丁、金丝桃苷、槲皮素等；萜类成分：款冬酮、款冬花素、款冬二醇等；生物碱类成分：款冬花碱、千里光宁等。此药还含有机酸、甾体和挥发油等。《中国药典》规定此药含款冬酮不得少于 0.07%，饮片同药材。

2. 药理作用　款冬花水煎液、醇提物和水提物均有镇咳、祛痰作用，其中水煎液还有平喘作用。款冬花醇提物和水提物及款冬素有抗炎作用。款冬花醇提物及其所含款冬酮、款冬花素具有升高血压和兴奋呼吸的作用。此外，款冬花尚有抗溃疡、抗腹泻、利胆、抗血小板凝聚、抗肿瘤等作用。

第八章　安神药

凡以安定神志为主要功效，常用以治疗心神不宁病证的药物，称安神药。

木类药主入心、肝经，具有镇惊安神或养心安神的功效，体现了《素问·至真要大论篇》所谓"惊者平之"，以及"虚则补之""损者温之"的治疗法则。此外，部分安神药分别兼能平肝潜阳、纳气平喘、清热解毒、活血化瘀、敛汗、润肠通便、祛痰等。

安神药主要用治心悸、怔忡、失眠、多梦、健忘之心神不宁病证，亦可用治惊风、癫痫发狂等心神失常。部分安神药尚可用治肝阳上亢、肾虚气喘、疮疡肿毒、瘀血阻滞、自汗盗汗、肠燥便秘、痰多咳喘等病证。

使用安神药时，应针对导致心神不宁之心肝火炽、心肝阴血亏虚等的不同，相应选择适宜的安神药治疗，并进行相应的配伍。如心神不宁的实证，应选用重镇安神药物。若心神不宁因火热所致者，可配伍清泻心火、清泻肝火药；因肝阳上扰所致者，配伍平肝潜阳药；因痰所致者，则配伍化痰药；因血瘀所致者，则配伍活血化瘀药；兼血瘀气滞者，配伍活血或疏肝理气药；惊风、癫狂者，应以化痰开窍或平肝息风药为主，本类药物多作为辅药应用。心神不宁的虚证，应选用养心安神药物。若血虚阴亏者，须配伍补血养阴药物；心脾两虚者，则配伍补益心脾药；心肾不交者，又配伍滋阴降火、交通心肾之品。

使用矿石类安神药及有毒药物时，只宜暂用，不可久服，中病即止。矿石类安神药，如作丸散剂服时，须配伍养胃健脾之品，以免耗伤胃气。根据安神药的药性及功效主治差异，可分为重镇安神药及养心安神药两类。

现代药理研究证明，安神药一般具有不同程度的中枢神经抑制作用，具有镇静、催眠、抗惊厥等作用。部分药物还有祛痰止咳、抑菌防腐、强心、改善冠状动脉血液循环及提高机体免疫功能等作用。

第一节　重镇安神药

本类药物多为矿石、化石类等药物，具有质重沉降之性，重则能镇，重可镇怯，故有重镇安神、平惊定志、平肝潜阳等作用。主治心火炽盛、阳气躁动、痰火扰心、肝郁化火及惊吓所致的心悸、失眠、多梦等心神不宁实证，惊风、癫痫、发狂、肝阳上亢等亦可选用本类药物。

一、朱砂

此药为硫化物类矿物辰砂族辰砂，主含硫化汞。主产于贵州、湖南、四川，传统以产于古之辰州（今湖南沅陵）者为道地药材。采挖后，选取纯净者，用磁铁吸净含铁的杂质和铁屑，再用水淘去杂石和泥沙。照水飞法水飞，晾干或 40 ℃以下干燥。此药气微，味甘。以色鲜红、有光泽、无杂质者为佳。

（一）药性

甘，微寒；有毒。归心经。

（二）功效

清心镇惊，安神，明目，解毒。

（三）功能解析

1. 心神不宁，心悸易惊，失眠多梦 此药甘、微寒，质重，寒能降火，重可镇怯，专归心经，既能清心经实火，又能镇惊安神，为清心、镇惊安神之要药，尤宜于心火亢盛，内扰神明之心神不宁，惊悸怔忡，烦躁不眠者，常与黄连、甘草等清心火药同用，如黄连安神丸（《保婴撮要》）；若配伍补血养心之当归、地黄等药，可治心火亢盛，阴血不足之失眠多梦，心中烦热，心悸怔忡，如朱砂安神丸（《内外伤辨惑论》）。

2. 癫痫发狂，小儿惊风 此药性微寒，善清心火，又质重，重可镇怯，有镇惊止痉之功，宜于温热病热入心包或痰热内闭，高热烦躁，神昏谵语，惊厥抽搐，常与牛黄、麝香等同用，如安宫牛黄丸（《温病条辨》）。治癫痫，常与磁石、六神曲同用，如磁朱丸（《备急千金要方》）。治小儿惊风，常与牛黄、全蝎、羚羊角等配伍，如牛黄散（《奇效良方》）。

3. 视物昏花 此药微寒，可清心降火、明目，治疗心肾不交之视物昏花，耳鸣耳聋，心悸失眠，常与磁石、神曲同用，如磁朱丸（《备急千金要方》）。

4. 口疮，喉痹，疮疡肿毒 此药性微寒，善清心火，无论内服、外用，均可清热解毒，宜于热毒疮疡肿痛，常与雄黄、山慈菇、大戟等同用，如太乙紫金锭（《外科正宗》）；若咽喉肿痛，口舌生疮，可配冰片、硼砂等外用，如冰硼散（《外科正宗》）；若治喉痹，可配牛黄、珍珠、冰片等吹喉，如万应吹喉散（《经验奇方》）。

（四）用法用量

0.1～0.5 g，多入丸散服，不宜入煎剂。外用适量。

（五）使用注意

此药有毒，不宜大量服用，也不宜久服；孕妇及肝肾功能不全者禁用；忌火煅，宜水飞入药。

（六）药理分析

1. 化学成分 此药主要含硫化汞，另含硒、铅、钡、镁、铁、锌等多种微量元素，以及雄黄、磷灰石、沥青质、氧化铁等杂质。《中国药典》规定此药含硫化汞不得少于96%，饮片不得少于98%。

2. 药理作用 朱砂能降低中枢神经的兴奋性，有镇静、催眠及抗惊厥作用；并有抗心律失常、抗菌、抗病毒等作用。

3. 不良反应 朱砂为无机汞化合物，汞与人体蛋白质中巯基有特别的亲和力，高浓度时，可抑制多种酶的活性，使代谢发生障碍，直接损害中枢神经系统。急性中毒的症状表现为尿少或尿闭、浮肿，甚至昏迷抽搐、血压下降或因肾功能衰竭而死亡。慢性中毒者口有金属味，流涎增多，口腔黏膜充血、溃疡、牙龈肿痛、出血，恶心，呕吐，腹痛腹泻，手指或全身肌肉震颤，肾脏损害可表现为血尿、蛋白尿、管型尿等。朱砂中毒的主要原因：一是长期大剂量口服引起蓄积中毒；二是朱砂挂衣入煎剂时，因其不溶于水而沉附于煎器底部，经长时间受热发生化学反应，可析出汞及其他有毒物质，增加毒性。

二、磁石

此药为氧化物类矿物尖晶石族磁铁矿，主含四氧化三铁 。主产于辽宁、河北、山东、江苏。采挖后，除去杂石和杂质，砸碎。此药具磁性，有土腥气，味咸。以色灰黑、有光泽、能吸铁者为佳。生用，或煅用。

（一）药性

咸，寒。归心、肝、肾经。

（二）功效

镇惊安神，平肝潜阳，聪耳明目，纳气平喘。

（三）功能解析

1. 心神不宁，惊悸，失眠 此药质重沉降，入心经，能镇惊安神；味咸入肾，又兼有益肾之功；性寒清热，清泻心肝之火，故能顾护真阴，镇摄浮阳，安定神志，宜于肾虚肝旺，肝火上炎，扰动心神或惊恐气乱，神不守舍所致的心神不宁、惊悸、失眠及癫痫者，常与朱砂、神曲同用，如磁朱丸（《备急千金要方》）。

2. 肝阳上亢，头晕目眩 此药入肝、肾经，既能平肝阳，又兼能益肾阴，可用治肝阳上亢之头晕目眩、急躁易怒等症，常配伍石决明、珍珠、牡蛎等平肝潜阳药；若阴虚甚者可配伍熟地黄、白芍、龟甲等滋阴潜阳药；若热甚者又可与钩藤、菊花、夏枯草等清热平肝药同用。

3. 视物昏花，耳鸣耳聋 此药入肝、肾经，能益肾阴，有聪耳明目之效，用治肾虚耳鸣、耳聋，常与熟地黄、山茱萸、五味子等滋补肾阴药同用，如耳聋左慈丸（《重订广温热论》）；若治肝肾不足，视物昏花，宜与枸杞子、菊花、女贞子等补肝肾明目药配伍。

4. 肾虚气喘 此药入肾经，质重沉降，纳气归肾，有益肾纳气平喘之功，用治肾气不足，摄纳无权之虚喘，常与五味子、胡桃肉、蛤蚧等纳气平喘药配伍。

（四）用法用量

煎服，9～30 g，先煎。镇惊安神、平肝潜阳宜生用，聪耳明目、纳气平喘宜醋淬后用。

（五）使用注意

因吞服后不易消化，如入丸散，不可多服。脾胃虚弱者慎用。

（六）药理分析

1. 化学成分 此药主要含四氧化三铁，另含硅、钙、钡、锰、镉、铬、钴、铜、锌、铅、钛等。《中国药典》规定此药含铁不得少于 50%，煅磁石含铁不得少于 45%。

2. 药理作用 磁石具有降低中枢神经兴奋性、镇静、催眠及抗惊厥作用，且炮制后作用显著增强。此外，磁石有抗炎、镇痛、促凝血等作用。

三、龙骨

此药为古代哺乳动物如三趾马类、犀类、鹿类、牛类、象类等骨骼的化石或象类门齿的化石。主产于山西、内蒙古、陕西。全年均可采挖，挖出后，除去泥土及杂质，贮于干燥处。此药无臭，味甘、涩。以质硬、色白、吸湿力强者为佳。生用或煅用。

（一）药性

甘、涩，平。归心、肝、肾经。

（二）功效

镇惊安神，平肝潜阳，收敛固涩。

（三）功能解析

1. 心神不宁，心悸失眠，惊痫癫狂 此药质重，入心、肝经，能镇惊安神，为重镇安神的常用药，用治心神不宁、心悸失眠、健忘多梦等症，常与石菖蒲、远志等安神益智药同用，如孔圣枕中丹（《备急千金要方》）；也常与酸枣仁、柏子仁、琥珀等安神药同用；其既能镇惊安神，又能平肝潜阳，配伍牛黄、胆南星、羚羊角等清热化痰、息风止痉药，可治痰热内盛，惊痫抽搐，癫狂发作者。

2. 肝阳上亢，头晕目眩 此药入肝经，质重沉降，有较强的平肝潜阳作用，用治肝阴不足，肝阳上亢之头晕目眩、烦躁易怒等，常与代赭石、牡蛎、白芍等同用，如镇肝熄风汤（《医学衷中参西录》）。

3. 正虚滑脱诸证 此药味涩能敛，有收敛固涩之功，宜于遗精、滑精、遗尿、尿频、崩漏、带下、自汗、盗汗等多种正虚滑脱之证。治疗肾虚遗精、滑精，常与芡实、沙苑子、牡蛎等固精止遗药配伍，如金锁固精丸（《医方集解》）；治疗心肾两虚，小便频数、遗尿者，常与桑螵蛸、龟甲等配伍，如桑螵蛸散（《本草衍义》）；治疗气虚不摄，冲任不固之崩漏，常与黄芪、海螵蛸、五倍子等配伍，如固冲汤（《医学衷中参西录》）；治疗表虚自汗，阴虚盗汗者，常与牡蛎、浮小麦、五味子等同用；若大汗不止、脉微欲绝的亡阳证，可与牡蛎、人参、附子等同用，以回阳救逆固脱。

4. 湿疮痒疹，疮疡久溃不敛 此药性收涩，煅后外用有收湿、敛疮、生肌之效，用治湿疮流水、痒疹，常与牡蛎同用，研粉外敷；若疮疡溃久不敛，常与枯矾等分，共研细末，撒敷患处。

（四）用法用量

煎服，15～30 g，先煎。外用适量。镇惊安神、平肝潜阳宜生用，收敛固涩宜煅用。

（五）使用注意

湿热积滞者不宜使用。

（六）药理分析

1．化学成分 此药主要含碳酸钙、磷酸钙、氧化镁，另含铁、钾、钠、氯、铜、锰等多种无机元素及氨基酸等。

2．药理作用 龙骨水煎剂有中枢抑制和骨骼肌松弛作用，能调节机体免疫功能，有利于消除溃疡和促进伤口的恢复，有镇静、催眠、抗惊厥、促进血液凝固、降低血管通透性等作用。

第二节 养心安神药

一、酸枣仁

此药为鼠李科植物酸枣的干燥成熟种子。主产于辽宁、河北、山西、内蒙古、陕西。秋末冬初采收成熟果实，除去果肉和核壳，收集种子，晒干。此药气微，味甘、酸。以粒大、饱满、外皮紫红色者为佳。生用或炒用，用时捣碎。

（一）药性

甘、酸，平。归肝、胆、心经。

（二）功效

养心补肝，宁心安神，敛汗，生津。

（三）功能解析

1．虚烦不眠，惊悸多梦 此药味甘，入心、肝经，能养心阴、益肝血而宁心安神，为养心安神之要药，尤宜于心肝阴血亏虚，心失所养之虚烦不眠、惊悸多梦者，常与知母、茯苓、川芎等同用，如酸枣仁汤（《金匮要略》）；治心脾气血亏虚，惊悸不安，体倦失眠者，常与黄芪、当归、人参等补养气血药配伍，如归脾汤（《校注妇人良方》）；治阴虚血少，心悸失眠，虚烦神疲，梦遗健忘，手足心热，口舌生疮，舌红少苔，脉细而数者，常与生地黄、五味子、丹参等配伍，如天王补心丹（《摄生秘剖》）。

2．体虚多汗 此药味酸能敛，有收敛止汗之效，常用治体虚自汗、盗汗，每与五味子、山茱萸、黄芪等益气固表止汗药同用。

3．津伤口渴 此药味甘酸，有敛阴生津止渴之功，可用治津伤口渴者，常与生地黄、麦冬、天花粉等养阴生津药同用。

（四）用法用量

煎服，10～15g。

（五）药理分析

1．化学成分 此药主要含三萜皂苷类成分：酸枣仁皂苷 A、B 等；生物碱类成分：荷叶碱，欧鼠李叶碱，原荷叶碱，去甲异紫堇定碱，右旋衡州乌药碱等；黄酮类成分：斯皮诺素，当药素等。此药还含挥发油、糖类、蛋白质及有机酸等。《中国药典》规定此药含酸枣仁皂苷 A 不得少于 0.03%，含斯皮诺素不得少于 0.08%；饮片同药材。

2. 药理作用 酸枣仁总皂苷、总黄酮、总生物碱、不饱和脂肪酸部分有催眠、镇静作用；酸枣仁煎剂有镇痛、降体温作用。此外，酸枣仁还有改善心肌缺血、提高耐缺氧能力、降血压、降血脂、增强免疫功能、抗血小板聚集、抗肿瘤等作用。

二、合欢皮

此药为豆科植物合欢的干燥树皮。全国大部分地区均产。夏、秋二季剥取，晒干。此药气微香，味甘、微涩，稍刺舌，而后喉头有不适感。以皮细嫩、皮孔明显者为佳。生用。

（一）药性

甘，平。归心、肝、肺经。

（二）功效

解郁安神，活血消肿。

（三）功能解析

1. 心神不安，忿怒忧郁，失眠多梦 此药性味甘平，入心、肝经，善于疏肝解郁、悦心安神，适用于情志不遂，忿怒忧郁所致心神不安、烦躁不宁、抑郁失眠，能使五脏安和，心志欢悦，以收解郁安神之效，为悦心安神之要药，可单用或与酸枣仁、首乌藤、郁金等安神解郁药配伍。

2. 肺痈，疮肿 此药有活血消肿之功，能消散内外痈肿。用治肺痈胸痛，咳吐脓血，可与鱼腥草、冬瓜仁、芦根等清热消痈排脓药同用。治疮痈肿毒，常与蒲公英、紫花地丁、连翘等清热解毒药同用。

3. 跌仆伤痛 此药入心、肝经血分，能活血祛瘀，可用于跌仆伤痛，常与乳香、没药、骨碎补等活血疗伤药配伍。

（四）用法用量

煎服，6～12g。外用适量，研末调敷。

（五）使用注意

孕妇慎用。

（六）药理分析

1. 化学成分 此药主要含木脂素类成分。还含萜类、皂苷类、鞣质。《中国药典》规定此药含木脂素类成分不得少于 0.03%。

2. 药理作用 合欢皮水煎剂、醇提取物及合欢皮总皂苷有镇静安神作用。合欢皮皂苷有抗生育作用。合欢皮甲醇提取物、合欢皮多糖、合欢皮乙醇提取物有抗肿瘤作用。合欢皮乙醇提取物、合欢皮水提液有免疫增强作用。

三、远志

此药为远志科植物远志或卵叶远志的干燥根。主产于山西、陕西、河北、河南。春、秋二季采挖，除去须根和泥沙，晒干，切段。此药气微，味苦、微辛，嚼之有刺喉感。以色灰黄、肉厚、去净木心者为佳。生用或炙用。

（一）药性

苦、辛，温。归心、肾、肺经。

（二）功效

安神益智，交通心肾，祛痰开窍，消散痈肿。

（三）功能解析

1. 心肾不交引起的失眠多梦、健忘惊悸、神志恍惚　此药苦辛性温，性善宣泄通达，既能开心气而宁心安神，又能通肾气而强志不忘，为交通心肾、安定神志、益智强识之佳品，适宜于心肾不交之心神不宁、失眠多梦、健忘惊悸、神志恍惚，常与茯神、龙齿、朱砂等安神药同用。治健忘证，常与人参、茯苓、石菖蒲同用，如开心散（《备急千金要方》）；若方中再加茯神，即不忘散（《证治准绳》）。

2. 癫痫惊狂　此药味辛通利，能利心窍、逐痰涎，故可用治痰阻心窍所致之癫痫抽搐，惊风发狂。用于癫痫昏仆、痉挛抽搐者，可与半夏、天麻、全蝎等化痰、息风药配伍；治疗惊风狂，常与菖蒲、郁金、白矾等祛痰、开窍药同用。

3. 咳痰不爽　此药苦温性燥，入肺经，能祛痰止咳，故可用治痰多黏稠、咳吐不爽，常与杏仁、川贝母、桔梗等化痰止咳平喘药同用。

4. 疮疡肿毒，乳房肿痛　此药辛行苦泄温通，可疏通气血之壅滞而消散痈肿，用于疮疡肿毒，乳房肿痛，内服、外用均可。内服可单用为末，黄酒送服；外用可隔水蒸软，加少量黄酒捣烂敷患处。

（四）用法用量

煎服，3 ～ 10 g。

（五）使用注意

胃溃疡及胃炎患者慎用。

（六）药理分析

1. 化学成分　此药主要含皂苷类化合物、苯骈色原酮化合物、3,6'-二芥子酰基蔗糖等酚性糖苷类成分。此药另含生物碱类、3,4,5-三甲氧基桂皮酸、远志醇、细叶远志定碱、脂肪油、树脂、四氢非洲防己胺等成分。《中国药典》规定此药含细叶远志皂苷不得少于2%，饮片不得少于2%；含3,6'-二芥子酰基蔗糖不得少于0.5%，饮片不得少于0.3%。

2. 药理作用　远志有镇静、催眠及抗惊厥作用。远志皂苷有祛痰、镇咳、降压作用。远志醇有止痛作用。远志水煎剂有抗氧化、抗衰老作用。远志水浸膏对脑有保护作用。远志根水提物具有预防各种炎性脑病作用。远志皂苷有增强免疫、降低心肌收缩力、减慢心率、抗菌、抗病毒、溶血作用。远志的甲醇提取物有降血糖、降血脂作用。远志粗提物有利胆、利尿、消肿作用。远志煎剂及水溶性提取物具有抗衰老、抗突变、抗癌等作用。

第九章　平肝息风药

凡以平肝潜阳和息风止痉为主要功效，常用以治疗肝阳上亢和肝风内动病证的药物，称平肝息风药。

平肝息风药均入肝经，多为动物药及矿石类药物，具有平肝潜阳、息风止痉的功效。部分药以其质重、性寒、沉降之性，兼有镇惊安神、清肝明目、重镇降逆、凉血以及祛风通络等功效。

平肝息风药主要用于治疗肝阳上亢证及肝风内动证。肝阳上亢多由于肝肾阴虚，阴不制阳，肝阳亢扰于上所致，症见眩晕耳鸣、头目胀痛、面红目赤、急躁易怒、腰膝酸软、头重脚轻、脉弦等；肝风内动多由肝阳化风、热极生风、阴虚动风或血虚生风等所致，症见眩晕欲仆、痉挛抽搐、项强肢颤等。部分药还可用治心神不宁、目赤肿痛、呕吐呃逆、喘息、血热出血以及风中经络之口眼㖞斜、风湿痹痛等证。

使用平肝息风药时应根据引起肝阳上亢和肝风内动的病因、病机及兼证的不同，进行相应的配伍。如属阴虚阳亢者，多配伍滋养肝肾之阴药，益阴以制阳；若肝火亢盛，则当配伍清泻肝火药。由于肝风内动以肝阳化风多见，故息风止痉药常与平抑肝阳药合用。若热极生风，当配伍清热泻火解毒之品；若血虚生风，则配伍滋补阴血之品；脾虚慢惊风，多与补气健脾药同用。兼窍闭神昏者，当配伍开窍药；兼心神不安、失眠多梦者，当配伍安神药；兼夹痰邪者，应与化痰药配伍。

本类药物有性偏寒凉或性偏温燥的不同，故应区别使用。若脾虚者，不宜寒凉之品；阴虚血亏者，当忌温燥之药。由于矿石类药质地坚硬，故入汤剂应打碎先煎。个别有毒性的药物用量不宜过大，孕妇慎用。

根据平肝息风药的功效及主治的差异，可分为平抑肝阳药及息风止痉药两类。

现代药理研究证明，平肝息风药具有镇静、抗惊厥、降血压作用。部分药物还有解热、抗炎、镇痛及抑制血小板聚集、抗血栓等作用。

第一节　平抑肝阳药

本类药物多为质重之矿石类药物，性偏寒凉，具质重潜降之性，主入肝经，有平肝潜阳之功效。主治肝阳上亢证，症见头晕目眩、头痛、耳鸣、急躁易怒、少寐多梦等。部分平抑肝阳药兼有清肝火、明目等功效，又可用治肝火上攻之面红、口苦、目赤肿痛、目生翳膜等。此外，部分药物亦可用治肝阳化风之痉挛抽搐及肝阳上扰之烦躁失眠。

一、石决明

此药为鲍科动物杂色鲍、皱纹盘鲍、羊鲍、澳洲鲍、耳鲍或白鲍的贝壳。我国主产于广东、山东、福建；进口澳洲鲍主产于澳大利亚、新西兰，耳鲍主产于印度尼西亚、菲律宾、日本。夏、秋二季捕捞，去肉，洗净，干燥。此药气微，味微咸。以内面具有珍珠样光彩者为佳。生用或煅用，用时打碎。

（一）药性

咸，寒。归肝经。

（二）功效

平肝潜阳，清肝明目。

（三）功能解析

1. 肝阳上亢，头痛眩晕　此药咸寒质重，专入肝经，长于潜降肝阳，清泄肝热，兼益肝阴，为平肝凉肝之要药，善治肝肾阴虚，阴不制阳而致肝阳上亢之头痛眩晕，常配伍珍珠母、牡蛎等平抑肝阳药；治疗邪热灼阴所致筋脉拘急、手足蠕动、头晕目眩之症，常与白芍、生地黄、阿胶等配伍应用，如阿胶鸡子黄汤（《通俗伤寒论》）；治肝阳上亢兼肝火亢盛之头晕头痛、烦躁易怒者，可与羚羊角、夏枯草、白芍等清热、平肝药同用。

2. 目赤翳障，视物昏花，青盲雀目　此药长于清肝火、益肝阴，有明目退翳之功，为治目疾常用药，凡目赤肿痛、翳膜遮睛、视物昏花、青盲雀目等目疾，不论虚实，均可应用。治肝火上炎，目赤肿痛，可与黄连、龙胆草、夜明砂等同用；治肝虚血少、目涩昏暗、雀盲眼花者，每与熟地黄、枸杞子、菟丝子等养肝明目药配伍；治风热目赤、翳膜遮睛，可与蝉蜕、菊花、蔓荆子等清肝热、疏风明目药配伍；治目生翳障，常配伍木贼、决明子、桑叶等。

此外，此药煅用有收敛、制酸、止血之功，用于疮疡久溃不敛、胃痛泛酸及外伤出血等。

（四）用法用量

煎服，6～20 g，先煎。平肝、清肝宜生用，外用点眼宜煅用、水飞。

（五）使用注意

此药咸寒，易伤脾胃，故脾胃虚寒，食少便溏者慎用。

（六）鉴别用药

石决明与决明子均能清肝明目，用治肝热目赤肿痛、翳膜遮睛等。但石决明咸寒质重，凉肝镇肝，兼益肝阴，故无论实证、虚证之目疾均可应用，尤多用于血虚肝热之羞明、目暗；并善治阴虚阳亢之头痛眩晕。决明子苦寒，功偏清泻肝火而明目，常用治肝经实火之目赤肿痛；并能润肠通便，治疗肠燥便秘。

（七）药理分析

1. 化学成分　此药主要含碳酸钙，还含有壳角质、钠、钙、钛等微量元素。《中国药典》规定此药含碳酸钙不得少于93%，煅石决明含碳酸钙不得少于95%。

2. 药理作用 此药有镇静、解痉、降血压、止痛、止血、解热、消炎、保肝、降脂、抗氧化等作用。九孔鲍提取液对金黄色葡萄球菌、大肠杆菌、绿脓杆菌等有抑菌作用，对实验性四氯化碳肝损伤有保护作用；家兔体内外凝血试验表明，其酸性提取液有显著的抗凝作用。此外，此药所含大量钙盐，能中和胃酸。

二、珍珠母

此药为蚌科动物三角帆蚌、褶纹冠蚌或珍珠贝科动物马氏珍珠贝的贝壳。主产于江苏、浙江、广东、广西、海南。全年均可捕捞，去肉，洗净，干燥。此药气微腥，味咸。以色白、内面有光泽者为佳。生用或煅用，用时打碎。

（一）药性

咸，寒。归肝、心经。

（二）功效

平肝潜阳，安神定惊，明目退翳。

（三）功能解析

1. 肝阳上亢，头痛眩晕 此药咸寒，主入肝经，有与石决明相似的平肝潜阳、清泻肝火作用。治疗肝阳上亢，头痛眩晕者，常与石决明、牡蛎、磁石等平肝潜阳药同用，以增强平抑肝阳作用。若肝阳上亢兼肝热烦躁易怒者，可与钩藤、菊花、夏枯草等清肝火药配伍。若肝阴不足，肝阳上亢所致的头痛眩晕、耳鸣、心悸失眠等症，常与白芍、生地黄、龙齿等同用，如甲乙归藏汤（《医醇剩义》）。

2. 心神不宁，惊悸失眠 此药质重入心经，有安神定惊之功。治疗心神不宁，惊悸失眠，可与朱砂、龙骨、琥珀等安神药配伍。治疗癫痫、惊风抽搐，可配伍天麻、钩藤等息风止痉药。

3. 目赤翳障，视物昏花 此药性寒，有清肝、明目、退翳之功，用治肝热目赤、羞明、翳障，常与石决明、菊花、车前子等同用。用治肝虚目暗，视物昏花，则与枸杞子、女贞子、黑芝麻等配伍以养肝明目。治疗夜盲证，可与苍术、木贼或动物肝脏同用。

此外，此药研细末外用，能燥湿收敛，用治湿疮瘙痒、溃疡久不收口、口疮等症。用珍珠母粉内服可治胃、十二指肠球部溃疡；制成眼药膏外用，可治疗白内障、角膜炎及结膜炎等。

（四）用法用量

煎服，10～25 g，先煎。

（五）使用注意

此药属性寒镇降之品，故脾胃虚寒者及孕妇慎用。

（六）鉴别用药

石决明与珍珠母皆为贝壳类中药，均为咸寒之品，入肝经，均能平肝潜阳、清肝明目，用治肝阳上亢、肝经有热之头痛眩晕、耳鸣，以及肝热目疾、目昏翳障。但石决明为凉肝、镇肝之要药，兼能益肝阴，善治肝肾阴虚，眩晕、耳鸣等阳亢之证；又长于清肝明目，故目赤肿痛、翳膜遮睛、视物昏花等症，不论虚实，皆可应用，为眼科要药。珍珠母又入心经，能安神定惊，故心神不宁、惊悸失眠、烦躁等多用。

（七）药理分析

1. 化学成分　此药主要含磷脂酰乙醇胺、半乳糖神经酰胺、羟基脂肪酸、蜗壳朊、碳酸钙、氧化钙等，还含有锌、镁、铁、铝、铜等多种微量元素及多种氨基酸。

2. 药埋作用　此药有镇静催眠、抗惊厥、抗肝损伤、延缓衰老、抗肿瘤、抗过敏、抗胃溃疡、提高免疫功能等作用。

三、牡蛎

此药为牡蛎科动物长牡蛎、大连湾牡蛎或近江牡蛎的贝壳。主产于广东、福建、浙江、江苏、山东。全年均可捕捞，去肉，洗净，晒干。此药气微，味微咸。以质坚硬、内面光洁、色白者为佳。生用或煅用，用时打碎。

（一）药性

咸，微寒。归肝、胆、肾经。

（二）功效

潜阳补阴，重镇安神，软坚散结，收敛固涩，制酸止痛。

（三）功能解析

1. 肝阳上亢，眩晕耳鸣　此药咸寒质重，入肝经，有与石决明类似的平肝潜阳之功，并能益阴，多用治水不涵木，阴虚阳亢，眩晕耳鸣之症，常与龟甲、龙骨、白芍等同用，如镇肝熄风汤（《医学衷中参西录》）。治疗热病日久，灼烁真阴，虚风内动，四肢抽搐之症，则与龟甲、鳖甲、生地黄等同用，以滋阴息风止痉，如大定风珠（《温病条辨》）。

2. 心神不宁，惊悸失眠　此药质重能镇，有重镇安神之功，用治心神不安、惊悸怔忡、失眠多梦等症，常与龙骨相须为用，如桂枝甘草龙骨牡蛎汤（《伤寒论》）。亦可配伍朱砂、琥珀、酸枣仁等安神之品。

3. 瘰疬痰核，癥瘕痞块　此药味咸，能软坚散结，治疗痰火郁结之瘰疬、痰核、瘿瘤等，常与浙贝母、玄参等配伍，如消瘰丸（《医学心悟》）。用治血瘀气滞之癥瘕痞块，常与鳖甲、丹参、莪术等药同用。

4. 自汗盗汗，遗精滑精，崩漏带下　此药煅后有与煅龙骨相似的收敛固涩作用，可用于多种滑脱不禁之证。如治疗自汗、盗汗，常与麻黄根、浮小麦等同用，如牡蛎散（《和剂局方》）；治疗肾虚遗精、滑精，常与沙苑子、龙骨、芡实等配伍，如金锁固精丸（《医方集解》）；治疗尿频、遗尿，可与桑螵蛸、金樱子、龙骨等同用；治疗崩漏、带下，又常与山茱萸、山药等配伍。

5. 胃痛吞酸　煅牡蛎有制酸止痛作用，用治胃痛泛酸，可与海螵蛸、瓦楞子、海蛤壳等药同用。

（四）用法用量

煎服，9～30 g，先煎。潜阳补阴、重镇安神、软坚散结宜生用，收敛固涩、制酸止痛宜煅用。

（五）鉴别用药

龙骨与牡蛎均有平肝潜阳、重镇安神、收敛固涩作用，常相须为用，治疗阴虚阳亢、头晕目眩、心神不安、惊悸失眠及各种滑脱不禁的病证。但龙骨主入心经，长于镇惊安神，且收敛固涩之功优于牡蛎，外用还能收湿敛疮；牡蛎主入肝经，平肝之功较著，又能育阴潜阳，可治虚风内动之证，味咸又有软坚散结之功，煅后还能制酸止痛。

（六）药理分析

1. 化学成分　此药主要含碳酸钙、磷酸钙及硫酸钙，还含有铜、铁、锌、锰、锶、铬等微量元素及多种氨基酸。《中国药典》规定此药含碳酸钙不得少于94%。

2. 药理作用　此药有镇静、抗惊厥、抗癫痫、镇痛、抗肝损伤、增强免疫、抗肿瘤、抗衰老、抗胃溃疡等作用。牡蛎多糖具有降血脂、抗凝血、抗血栓等作用。

第二节　息风止痉药

本类药物多为虫类药，主入肝经，以平肝息风、制止痉挛抽搐为主要功效。适用于温热病热极动风、肝阳化风及血虚生风等所致之眩晕欲仆、项强肢颤、痉挛抽搐等。亦可用于风阳夹痰，痰热上扰之癫痫、惊风抽搐，或风毒侵袭、引动内风之破伤风，痉挛抽搐、角弓反张等。部分息风止痉药兼有平肝潜阳、清泻肝火、祛风通络之功，还可用治肝阳上亢之头晕目眩，肝火上攻之目赤头痛，风中经络之口眼㖞斜、肢麻痉挛、头痛，以及风湿痹痛等。

一、牛黄

此药为牛科动物牛的干燥胆结石。主产于华北、东北、西北。宰牛时，如发现有牛黄，即滤去胆汁，将牛黄取出，除去外部薄膜，阴干。此药气清香，味苦而后甘，有清凉感，嚼之易碎，不粘牙。以完整、色棕黄、质松脆、断面层纹清晰而细腻者为佳。研极细粉末用。

（一）药性

苦，凉。归心、肝经。

（二）功效

凉肝息风，清心豁痰，开窍醒神，清热解毒。

（三）功能解析

1. 温热病及小儿急惊风，惊厥抽搐，癫痫发狂　此药味苦性寒凉，入心、肝经，有清心凉肝、息风止痉之功。常用治小儿急惊风，壮热神昏，惊厥抽搐，每与胆南星、朱砂、天竺黄等同用，如牛黄抱龙丸（《医学入门》）；治疗痰蒙清窍之癫痫发作，症见突然仆倒，昏不知人，口吐涎沫，四肢抽搐者，可与全蝎、钩藤、胆南星等配伍，以加强豁痰息风、开窍醒神之功。

2. 热病神昏，中风痰迷　此药性凉，气味芳香，入心经，既能清心热，又能豁痰开窍而苏醒神志。用治温热病热入心包及中风、惊风、癫痫等痰热阻闭心窍所致神昏谵语、高热烦躁、口噤舌謇、痰涎壅盛等症，常与麝香、冰片、黄连等开窍醒神、清热解毒之品配伍，如安宫牛黄丸（《温病条辨》）。亦可单用此药为末，竹沥水送服。

3. 咽喉肿痛，口舌生疮，痈肿疔疮　此药性凉，为清热解毒之良药，用治火热内盛之咽喉肿痛、牙龈肿痛、口舌生疮、目赤肿痛，常与黄芩、冰片、大黄等同用，如牛黄解毒丸［《中国药典·一部》（2020年版）］；若咽喉肿痛、溃烂，可与珍珠为末吹喉，如珠黄散（《绛囊撮要》）；用治痈肿疔疮、瘰疬，可与麝香、乳香、没药等合用，以清热解毒、活血散结，如犀黄丸（《外科全生集》）。

（四）用法用量

0.15～0.35 g，多入丸、散用。外用适量，研末敷患处。

（五）使用注意

非实热证不宜使用。孕妇慎用。

（六）药理分析

1. 化学成分　此药主要含胆红素；胆甾酸类成分：胆酸、去氧胆酸、牛磺胆酸等。此药还含有氨基酸、脂肪酸、卵磷脂、维生素D及无机元素等。《中国药典》规定此药含胆酸不得少于4%，含胆红素不得少于25%。

2. 药理作用　此药对中枢神经系统具有镇静、抗惊厥作用；对心血管系统具有强心、抗心律失常、扩血管、降血压作用。此外，此药还有解热、抗炎、镇痛、抗病原微生物、利胆、保肝、降血脂、镇咳、平喘、祛痰等作用。

二、珍珠

此药为珍珠贝科动物珍珠贝马氏珍珠贝或蚌科动物三角帆蚌、褶纹冠蚌等贝类动物受刺激形成的珍珠。主产于广西、广东、海南，传统以广西合浦产者最佳。自动物体内取出，洗净，干燥。此药气微，味甘、咸。以粒大个圆、色白光亮、破开面有层纹、无硬核者为佳。碾细，水飞制成最细粉用。

（一）药性

甘、咸，寒。归心、肝经。

（二）功效

安神定惊，明目消翳，解毒生肌，润肤祛斑。

（三）功能解析

1. 惊悸失眠　此药甘寒质重，入心经，重可镇怯，故有安神定惊之效。主治心神不宁，惊悸失眠，且性寒清热，甘寒益阴，故尤宜于心虚有热之心烦不眠、多梦健忘等心神不宁之症，常配伍酸枣仁、柏子仁、五味子等养心安神药；亦可单用，如《肘后方》用本品研末与蜜和服，治疗心悸失眠。

2. 惊风癫痫　此药性寒质重，善清心、肝之热而定惊止痉。治疗小儿痰热之急惊风，高热神昏，痉挛抽搐者，可与牛黄、胆南星、天竺黄等清热化痰药配伍；用治小儿惊痫，惊惕不安，吐舌抽搐等症，可与朱砂、牛黄、黄连等配伍。

3. 目赤翳障　此药性寒清热，入肝经，善于清泻肝火、明目退翳，可治疗多种目疾，尤多用于肝经风热或肝火上攻之目赤涩痛、目生翳膜等，常与青葙子、菊花、石决明等清肝明目药配伍。

4. 口舌生疮，咽喉溃烂，疮疡不敛　此药有清热解毒、生肌敛疮之功。用治口舌生疮、牙龈肿痛、咽喉溃烂等症，多与硼砂、青黛、冰片同用，共为细末，吹入患处，如珍宝散（《丹台玉案》）；亦可用本品与人工牛黄共为细末，吹入患处，如珠黄散［《中国药典·一部》（2020年版）］；若治疮疡溃烂，久不收口者，可配伍炉甘石、黄连、血竭等，研极细末外敷，如珍珠散（《张氏医通》）。

5. 皮肤色斑　此药外用有养颜祛斑、润泽肌肤之功，常用治皮肤色素沉着、黄褐斑等。现多研极细粉末后，配于化妆品中使用。

（四）用法用量

0.1～0.3g，多入丸散用。外用适量。

（五）鉴别用药

珍珠、珍珠母来源于同一动物，二者均属咸寒之品，均入心肝二经，皆有镇心安神、清肝明目、退翳、敛疮之功效，都可用治心神不宁，心悸失眠，肝火上攻之目赤翳障及湿疮溃烂等。然珍珠重在镇惊安神，多用治惊悸失眠、惊风癫痫，且解毒生肌敛疮之力较强，并能润肤祛斑；珍珠母重在平肝潜阳，多用治肝阳上亢、肝火上攻之眩晕。

（六）药理分析

1. 化学成分　此药主要含碳酸钙，氨基酸，锌、锰、铜、铁、镁、硒、锗等微量元素，以及维生素、肽类等。

2. 药理作用　此药有镇静、抗惊厥、抗炎、镇痛、抗组胺作用；能抑制脂褐素形成，清除氧自由基，有增强免疫、延缓衰老、抗疲劳、抗辐射、促进组织修复作用。珍珠粉提取物对小鼠肉瘤细胞、肺癌细胞均有显著的抑制作用；珍珠膏外用有促进创面愈合作用。

三、钩藤

本品为茜草科植物钩藤、大叶钩藤、毛钩藤、华钩藤或无柄果钩藤的干燥带钩茎枝。主产于广西、广东、湖南、江西、四川。秋、冬二季采收，去叶，切段，晒干。本品气微，味甘。以茎细、双钩、光滑、色紫红者为佳。生用。

（一）药性

甘，凉。归肝、心包经。

（二）功效

息风定惊，清热平肝。

（三）功能解析

1. 肝风内动，惊痫抽搐，高热惊厥　此药味甘性凉，入肝、心包二经，长于清心包之火，泻肝经之热，有息风止痉作用，为治肝风内动，惊痫抽搐之常用药，尤宜于热极生风，四肢抽搐及小儿高热惊厥等。治疗小儿急惊风，壮热神昏、牙关紧闭、手足抽搐，可配伍天麻、全蝎、僵蚕等，如钩藤饮子（《小儿药证直诀》）；治疗温热病热极生风，痉挛抽搐，多与羚羊角、白芍、菊花等同用，如羚角钩藤汤（《通俗伤寒论》）；治疗妊娠子痫，可与龟甲、鳖甲、天麻等滋阴潜阳之品同用。

2. 头痛眩晕　此药性凉，主入肝经，既能清肝热，又能平肝阳，故可用治肝火上攻或肝阳上亢之头胀头痛、眩晕等症。属肝火上攻者，常与夏枯草、龙胆、栀子等配伍；属肝阳上亢者，常与天麻、石决明、牛膝等药同用，如天麻钩藤饮（《杂病证治新义》）。

3. 感冒夹惊，小儿惊啼　此药性凉，有轻清疏泄之性，能清透热邪、定惊止搐，用于感冒夹惊、风热头痛等症；又能凉肝止惊，可用治小儿惊哭夜啼，多与蝉蜕、薄荷等同用。

（四）用法用量

煎服，3～12g，后下。

（五）药理分析

1. 化学成分　此药主要含吲哚类生物碱：钩藤碱、异钩藤碱、去氢钩藤碱、异去氢钩藤碱类；三萜类成分：常春藤苷元、钩藤苷元等；黄酮类成分：槲皮素、槲皮苷等。

2. 药理作用　此药对中枢神经系统具有镇静、抗惊厥、抗苯丙胺依赖、抗脑缺血、保护脑组织作用；对心血管系统具有降血压、扩张血管、抗心律失常作用。此外，此药还有抑制血小板聚集、抗血栓、降血脂、抗内毒素血症、平喘、调节平滑肌等作用。

四、天麻

此药为兰科植物天麻的干燥块茎。主产于湖北、四川、云南、贵州、陕西。立冬后至次年清明前采挖，冬季茎枯时采挖者名"冬麻"，质量优良；春季发芽时采挖者名"春麻"，质量较差。采挖后，立即洗净，蒸透，敞开低温干燥。此药气微，味甘，久嚼有黏性。以色黄白、角质样、切面半透明者为佳。切薄片生用。

（一）药性

甘，平。归肝经。

（二）功效

息风止痉，平抑肝阳，祛风通络。

（三）功能解析

1. 小儿惊风，癫痫抽搐，破伤风　此药主入肝经，功善息风止痉，且味甘质润，药性平和，故治疗肝风内动，惊痫抽搐，不论寒热虚实，皆可配伍应用。治疗小儿急惊风，可配伍钩藤、全蝎、僵蚕等，如钩藤饮子（《小儿药证直诀》）；治疗小儿脾虚慢惊，则与人参、白术、僵蚕等配伍；用治小儿诸惊，可与全蝎、制天南星、僵蚕等同用；治疗破伤风，痉挛抽搐、角弓反张，可与天南星、白附子、防风等药配伍，如玉真散（《外科正宗》）。

2. 肝阳上亢，头痛眩晕　此药既息肝风，又平肝阳，善治多种原因之眩晕、头痛，为止眩晕之良药。治疗肝阳上亢之眩晕、头痛，常与钩藤、石决明、牛膝等同用，如天麻钩藤饮（《杂病证治新义》）；用治风痰上扰之眩晕、头痛、痰多胸闷者，常与半夏、茯苓、白术等健脾燥湿之品同用，如半夏白术天麻汤（《医学心悟》）；治疗头风头痛，头晕欲倒者，可配等量川芎为丸，如天麻丸（《普济方》）。

3. 手足不遂，肢体麻木，风湿痹痛　此药既息内风，又祛外风，并能通经络、止痛。用治中风手足不遂，筋骨疼痛等，可与没药、制乌头、麝香等药配伍。治疗风湿痹痛，肢体麻木，关节屈伸不利者，多与秦艽、羌活、桑枝等祛风湿药同用。

（四）用法用量

煎服，3～10 g。

（五）鉴别用药

羚羊角、钩藤、天麻均有息风止痉、平肝潜阳之功，均可治疗肝风内动、肝阳上亢之证。但羚羊角性寒，息风止痉力最佳，为治肝风惊厥抽搐之要药；又能清热解毒、清肝明目，治疗高热神昏、热毒发斑及肝热目赤肿痛。钩藤性凉，轻清透达，长于清热息风，多用治热极生风或小儿高热急惊风。天麻甘平质润，虽清热之力不及羚羊角、钩藤，但肝风内动，惊痫抽搐，不论寒热虚实，皆可配伍应用；又为治眩晕、头痛之要药。

（六）药理分析

1. 化学成分　此药主要含酚类成分：天麻素、对羟基苯甲醇（天麻苷元）、4-羟苄基甲醚、4-（4'-羟苄氧基）苄基甲醚；脂肪酸类成分：棕榈酸、十七烷酸；多糖：天麻多糖，杂多糖 GE- Ⅰ、Ⅱ、Ⅲ。此药还含有胡萝卜苷，多种氨基酸，多种微量元素，如铬、锰、铁、钴、镍、铜、锌等。《中国药典》规定此药含天麻素和对羟基苯甲醇的总量不得少于 0.25%。

2. 药理作用　此药具有镇静催眠、抗惊厥、改善学习记忆、保护神经元、抗焦虑、抗抑郁、降血压、扩张血管、保护心肌细胞、抗凝血、抗血栓、抗血小板聚集、抗炎、镇痛等作用，并能抗衰老、抗缺氧、抗辐射、保肝、保护胃黏膜、兴奋肠管。天麻多糖还有增强机体非特异性免疫和细胞免疫的作用。

五、地龙

此药为钜蚓科动物参环毛蚓、通俗环毛蚓、威廉环毛蚓或栉盲环毛蚓的干燥体。前一种习称"广地龙"，后三种习称"沪地龙"。主产于广东、广西、浙江。广地龙春季至秋季捕捉，沪地龙夏季捕捉，及时剖开腹部，除去内脏及泥沙，洗净，切段，晒干或低温干燥。此药气腥，味微咸。以条宽、肉厚者为佳。生用。

（一）药性

咸，寒。归肝、脾、膀胱经。

（二）功效

清热定惊，通络，平喘，利尿。

（三）功能解析

1. 高热神昏，惊痫抽搐，癫狂　此药性寒，善于清热息风、定惊止痉，故适用于热极生风所致的神昏谵语、痉挛抽搐以及小儿惊风、癫狂。治温热病热极生风，神昏、痉挛抽搐之症，多配伍钩藤、牛黄、全蝎等清热、息风止痉药；治疗小儿惊风，高热、惊厥抽搐，可将此药研烂，同朱砂作丸服用；治疗狂躁癫痫，可单用加食盐搅拌化水后服用。

2. 关节痹痛，肢体麻木，半身不遂　此药性善走窜，长于通行经络，适用于多种原因导致的经络阻滞、血脉不畅，关节痹痛，肢体麻木。因药性寒凉，故以治疗关节红肿热痛、屈伸不利之热痹多用，可配伍防己、秦艽、忍冬藤等祛风湿热药；如用治风寒湿痹，肢体关节麻木、疼痛尤甚、屈伸不利等症，则应与川乌、草乌、天南星等祛风散寒、通络止痛药配伍，如小活络丹（《和剂局方》）。

3. 肺热喘咳　此药性寒降泄，长于清肺平喘，用治邪热壅肺，肺失肃降之喘息不止，喉中哮鸣有声者，可单味研末内服，或配伍麻黄、苦杏仁、黄芩等加强清肺化痰、止咳平喘之功；亦可用鲜品水煎去渣后，加冰糖熬膏冲服。

4. 湿热水肿，小便不利或尿闭不通　此药咸寒走下入肾，能清热结而利水道。治疗湿热水肿，可与泽泻、木通、芦根等清热利水药配伍。用于热结膀胱，小便不利，甚则尿闭不通，可单用，或配伍车前子、滑石、萹蓄等利尿通淋之品。

此外，此药有降压作用，常用治肝阳上亢型高血压病。

（四）用法用量

煎服，5～10 g。

（五）药理分析

1. 化学成分　此药主要含蚯蚓解热碱、蚯蚓毒素、6-羟基嘌呤、黄嘌呤、腺嘌呤、鸟嘌呤、胆碱及多种氨基酸和微量元素；还含有花生四烯酸、琥珀酸等有机酸。

2. 药理作用　此药具有解热、镇静、抗惊厥、抗血栓、抗凝血、降血压、平喘、抗炎、镇痛、抗肝纤维化、抗心律失常、促进创伤愈合、增强免疫、抗肿瘤、利尿、抗菌、兴奋子宫及肠平滑肌作用。

第十章 补虚药

凡以补虚扶弱，纠正人体气血阴阳的不足为主要功效，常用以治疗虚证的药物，称为补虚药，也称补益药或补养药。

本类药物能够扶助正气、补益精微，根据"甘能补"的理论，故一般具有甘味。各类补虚药的药性和归经等性能，互有差异，其具体内容将分别在各节概述中介绍。

补虚药具有补虚扶弱功效，可以主治人体正气虚弱、精微物质亏耗引起的精神萎靡、体倦乏力、面色淡白或萎黄、心悸气短、脉象虚弱等症。具体地讲，补虚药的补虚作用又有补气、补阳、补血、补阴的不同，分别主治气虚证、阳虚证、血虚证、阴虚证。此外，有的药物还分别兼有祛寒、润燥、生津、清热等作用，故又有其相应的主治病证。

根据补虚药在性能、功效及主治方面的不同，一般又分为补气药、补阳药、补血药、补阴药四类。

使用补虚药，首先应因证选药，必须根据气虚、阳虚、血虚、阴虚的证候不同，选择相应的对证药物。一般来说，气虚证主要选用补气药，阳虚证主要选用补阳药，血虚证主要选用补血药，阴虚证主要选用补阴药。其次，应考虑到人体气血阴阳之间，在生理上相互联系、相互依存，在病理上也常常相互影响，故临床治疗时常需将两类或两类以上的补虚药配伍使用。如气虚可发展为阳虚，阳虚者其气必虚，故补气药常与补阳药同用。有形之血生于无形之气，气虚生化无力，可致血虚；血为气之母，血虚则气无所依，血虚亦可导致气虚，故补气药常与补血药同用。气能生津，津能载气，气虚可影响津液的生成，而致津液不足；津液大量亏耗，亦可导致气随津脱。热病不仅容易伤阴，而且"壮火食气"，以致气阴两虚，故补气药亦常与补阴药同用。津血同源，津液是血液的重要组成部分，血亦属于阴的范畴；失血血虚可导致阴虚，阴津大量耗损又可导致津枯血燥，血虚与阴亏并呈之证颇为常见，故补血药常与补阴药同用。阴阳互根互用，无阴则阳无由生，无阳则阴无由长，故阴或阳虚损到一定程度，可出现阴损及阳或阳损及阴的情况，以致最后形成阴阳两虚的证候，则需要滋阴药与补阳药同用。

补虚药在临床上除用于虚证以补虚扶弱外，还常常与其他药物配伍以扶正祛邪，或与容易损伤正气的药物配伍应用以保护正气，顾护其虚。

使用补虚药还应注意：一要防止不当补而误补。若邪实而正不虚者，误用补虚药有"误补益疾"之弊。补虚药是以补虚扶弱为主要作用，其作用主要在于以其偏性纠正人体气血阴阳虚衰的病理偏向。如不恰当地依赖补虚药强身健体、延年益寿，则可能会破坏机体阴阳之间的相对平衡，导致新的病理变化。二要避免当补而补之不当。如不分气血，不别阴阳，不辨脏腑，不明寒热，盲目使用补虚药，不仅不能收到预期的疗效，而且还有可能导致不良后果。如阴虚有热者误用温热的补阳药，会助热伤阴；阳虚有寒者误用寒凉的补阴药，会助寒伤阳。三是补虚药用于扶正祛邪，不仅要分清主次，处理好祛邪与扶正的关系，而且应避免使用可能妨碍祛邪的补虚药，使祛邪不伤正，补虚不留邪。四是应注意补而兼行，使补而不滞。部分补虚药药性滋腻，不易消化，过用或用于脾运不健者可能妨碍脾胃运化功能，应掌握好用药分寸，或适当配伍健脾消食药顾护脾胃。五是补虚药如作汤剂，一般宜文火久煎，使药味尽出。虚弱证一般病程较长，补虚药宜采用蜜丸、煎膏（膏滋）、口服液等便于保存、服用并可增效的剂型。

现代药理研究表明，补虚药可增强机体的非特异性免疫功能和细胞免疫、体液免疫功能，产生扶正祛邪的作用。在物质代谢方面，补虚药能促进核酸代谢和蛋白质合成，调节脂质代谢，降血糖。对神经系统的作用，主要是提高学习记忆能力。对内分泌系统的作用，主要表现在可增强下丘脑－垂体－肾上腺皮质轴和下丘脑－垂体－性腺轴的功能，调节下丘脑－垂体－甲状腺轴的功能，改善虚证患者的内分泌功能。本类药还有延缓衰老、强心、升压、抗休克、抗心肌缺血、抗心律失常、促进和改善造血功能、改善消化功能、抗应激及抗肿瘤等多方面的作用。

第一节　补气药

本类药物性味多属甘温或甘平，主归脾、肺经，部分药物又归心、肾经，以补气为主要功效，能补益脏气以纠正脏气的虚衰。补气又包括补脾气、补肺气、补心气、补肾气、补元气等具体功效。因此，补气药的主治有：脾气虚证，症见食欲不振，脘腹胀满，食后胀甚，大便溏薄，肢体倦怠，神疲乏力，面色萎黄，形体消瘦或一身虚浮，甚或脏器下垂，血失统摄，舌淡，脉缓或弱等；肺气虚证，症见咳嗽无力，气短而喘，动则尤甚，声低懒言，咳痰清稀，或有自汗、畏风，易于感冒，神疲体倦，舌淡，脉弱等；心气虚证，症见心悸怔忡，胸闷气短，活动后加剧，脉虚等；肾气虚证，症见腰膝酸软，尿频或尿后余沥不尽，或遗尿，或夜尿频多，或小便失禁，或男子遗精早泄，或女子月经淋沥不尽、带下清稀量多，甚或短气虚喘，呼多吸少，动则喘甚汗出等；元气藏于肾，赖三焦而通达全身，周身脏腑器官组织得到元气的激发和推动，才能发挥各自的功能，脏腑之气的产生有赖元气的资助，故元气虚之轻者，常表现为某些脏气虚，若元气虚极欲脱者，可见气息微弱，汗出不止，目开口合，全身瘫软，意识蒙眬，二便失禁，脉微欲绝等。此外，某些药物分别兼有养阴、生津、养血等不同功效，还可用治阴虚津亏证或血虚证，尤宜于气阴（津）两伤或气血俱虚之证。

使用本类药物治疗各种气虚证时，除应结合其兼有功效综合考虑外，补益脾气之品用于脾虚食滞证，还常与消食药同用，以消除消化功能减弱而停滞的宿食；用于脾虚湿滞证，多配伍化湿、燥湿或利水渗湿的药物，以消除脾虚不运而停滞的水湿；用于脾虚中气下陷证，多配伍能升阳的药物，以升举下陷的清阳之气；用于脾虚久泻证，还常与涩肠止泻药同用；用于脾不统血证，则常与止血药同用；补肺气之品用于肺虚喘咳有痰之证，多配伍化痰、止咳平喘药；用于脾肺气虚自汗证，多配伍能固表止汗的药物；用于心气不足，心神不安证，多配伍宁心安神的药物；若气虚兼见阳虚里寒、血虚或阴虚证者，又需分别与补阳药、温里药、补血药或补阴药同用。补气药用于扶正祛邪时，还需分别与解表药、清热药或泻下药等同用。

部分补气药味甘壅中，碍气助湿，故对湿盛中满者应慎用，必要时应辅以理气除湿之药。

一、人参

此药为五加科植物人参的干燥根和根茎。主产于吉林、辽宁、黑龙江，传统以吉林省百山市抚松县产量最大、质量最好，称吉林参。野生者名"山参"；栽培者俗称"园参"。播种在山林野生状态下自然生长的称"林下山参"，习称"籽海"。多于秋季采挖，洗净经晒干或烘干。润透，切薄片，干燥，或用时粉碎、捣碎。此药有特异香气，味微苦而甘。以切面色淡黄白，点状树脂道多者为佳。生用。

（一）药性

甘、微苦，微温。归脾、肺、心、肾经。

（二）功效

大补元气，复脉固脱，补脾益肺，生津养血，安神益智。

（三）功能解析

1. 气虚欲脱，肢冷脉微　此药甘温补虚，能大补元气，复脉固脱，为拯危救脱之要药。凡大汗、大吐、大泻、大失血或大病、久病所致元气虚极欲脱，气息微弱，汗出不止，脉微欲绝的危重证候，单用人参大量浓煎服，如独参汤（《景岳全书》）。若气虚欲脱兼见汗出、四肢逆冷等亡阳征象者，常与回阳救逆的附子同用，以补气固脱、回阳救逆，如参附汤（《正体类要》）。若气虚欲脱兼见汗出身暖、渴喜冷饮、舌红干燥等亡阴征象者，此药兼能生津，常与麦冬、五味子配伍，以补气养阴、敛汗固脱，如生脉散（《内外伤辨惑论》）。

2. 脾虚食少，肺虚喘咳，阳痿宫冷　此药归脾经，为补脾气之要药，凡脾气虚弱，倦怠乏力，食少便溏者，常与白术、茯苓、甘草配伍，如四君子汤（《和剂局方》）。若脾气虚弱，不能统血导致失血者，此药又能补气以摄血，常与黄芪、白术等益气健脾药同用，如归脾汤（《济生方》）。此药归肺经，亦长于补肺气。凡肺气虚弱，咳嗽无力，气短喘促，声低懒言，咳痰清稀，自汗脉弱者，常与黄芪、五味子、紫菀等同用，如补肺汤（《千金要方》）。此药亦归肾经，又有益肾气、助肾阳之功。若肾不纳气的短气虚喘或喘促日久，肺肾两虚者，常配伍蛤蚧、胡桃仁等药，如人参蛤蚧散（《卫生宝鉴》）、人参胡桃汤（《济生方》）。若治肾阳虚衰，肾精亏虚，阳痿宫冷，多与鹿茸、肉苁蓉等补肾阳、益肾精之品同用。

3. 气虚津伤口渴，内热消渴 此药既能补气，又能生津。适用于气津两伤，短气，口渴者。若用治热病气津两伤，身热烦渴，口舌干燥，汗多，脉大无力者，常与石膏、知母同用，如白虎加人参汤（《伤寒论》）。至于消渴病气阴两伤者，人参既能补益肺脾肾之气，又能生津止渴，故治消渴的方剂中亦较常用。

4. 气血亏虚，久病虚羸 此药味甘，能补气以生血、养血，脾气虚衰，气虚不能生血，以致气血两虚，久病虚羸者，可与白术、当归、熟地黄等配伍，如八珍汤（《瑞竹堂经验方》）。

5. 心气不足，惊悸失眠 此药归心经，能补益心气、安神益智。适用于心气虚弱，心悸怔忡，胸闷气短，失眠多梦，健忘等，常与黄芪、茯苓、酸枣仁等配伍。若心脾两虚，气血不足，心悸失眠，体倦食少者，常配伍黄芪、当归、龙眼肉等补气养血安神药，如归脾汤（《济生方》）。若心肾不交，阴亏血少，虚烦不眠，心悸健忘者，则配伍生地黄、当归、酸枣仁等滋阴养血安神之品，如天王补心丹（《摄生秘剖》）。

此外，此药还常与解表药、攻下药等祛邪药配伍，用于气虚外感或里实热结而正气亏虚之证，有扶正祛邪之效，如人参败毒散（《和剂局方》）、新加黄龙汤（《温病条辨》）。

（四）用法用量

煎服 3～9 g；挽救虚脱可用 15～30 g，文火另煎兑服。也可研粉吞服，1 次 2 g，1 日 2 次。

（五）使用注意

不宜与藜芦、五灵脂同用。

（六）药理分析

1. 化学成分 此药主要含人参皂苷 Ro、Ra$_1$、Rb$_1$、Re、Rg$_1$ 等多种三萜皂苷类成分，以及多糖、挥发油、氨基酸、有机酸、黄酮类、维生素类和微量元素等。《中国药典》规定此药含人参皂苷 Rg$_1$ 和人参皂苷 Re 的总量不得少于 0.3%，饮片不得少于 0.27%；人参皂苷 Rb$_1$ 不得少于 0.2%，饮片不得少于 0.18%。

2. 药理作用 人参皂苷及注射液具有抗休克作用。人参皂苷能增强消化、吸收功能，提高胃蛋白酶活性，保护胃肠细胞，改善脾虚症状；能促进组织对糖的利用，加速糖的氧化分解以供给能量；能促进大脑对能量物质的利用，增强学习记忆力；能促进造血功能；还能抗疲劳、抗衰老、抗心肌缺血、抗脑缺血、抗心律失常。人参浸膏、人参皂苷 Rb 可使正常或贫血动物红细胞、白细胞和血红蛋白含量增加。人参多糖和注射液具有提升白细胞作用。人参皂苷 Rg$_2$ 具有强心作用。此外，人参有调节中枢神经兴奋与抑制过程的平衡、增强免疫功能、抗肿瘤、抗辐射、抗应激、降血脂、降血糖和抗利尿等作用。

二、西洋参

此药为五加科植物西洋参的干燥根。主产于美国、加拿大，我国亦有栽培。秋季采挖，洗净，晒干或低温干燥。切薄片，或用时打碎。此药气清香而味浓，味微苦而甘。以表面横纹紧密、气清香、味浓者为佳。生用。

（一）药性

甘、微苦，凉。归心、肺、肾经。

（二）功效

补气养阴，清热生津。

（三）功能解析

1. 气阴两脱证　此药具有与人参相似的益气救脱功效，而药力较逊，因其药性偏凉，兼能清热养阴生津，故适用于热病或大汗、大吐、大泻、大失血等，耗伤元气及阴津所致的神疲乏力、气短息促、汗出不止、心烦口渴、尿短赤涩、大便干结、舌燥、脉细数无力等气阴两脱证，常与麦冬、五味子等同用。

2. 气虚阴亏，虚热烦倦，咳喘痰血　此药长于补肺气，兼能养肺阴、清肺热，适用于火热耗伤肺之气阴所致的短气喘促，咳嗽痰少，或痰中带血等症，可与玉竹、麦冬、川贝母等同用。此药亦能补心气，兼养心阴，可用于心之气阴两虚的心悸心痛、失眠多梦等症，宜与炙甘草、麦冬、生地黄等同用。此药还略能益脾气，兼养脾阴，又可用于脾之气阴两虚，纳呆食滞，口渴思饮，可与太子参、山药、神曲等同用。

3. 气虚津伤，口燥咽干，内热消渴　此药既能补气，又能生津，还能清热，适用于热伤气津所致的身热汗多、口渴心烦、体倦少气、脉虚数等症，常与西瓜翠衣、竹叶、麦冬等品同用，如清暑益气汤（《温热经纬》）。若用治消渴病气阴两伤之证，可配伍黄芪、山药、天花粉等益气养阴生津之品。

（四）用法用量

煎服，3～6 g，另煎兑服；入丸散剂，每次 0.5～1 g。

（五）使用注意

此药性寒凉，能伤阳助湿，故中阳衰微，胃有寒湿者不宜服用。不宜与藜芦同用。

（六）鉴别用药

人参与西洋参均有补益元气之功，可用于气虚欲脱的气短神疲、脉细无力等症。但人参益气救脱之力较强，单用即可收效；西洋参性凉，兼能补阴，具有补气养阴而不助热的特点，较宜于气阴两伤而有热者。二药又皆能补脾肺之气，可用治脾肺气虚之证。其中也以人参作用较强，但西洋参多用于脾肺气阴两虚之证。两药还有益气生津作用，均可用于津伤口渴和消渴病。此外，人参尚能补益心肾之气、安神益智，还常用于失眠、健忘、心悸怔忡及肾不纳气的虚喘气短等。

（七）药理分析

1. 化学成分　此药主要含人参皂苷 Rb_1、Rc、Rd、Rf 等多种三萜皂苷类成分，以及多糖、黄酮类、挥发油、蛋白质、氨基酸、核酸、肽类、甾醇类、淀粉、维生素、脂肪酸、有机酸、矿物质等。《中国药典》规定此药药材和饮片含人参皂苷 Rg_1、人参皂苷 Re 和人参皂苷 Rb_1 的总量均不得少于 2%。

2. 药理作用 西洋参含片、胶囊、水煎液及皂苷均具有抗缺氧、抗疲劳、改善和增强记忆的作用。西洋参多糖能升高白细胞、提高免疫力、抗肿瘤。西洋参皂苷具有中枢抑制、抗心律失常、抗应激、降血脂、降血糖和镇静等作用。

三、党参

此药为桔梗科植物党参、素花党参或川党参的干燥根。前二者主产于甘肃、四川；后者主产于四川、湖北、陕西。秋季采挖，洗净，晒干，切厚片。此药有特殊香气，气味浓，味微甜。以质柔润、味甜者为佳。生用或米炒用。

（一）药性

甘，平。归脾、肺经。

（二）功效

补脾益肺，养血生津。

（三）功能解析

1. 脾肺气虚，食少倦怠，咳嗽虚喘 此药味甘性平，主归脾、肺二经，有与人参类似的补益脾肺之气作用而药力较弱，为补中益气之良药。治脾气虚弱，倦怠乏力、食少便溏等症，常与补气健脾除湿的白术、茯苓等同用。治肺气亏虚，咳嗽气短、声低懒言等症，可与黄芪、蛤蚧等同用，以补益肺气、定喘止咳。现代临床治疗脾肺气虚的轻症，常用此药以代替古方中的人参。

2. 气血不足，面色萎黄，头晕乏力，心悸气短 此药有气血双补之功，故适用于气虚不能生血，或血虚无以化气，而见面色苍白或萎黄、乏力、头晕、心悸等症的气血两虚证，常配伍黄芪、当归、熟地黄等，以增强补益气血之功。

3. 气津两伤，气短口渴，内热消渴 此药有补气生津作用，适用于气津两伤，气短口渴，以及内热消渴等症，可与麦冬、五味子、黄芪等同用。

（四）用法用量

煎服，9～30 g。

（五）使用注意

不宜与藜芦同用。

（六）鉴别用药

党参与人参均具有补益脾肺、益气生津、益气生血之功，均可用于脾气虚、肺气虚、津伤口渴、消渴、血虚及气虚邪实之证。但党参味甘性平，作用缓和，药力薄弱，古方治以上轻症和慢性疾病患者，可用党参加大用量代替人参，而对于急症、重症则仍以人参为宜。由于党参不具有益气救脱之功，故凡元气虚脱之证，应以人参急救虚脱，不能以党参代替。此外，人参还长于益气助阳、安神益智，而党参类似作用不明显。

（七）药理分析

1. 化学成分 此药主要含党参多糖、党参苷、植物甾醇、党参内酯、黄酮类、酚酸类、生物碱、香豆素类、无机元素、氨基酸、微量元素等。

2. 药理作用 党参水煎醇沉液能调节胃肠运动、抗溃疡。党参水煎液能刺激胃泌素释放。党参多糖能促进双歧杆菌的生长，调节肠道菌群比例失调；能升高外周血血红蛋白，促进脾脏代偿造血功能；还能增强免疫功能。党参皂苷能兴奋呼吸中枢。党参水、醇提液和党参多糖均能改善学习记忆能力，具有益智、抗痴呆作用。此外，党参有延缓衰老、抗缺氧、抗辐射、降低血糖、调节血脂和抗心肌缺血等作用。

四、太子参

此药为石竹科植物孩儿参的干燥块根。主产于江苏、山东。夏季茎叶大部分枯萎时采挖，洗净，除去须根，置沸水中略烫后晒干或直接晒干。此药气微，味甘、微苦。以肥厚、黄白色、无须根者为佳。生用。

（一）药性

甘、微苦，平。归脾、肺经。

（二）功效

益气健脾，生津润肺。

（三）功能解析

1. 脾虚体倦，食欲不振 此药既能补脾气，又兼能养胃阴。治脾气虚弱、胃阴不足的食少倦怠，口干舌燥者，可与山药、石斛等益脾气、养胃阴之品同用。

2. 病后虚弱，气阴不足，自汗口渴 此药补气之力较为薄弱，然兼能养阴生津，且其性平偏凉，属补气药中的清补之品，临床适用于小儿及热病之后，气阴不足，倦怠自汗，口干口渴，而不宜温补者。因其作用平和，多入复方作病后调补之药，常配伍黄芪、五味子、麦冬等益气固表、养阴生津药。

3. 肺燥干咳 此药能补肺气、润肺燥，治肺脏气阴不足，燥咳痰少，舌红少苔者，可配伍南沙参、麦冬、知母等补肺气、养肺阴药。

（四）用法用量

煎服，9～30 g。

（五）鉴别用药

西洋参与太子参均为气阴双补之品，均具有益脾肺之气、补脾肺之阴、生津止渴之功。但太子参性平力薄，其补气、养阴、生津与清热之力俱不及西洋参。凡气阴不足之轻症、热不盛者及小儿，宜用太子参；气阴两伤而热较盛者，当用西洋参。

（六）药理分析

1. 化学成分 此药主要含氨基酸、多糖、皂苷、黄酮、鞣质、香豆素、甾醇、三萜及多种微量元素等多种成分。

2. 药理作用 太子参水煎液、多糖、醇提物、皂苷能够增强免疫功能。太子参水提物、75%醇提物、多糖及皂苷具有抗应激、抗疲劳的作用。太子参多糖具有改善记忆、延长寿命作用。太子参水、醇提取物能提高小肠吸收功能，并对脾虚模型有治疗作用。此外，太子参有降血糖、降血脂、止咳、祛痰、抗菌、抗病毒、抗炎等作用。

五、黄芪

此药为豆科植物蒙古黄芪或膜荚黄芪的干燥根。主产于山西、甘肃、黑龙江、内蒙古。春、秋二季采挖，除去须根和根头，晒干，切片。此药气微而味微甜。以切面色淡黄、粉性足、味甜者为佳。生用或蜜炙用。

（一）药性

甘，微温。归脾、肺经。

（二）功效

补气升阳，益卫固表，利水消肿，生津养血，行滞通痹，托毒排脓，敛疮生肌。

（三）功能解析

1. 气虚乏力，食少便溏，水肿尿少，中气下陷，久泻脱肛，便血崩漏　此药甘温，入脾经，为补益脾气之要药。治脾气虚弱，倦怠乏力，食少便溏者，可单用熬膏服，或与人参、白术等补气健脾药同用。因其善能升阳举陷，故尤长于治疗脾虚中气下陷的久泻脱肛、内脏下垂，常配伍人参、升麻、柴胡等补中益气、升阳举陷药，如补中益气汤（《脾胃论》）。此药既能补脾益气治本，又能利尿消肿治标，故亦为气虚水肿之要药。治脾虚水湿失运，浮肿尿少者，常与白术、茯苓等健脾利水药同用。此药还可补气以摄血，治脾虚不能统血所致的失血证，常与人参、白术等补气摄血药同用，如归脾汤（《济生方》）。

2. 肺气虚弱，咳喘气短　此药入肺经，又能补益肺气，治肺气虚弱，咳嗽无力，气短喘促，咳痰清稀，声低懒言者，常配伍人参、紫菀、五味子等，如补肺汤（《永类钤方》）。

3. 表虚自汗　此药能补肺脾之气，益卫固表以止汗，治脾肺气虚所致卫气不固，表虚自汗者，常与牡蛎、麻黄根等收敛止汗药配伍，如牡蛎散（《和剂局方》）。若因卫气不固，表虚自汗而易感风邪者，又当配伍白术、防风等补气固表、祛风散邪药，如玉屏风散（《丹溪心法》）。此药也可用治阴虚盗汗，但须与生地黄、黄柏等滋阴降火药同用，如当归六黄汤（《兰室秘藏》）。

4. 内热消渴　此药具有健脾益气、生津止渴之功，治气虚津亏，内热消渴，常与天花粉、葛根等生津止渴药同用，如玉液汤（《医学衷中参西录》）。

5. 血虚萎黄，气血两虚　此药具有养血之功，且通过补气又有助于生血，故也常用治血虚或气血两虚，面色萎黄，神倦脉虚，常与当归同用，如当归补血汤（《兰室秘藏》）。

6. 气虚血滞，半身不遂，痹痛麻木　此药能补气以行血，补气以通痹。对于卒中后遗症、痹证，因气虚血滞，肌肤、筋脉失养，症见半身不遂或痹痛、肌肤麻木者，常用此药治疗。如治卒中后遗症，常配伍当归、川芎、地龙等活血通络药，如补阳还五汤（《医林改错》）。若气虚血滞不行的痹痛、肌肤麻木者，常配伍桂枝、芍药等，如黄芪桂枝五物汤（《金匮要略》）。此外，现代临床治疗气虚血滞的胸痹心痛，常用此药配伍红花、丹参、三七等活血止痛药。

7. 气血亏虚，痈疽难溃，久溃不敛　此药以其补气养血之功，使正气旺盛，可收托毒排脓、生肌敛疮之效。治疮疡中期，正虚毒盛不能托毒外达，疮形平塌，根盘散漫，难溃难腐者，常配伍人参、当归、升麻、白芷等补益气血、解毒排脓药，如托里透脓散（《医宗金鉴》）。治疮疡后期，因气血亏虚，脓水清稀，疮口难敛者，常与人参、当归、肉桂等补益气血、温通经脉药配伍，如十全大补汤（《和剂局方》）。

（四）用法用量

煎服，9～30 g。益气补中宜蜜炙用，其他方面多生用。

（五）使用注意

凡表实邪盛、内有积滞、阴虚阳亢、疮疡初起或溃后热毒尚盛等证，均不宜用。

（六）鉴别用药

人参、党参、黄芪三药皆有补气、生津、生血之功，且常相须为用以增强疗效。但人参作用较强，被誉为补气第一要药，并具有益气固脱、安神增智、补气助阳之功。党参补气之力较为平和，专于补益脾肺之气。黄芪补益元气之力不及人参，但长于补气升阳、益卫固表、托毒生肌、利水消肿，尤宜于脾虚气陷及表虚自汗等症。

（七）药理分析

1. 化学成分　此药主要含三萜皂苷类成分：黄芪皂苷Ⅰ、Ⅱ、Ⅲ、Ⅳ（黄芪甲苷），芒膜黄芪苷Ⅰ、Ⅱ等；黄酮类成分：芒柄花素，毛蕊异黄酮葡萄糖苷等；还含多糖、氨基酸等。《中国药典》规定此药含毛蕊异黄酮葡萄糖苷不得少于0.02%，饮片不得少于0.02%；黄芪甲苷不得少于0.08%，饮片不得少于0.08%。炙黄芪含黄芪甲苷不得少于0.06%，毛蕊异黄酮葡萄糖苷不得少于0.02%。

2. 药理作用　黄芪多糖能促进RNA和蛋白质合成，使细胞生长旺盛，寿命延长，并能抗疲劳、耐低温、抗流感病毒。黄芪水煎液、多糖、皂苷对造血功能有保护和促进作用。黄芪总皂苷具有正性肌力作用，黄芪总黄酮和总皂苷能保护缺血缺氧心肌。黄芪水煎液有保护肾脏、消除尿蛋白和利尿作用，并对血压有双向调节作用。此外，黄芪有抗衰老、抗辐射、抗炎、降血脂、降血糖、增强免疫、抗肿瘤和保肝等作用。

六、白术

此药为菊科植物白术的干燥根茎。主产于浙江、安徽，传统以浙江於潜产者最佳，称为"於术"。冬季下部叶枯黄、上部叶变脆时采挖，除去泥沙，烘干或晒干，再除去须根，切厚片。此药气清香，香气浓，味甘、苦。以切面黄白色、香味浓者为佳。生用或麸炒用。

（一）药性

甘、苦，温。归脾、胃经。

（二）功效

补气健脾，燥湿利水，止汗，安胎。

（三）功能解析

1. 脾气虚弱，食少倦怠，腹胀泄泻，痰饮病眩晕心悸，水肿，带下 此药甘温补虚，苦温燥湿，主归脾、胃经，既能补气以健脾，又能燥湿、利尿。临床可广泛用于脾气虚弱，运化失职，水湿内生的食少、便溏或泄泻、痰饮、水肿、带下诸证，对于脾虚湿滞证有标本兼顾之效，被前人誉为"脾脏补气健脾第一要药"。治脾虚有湿，食少便溏或泄泻者，常配伍人参、茯苓、甘草等药，如四君子汤（《和剂局方》）。治脾虚中阳不振，痰饮内停者，常与桂枝、茯苓、甘草等药配伍，如苓桂术甘汤（《金匮要略》）。治脾虚水肿者，可与黄芪、茯苓、猪苓等药同用。治脾虚湿浊下注，带下清稀者，又可配伍山药、苍术、车前子等药，如完带汤（《傅青主女科》）。此外，取其健脾益气之功，通过配伍还常用于脾虚中气下陷、脾不统血及气血两虚等证。

2. 气虚自汗 此药能益气健脾、固表止汗，其作用与黄芪相似而力稍弱。《千金要方》单用此药治汗出不止。若脾肺气虚，卫气不固，表虚自汗，易感风邪者，常与黄芪、防风等补益脾肺、祛风散邪药配伍，如玉屏风散（《丹溪心法》）。

3. 脾虚胎动不安 此药能益气健脾，脾健气旺，胎儿得养而自安，故有安胎之功。适用于妇女妊娠，脾虚气弱，生化无源，胎动不安之证。如气虚兼内热者，可配伍黄芩以清热安胎；兼有气滞胸腹胀满者，可配伍苏梗、砂仁等以理气安胎；若气血亏虚，胎动不安，或滑胎者，宜配伍人参、黄芪、当归等以益气养血安胎，如泰山磐石散（《景岳全书》）；若肾虚胎元不固，可与杜仲、川断、阿胶等同用以补肾安胎。

（四）用法用量

煎服，6～12g。燥湿利水宜生用，补气健脾宜炒用，健脾止泻宜炒焦用。

（五）使用注意

此药燥湿伤阴，故阴虚内热、津液亏耗者不宜使用。

（六）药理分析

1. 化学成分 此药主要含苍术酮、苍术醇、苍术醚、杜松脑、苍术内酯等挥发油，白术内酯Ⅰ～Ⅳ，双白术内酯等内酯类化合物。此药还含有果糖、菊糖、白术多糖、多种氨基酸、白术三醇及维生素A等多种成分。

2. 药理作用 白术水煎液能促进小鼠胃排空及小肠推进功能，并能防治实验性胃溃疡。白术内酯Ⅰ具有增强唾液淀粉酶活性、促进营养物质吸收、调节胃肠道功能的作用。白术水煎液和流浸膏均有明显而持久的利尿作用。白术多糖、白术挥发油能增强细胞免疫功能。白术水煎液具有抗衰老作用。白术醇提物与石油醚提取物能抑制实验动物子宫平滑肌收缩。此外，白术有保肝、利胆、降血糖、抗菌、抗肿瘤、镇静、镇咳、祛痰等作用。

七、山药

此药为薯蓣科植物薯蓣的干燥根茎。主产于河南、河北，传统认为河南古怀庆府（今河南焦作所辖的温县、武陟、博爱、沁阳等地）所产者品质最佳，故有"怀山药"之称。

冬季茎叶枯萎后采挖，切去根头，洗净，除去外皮和须根，干燥，习称"毛山药"；或趁鲜切厚片，干燥，称为"山药片"；也有选择肥大顺直的干燥山药，置清水中，浸至无干芯，闷透，切齐两端，用木板搓成圆柱状，晒干，打光，习称"光山药"。此药味甘，嚼之发黏。以粉性足、色白者为佳。生用或麸炒用。

（一）药性

甘，平。归脾、肺、肾经。

（二）功效

益气养阴，补脾肺肾，涩精止带。

（三）功能解析

1. 脾虚食少，大便溏泻，白带过多　此药甘平，能补脾气、益脾阴，又兼涩性，能止泻、止带。适用于脾气虚弱或气阴两虚，消瘦乏力，食少便溏或泄泻，以及妇女带下等。唯其"气轻性缓，非堪专任"，对气虚重症，多入复方使用，用作人参、白术等的辅助药。如治脾虚食少便溏的参苓白术散（《和剂局方》）和治带下的完带汤（《傅青主女科》）。因其富含营养成分，又容易消化，可作为食品长期服用，对慢性久病或病后，虚弱羸瘦，需营养调补而脾运不健者，此药不失为一味调补佳品。

2. 肺虚喘咳　此药能补肺气，兼能滋肺阴。治肺虚久咳或虚喘，可与太子参、南沙参等药同用。

3. 肾虚遗精，带下，尿频　此药能补肾气，兼能滋肾阴，并兼收涩之性。适用于肾气虚的腰膝酸软、夜尿频多或遗尿、滑精早泄、女子带下清稀，肾阴虚的形体消瘦、腰膝酸软、遗精等症，如补肾名方肾气丸（《金匮要略》）、六味地黄丸（《小儿药证直诀》）中均配伍此药。

4. 虚热消渴　此药既补脾肺肾之气，又补脾肺肾之阴。治疗消渴病气阴两虚者，常配伍黄芪、天花粉、知母等补气养阴生津之品，如玉液汤（《医学衷中参西录》）。

（四）用法用量

煎服，15～30g。麸炒山药补脾健胃，用于脾虚食少，泄泻便溏，白带过多。

（五）使用注意

此药养阴能助湿，故湿盛中满或有积滞者不宜使用。

（六）药理分析

1. 化学成分　此药主要含皂苷、黏液质、糖蛋白、甘露聚糖、尿囊素、山药素、胆碱、多巴胺、粗纤维、果胶、淀粉酶及微量元素等多种成分。

2. 药理作用　山药水煎液对脾虚动物模型有预防和治疗作用，能抑制胃排空运动及肠管推进运动，拮抗离体回肠的强直性收缩，增强小肠吸收功能，帮助消化，保护胃黏膜损伤。山药水煎液、山药多糖能降血糖。山药多糖能提高非特异性免疫功能、特异性细胞免疫和体液免疫功能。山药多糖、总黄酮和山药烯醇提取物具有抗衰老作用。山药中的尿囊素具有抗刺激、麻醉镇痛和消炎抑菌等作用。此外，山药有降血脂、抗肿瘤等作用。

八、甘草

此药为豆科植物甘草、胀果甘草或光果甘草的干燥根和根茎。主产于内蒙古、甘肃、黑龙江。春、秋二季采挖，除去须根，晒干，切厚片。此药气微，味甜而特殊。以皮细而紧、外皮色红棕、粉性足、味甜者为佳。生用或蜜炙用。

（一）药性

甘，平。归心、肺、脾、胃经。

（二）功效

补脾益气，清热解毒，祛痰止咳，缓急止痛，调和诸药。

（三）功能解析

1. 脾胃虚弱，倦怠乏力　此药甘能补虚，归脾胃经，能补脾胃不足而益中气，因其作用和缓，故多作辅助药用。治脾胃虚弱，中气不足，体倦乏力，食少便溏等症，常与人参、白术、茯苓同用共成补脾益气之剂，如四君子汤（《和剂局方》）。

2. 心气不足，心悸气短，脉结代　此药归心经，能补益心气、益气复脉。适用于心气不足所致的脉结代，心动悸，气短，如《伤寒类要》单用此药治伤寒心悸、脉结代者。若属气血两虚所致者，常与人参、阿胶、生地黄等补气养血药配伍，如炙甘草汤（《伤寒论》）。

3. 痈肿疮毒，咽喉肿痛　此药还长于解毒，临床应用十分广泛。生用药性偏凉，能清热解毒，可用于多种热毒证。治热毒疮疡，可单用煎汤浸渍，或熬膏内服；临床更多与金银花、连翘、紫花地丁等清热解毒药配伍。治热毒上攻，咽喉肿痛，若红肿不甚者，可单用，或与桔梗同用，如桔梗汤（《金匮要略》）；红肿较甚者，宜与射干、山豆根、牛蒡子等解毒利咽之品配伍。

4. 咳嗽痰多　此药甘润平和，归肺经，能祛痰止咳。随证配伍，可用于寒热虚实多种咳喘，有痰无痰均宜。如治风寒咳喘，可配伍麻黄、苦杏仁，如三拗汤（《和剂局方》）；治肺热咳喘，可配伍石膏、麻黄、苦杏仁，如麻杏甘石汤（《伤寒论》）；治寒痰咳喘，可配伍干姜、细辛等药，如苓甘五味姜辛汤（《金匮要略》）；治湿痰咳嗽，常配伍半夏、茯苓等，如二陈汤（《和剂局方》）；治肺虚咳嗽，可配伍黄芪、太子参等药。

5. 脘腹、四肢挛急疼痛　此药味甘能缓，又善于缓急止痛，对脾虚肝旺的脘腹挛急作痛或阴血不足的四肢挛急作痛，均常与白芍相须为用，如芍药甘草汤（《伤寒论》）。临床常以芍药甘草汤为基础，随证配伍用于血虚、血瘀、寒凝等多种原因所致的脘腹、四肢挛急作痛。

6. 缓解药物毒性、烈性　此药甘平，药性和缓，与寒热补泻各类药物同用，能缓和烈性或减轻毒副作用，有调和百药之功，故有"国老"之称。如白虎汤（《伤寒论》）中与石膏、知母同用，以防寒凉伤胃；四逆汤（《伤寒论》）中与附子、干姜同用，以防温燥伤阴，并可降低附子的毒性；调胃承气汤（《伤寒论》）中与大黄、芒硝同用，以缓其峻下之势，使泻不伤正，并缓解大黄、芒硝刺激胃肠引起的腹痛；十全大补汤（《和剂局方》）

中与人参、黄芪、熟地黄等同用，以调和脾胃，使补虚药效缓慢持久；半夏泻心汤（《伤寒论》）中与黄芩、黄连、干姜、半夏等同用，又能协调寒热，平调升降。此外，此药对药物或食物所致中毒，有一定的解毒作用。对于药物或食物中毒的患者，在积极送医院抢救的同时，可用此药辅助解毒救急。

（四）用法用量

煎服，2～10 g。清热解毒宜生用，补中缓急、益气复脉宜蜜炙用。

（五）使用注意

不宜与海藻、京大戟、红大戟、甘遂、芫花同用。此药有助湿壅气之弊，湿盛胀满、水肿者不宜用。大剂量久服可导致水钠潴留，引起浮肿。

（六）药理分析

1. 化学成分　此药主要含甘草皂苷、甘草酸、甘草次酸等三萜类，甘草黄酮、异甘草黄酮、甘草素、异甘草素等黄酮类；还含有生物碱、多糖、香豆素、氨基酸及少量的挥发性成分等。《中国药典》规定此药含甘草皂苷不得少于 0.5%，炙甘草不得少于 0.5%；含甘草酸不得少于 2%，炙甘草不得少于 1%。

2. 药理作用　甘草次酸和黄酮类成分具有抗心律失常作用。甘草酸类和黄酮类物质是甘草抗溃疡的两大主要活性成分。甘草水提物、甘草次酸、甘草的黄酮部位具有抗幽门螺杆菌作用。甘草水煎液、甘草浸膏、甘草素、异甘草素、甘草总黄酮等均可降低肠管紧张度，减小收缩幅度，具有解痉作用。甘草酸、甘草次酸及甘草的黄酮类化合物具有镇咳、祛痰、平喘作用。此外，甘草有抗利尿、降血脂、保肝和类似肾上腺皮质激素样作用。

第二节　补阳药

一、鹿茸

此药为鹿科动物梅花鹿或马鹿的雄鹿未骨化密生茸毛的幼角。前者习称"花鹿茸"，后者习称"马鹿茸"。主产于吉林、辽宁、黑龙江。夏、秋二季锯取鹿茸，经加工后，阴干或烘干。花鹿茸气微腥，味微咸；马鹿茸气腥臭，味咸。以质嫩、油润者为佳。切薄片或研成细粉用。

（一）药性

甘、咸，温。归肾、肝经。

（二）功效

补肾壮阳，益精血，强筋骨，调冲任，托疮毒。

（三）功能解析

1. 肾阳不足，精血亏虚，阳痿遗精，宫冷不孕，羸瘦，神疲，畏寒，眩晕，耳鸣耳聋　此药甘咸性温，入肾经，禀纯阳之性，具生发之气，故能峻补肾阳、益精血，宜用于肾阳亏虚，精血不足，症见阳痿遗精、宫冷不孕、羸瘦、神疲、畏寒、眩晕、耳鸣、耳聋等，可此药单用或配伍入复方。如治阳痿不举、小便频数，《普济方》用此药与山药浸酒服；治精血耗竭，面色黧黑、耳聋目昏等，可与当归、熟地黄、枸杞子等配伍；治疗诸虚百损，五劳七伤，元气不足，见畏寒肢冷、阳痿早泄、宫冷不孕、小便频数等症，亦常与人参、黄芪、当归同用，如参茸固本丸（《中国医学大辞典》）。

2. 肾虚腰脊冷痛，筋骨痿软　此药入肝、肾经，既补肾阳，又强筋骨，常用于肾虚骨弱，症见筋骨痿软，或小儿发育迟缓，齿迟、行迟、囟门闭合迟等，可与五加皮、熟地黄、山茱萸等同用，如加味地黄丸（《医宗金鉴》）。若与骨碎补、续断、自然铜等同用，可治骨折后期，愈合不良。

3. 冲任虚寒，崩漏带下　此药补肾阳、益精血而兼能固冲止带，用治冲任虚寒，崩漏不止，虚损羸瘦，常与山茱萸、龙骨、续断等同用。若配桑螵蛸、菟丝子、沙苑子等，可治白带量多清稀，如内补丸（《妇科切要》）。

4. 阴疽内陷不起，疮疡久溃不敛　此药补阳气、益精血而有托毒生肌之效，用治阴疽疮肿内陷不起或疮疡久溃不敛，常与熟地黄、肉桂、白芥子等配伍。

（四）用法用量

1～2 g，研末冲服。

（五）使用注意

服用此药宜从小量开始，缓缓增加，不可骤用大量，以免阳升风动，头晕目赤，或伤阴动血。凡热证、阴虚阳亢者均当忌服。

（六）药理分析

1. 化学成分　此药主要含蛋白质类成分：胶原蛋白、角蛋白等；多肽类成分：表皮生长因子、神经生长因子等；氨基酸类成分：甘氨酸、色氨酸、赖氨酸等；甾体化合物类成分：雌二醇、雌三醇、雌酮等。此药还含矿物质、生物碱、生物胺、多糖、脂肪酸、磷脂、胆固醇等。

2. 药理作用　鹿茸具性激素样作用，能促进幼龄动物体重增长和子宫发育，显著增加未成年雄性动物（大、小鼠）的睾丸、前列腺、贮精囊等性腺重量；能增强机体细胞免疫和体液免疫；对老年小鼠具有抗衰老作用；能促进造血功能；增强再生过程，促进伤口、骨折的愈合，有明显抗溃疡作用；可减轻心肌细胞损伤，扩张冠状动脉，增加心肌能量供应及保护心肌细胞膜完整性并促进心肌功能恢复，抗心肌缺血，提高耐缺氧能力，加快急性失血性低血压的恢复。此药还有抗诱变、抗炎、保肝、酶抑制、抗肿瘤等作用。

二、紫河车

此药为健康人的干燥胎盘。将新鲜胎盘除去羊膜及脐带，反复冲洗至去净血液，蒸或置沸水中略煮后，干燥。此药有腥气。以整齐、色黄、血管内无残血者为佳。砸成小块或研成细粉用。

（一）药性

甘、咸，温。归肺、肝、肾经。

（二）功效

温肾补精，益气养血。

（三）功能解析

1. 肾阳不足，精血亏虚，虚劳羸瘦，阳痿遗精，宫冷不孕　此药补肾阳、益精血，可用于肾阳不足，精血衰少，症见阳痿遗精、腰酸、头晕耳鸣，单用即可，亦可与补肾阳、益精血药同用。若与龟甲、杜仲、牛膝等同用，可治肾阳虚衰，精血不足之足膝无力、目昏耳鸣、男子遗精、女子不孕等症，如大造丸（《诸证辨疑》）。

2. 肺肾两虚，久咳虚喘，骨蒸劳嗽　此药入肺、肾经，能补肺气、益肾精、纳气平喘，单用，或与人参、蛤蚧、冬虫夏草等同用，可治肺肾两虚、久咳虚喘、骨蒸劳嗽。

3. 气血两虚，产后乳少，面色萎黄，食少气短　此药能益气养血，治产后乳汁缺少、面色萎黄、食少气短等，可单用此药，或与人参、黄芪、当归等同用。

（四）用法用量

2～3 g，研末吞服。

（五）使用注意

阴虚火旺者不宜单独应用。

（六）鉴别用药

鹿茸与紫河车皆能补肾阳，益精血。鹿茸补阳力强，为峻补之品，用于肾阳虚之重症，且使阳生阴长，而用于精血亏虚诸证；紫河车养阴力强，而使阴长阳生，兼能大补气血，用于气血不足、虚损劳伤诸证。

（七）药理分析

1. 化学成分　此药主要含激素类成分：促性腺激素、促肾上腺激素释放激素、促肾上腺皮质激素释放激素、促甲状腺激素、催乳素、红细胞生成素等；酶类成分：溶菌酶、激肽酶、组胺酶等；细胞因子类成分：干扰素、胎盘免疫调节因子等。此药还含氨基酸、微量元素、维生素等。

2. 药理作用　此药有激素样作用，主要表现为雌激素样作用，能促进乳腺、子宫、阴道、卵巢以及睾丸等发育；有提高免疫功能的作用，可增强机体抗病能力；能减轻疲劳，改善睡眠，改善阳虚状态时能量代谢低下的病理变化；能增强红细胞、血红蛋白和网质红细胞的新生，升高白细胞；能增强再生过程，促进伤口、骨折的愈合。此外，此药还具有延缓衰老、提高耐缺氧能力、强心、抗过敏、抗溃疡等作用。

三、淫羊藿

此药为小檗科植物淫羊藿、箭叶淫羊藿、柔毛淫羊藿或朝鲜淫羊藿的干燥叶。主产于山西、四川、湖北、吉林。夏、秋季茎叶茂盛时采收，晒干或阴干。此药气微，味辛、甘。

以叶多、色黄绿者为佳。生用或以羊脂油炙用。

（一）药性

辛、甘，温。归肝、肾经。

（二）功效

补肾壮阳，强筋骨，祛风湿。

（三）功能解析

1. 肾阳虚衰，阳痿遗精，筋骨痿软 此药辛甘性温燥烈，功能补肾阳，长于壮阳起痿，宜于肾阳虚衰之男子阳痿不育，可单用或与其他补肾壮阳药同用。如《食医心镜》单用此药浸酒服，以益丈夫兴阳，理腰膝冷痛；治肾虚阳痿遗精，常与肉苁蓉、巴戟天、杜仲等同用。

2. 风寒湿痹，麻木拘挛 此药辛温散寒、祛风湿，入肝肾强筋骨，治风寒湿痹，尤宜于久病累及肝肾，筋骨不健，或素体肾阳不足，筋骨不健而患风湿痹证者，可与威灵仙、巴戟天、附子等同用。

（四）用法用量

煎服，6～10 g。

（五）使用注意

阴虚火旺者不宜使用。

（六）药理分析

1. 化学成分 此药主要含黄酮类成分：淫羊藿苷，宝藿苷Ⅰ、Ⅱ，淫羊藿次苷Ⅰ、Ⅱ，大花淫羊藿苷A，鼠李糖基淫羊藿次苷Ⅱ，箭藿苷A、B、C，金丝桃苷等。此药还含多糖等。《中国药典》规定此药叶片含总黄酮以淫羊藿苷计，不得少于5%。此药按干燥品计算，叶片含朝藿定A、朝藿定B、朝藿定C和淫羊藿苷的总量，朝鲜淫羊藿不得少于0.5%；淫羊藿、柔毛淫羊藿、箭叶淫羊藿均不得少于1.5%；饮片炙淫羊藿含宝藿苷Ⅰ不得少于0.03%；含朝藿定A、朝藿定B、朝藿定C和淫羊藿苷的总量，朝鲜淫羊藿不得少于0.4%，淫羊藿、柔毛淫羊藿、箭叶淫羊藿均不得少于1.2%。

2. 药理作用 淫羊藿具有雄激素样及植物雌激素样活性，能增强动物的性功能。淫羊藿多糖可在刺激外周T细胞功能的同时，引起胸腺缩小。淫羊藿总黄酮对免疫功能有调节作用。淫羊藿苷可提高血清SOD活性和雄激素水平，减少生殖细胞凋亡，改善睾丸组织的退行性变化及通过抑制生殖细胞衰老基因P16蛋白表达这一途径延缓性腺衰老。此外，淫羊藿还具有影响心血管系统、骨髓和造血系统功能，抗骨质疏松，改善学习记忆力，抗辐射，抗肿瘤等作用。

四、巴戟天

此药为茜草科植物巴戟天的干燥根。主产于广东、广西。全年均可采挖，洗净，除去须根，晒至六七成干，轻轻捶扁，晒干。此药气微，味甘而微涩。以条大、肥壮、连珠状、肉厚、色紫者为佳。生用，或除去木心，分别加工炮制成巴戟肉、盐巴戟天、制巴戟天用。

（一）药性

甘、辛，微温。归肾、肝经。

（二）功效

补肾阳，强筋骨，祛风湿。

（三）应用

1. 肾阳不足，阳痿遗精，宫冷不孕，月经不调，少腹冷痛　此药甘润不燥，入肾经，补肾助阳，并能强筋骨。治虚羸阳道不举，《千金要方》以此药与牛膝浸酒服；治肾阳虚弱，命门火衰之阳痿不育，可与淫羊藿、仙茅、枸杞子等配伍，如赞育丸（《景岳全书》）；治下元虚冷，宫冷不孕，月经不调，少腹冷痛，可配伍肉桂、吴茱萸、艾叶等。

2. 风湿痹痛，筋骨痿软　此药辛温能散，有补肾阳、强筋骨、祛风湿之功。治肾虚骨痿，腰膝酸软，可与肉苁蓉、杜仲、菟丝子等同用；治风冷腰胯疼痛、行步不利，可配伍羌活、杜仲、五加皮等。

（四）用法用量

煎服，3～10 g。

（五）使用注意

阴虚火旺者不宜使用。

（六）药理分析

1. 化学成分　此药主要含蒽醌类成分：甲基异茜草素，甲基异茜草素 -1- 甲醚，大黄素甲醚等；环烯醚萜类成分：水晶兰苷，四乙酰车叶草苷；低聚糖类成分：耐斯糖，1F-果呋喃糖基耐斯糖等。《中国药典》规定此药含耐斯糖不得少于 2%。

2. 药理作用　巴戟天对精子的膜结构和功能具有明显的保护作用，并改善精子的运动功能和穿透功能。巴戟天水提物、醇提物能诱导骨髓基质细胞向成骨细胞分化。巴戟多糖能增加幼年小鼠胸腺重量，能明显提高巨噬细胞吞噬百分率，并能明显促进小鼠免疫特异性玫瑰花结形成细胞的形成。其水溶性提取物具有抗抑郁活性。此外，巴戟天还具有延缓衰老、抗肿瘤等作用。

五、杜仲

此药为杜仲科植物杜仲的干燥树皮。主产于陕西、四川、云南、贵州、湖北。4～6月剥取，刮去粗皮，堆置"发汗"至内皮呈紫褐色，晒干。此药气微，味甘。以皮厚、块大、去净粗皮、断面丝多、内表面暗紫色者为佳。生用或盐水炙用。

（一）药性

甘，温。归肝、肾经。

（二）功效

补肝肾，强筋骨，安胎。

（三）功能解析

1. 肝肾不足，腰膝酸痛，筋骨无力，头晕目眩　此药甘温，入肝、肾经，以补肝肾、强筋骨见长，治肾虚腰痛有标本兼治之功，常与胡桃肉、补骨脂等配伍，如青娥丸（《和剂局方》）；治风湿腰痛冷重，与独活、桑寄生、细辛等同用，如独活寄生汤（《千金要方》）；治外伤腰痛，可与川芎、苏木、丹参等同用；治疗妇女经期腰痛，可与当归、川芎、白芍等配伍；治疗肾虚阳痿，精冷不固，小便频数，可与鹿茸、山茱萸、菟丝子等配伍；治疗肝肾不足，头晕目眩，可与牛膝、枸杞子、女贞子等同用。

2. 肝肾亏虚，妊娠漏血，胎动不安　此药补肝肾、固冲任而安胎，治肝肾亏虚，胎动不安，胎漏下血，或滑胎，单用或与续断、桑寄生、山药等配伍。

（四）用法用量

煎服，6～10 g。炒用破坏其胶质有利于有效成分煎出，故比生用效果好。

（五）使用注意

此药为温补之品，阴虚火旺者慎用。

（六）药理分析

1. 化学成分　此药主要含木脂素类成分：松脂醇二葡萄糖苷，杜仲树脂醇双吡喃葡萄糖苷，杜仲树脂醇双吡喃葡萄糖苷甲醚，橄榄树脂素等；环烯醚萜类成分：京尼平，京尼平苷，京尼平苷酸，桃叶珊瑚苷，筋骨草苷等。《中国药典》规定此药含松脂醇二葡萄糖苷不少于 0.1%（mL/g）。

2. 药理作用　杜仲能促进骨髓基质细胞增殖及向成骨细胞分化，利于骨折愈合，对去卵巢大鼠的骨质疏松症有预防或延缓发生的作用；生、炒杜仲及其醇沉物对小鼠均有明显的镇静及镇痛作用；杜仲水提取物能提高肾阳虚小鼠肛温、游泳时间、自主活动、睾丸和精囊腺指数等；水煎剂及醇提物均具有降压作用。此外，杜仲还具有保肝、延缓衰老、抗应激、抗肿瘤、抗病毒、抗紫外线损伤等作用。

第三节　补血药

本类药物大多甘温质润，主入心、肝经。具有补血的功效，主治血虚证，症见面色苍白或萎黄，唇爪苍白，眩晕耳鸣，心悸怔忡，失眠健忘，或月经愆期、量少色淡，甚则闭经，舌淡，脉细等。有的兼能滋养肝肾，也可用治肝肾精血亏虚所致的眩晕耳鸣、腰膝酸软、须发早白等。

使用补血药常配伍补气药，即所谓"有形之血不能自生，生于无形之气"。补血药多滋腻黏滞，故脾虚湿阻，气滞食少者慎用。必要时，可配伍化湿、行气、消食药，以助运化。

一、当归

此药为伞形科植物当归的干燥根。主产于甘肃。秋末采挖，除去须根及泥沙，待水分稍蒸发后，捆成小把，上棚，用烟火缓缓熏干，切薄片。此药有浓郁的香气，味甘、辛。以质柔、切面黄白色、气香浓郁者为佳。生用或酒炙用。

（一）药性

甘、辛，温。归肝、心、脾经。

（二）功效

补血活血，调经止痛，润肠通便。

（三）功能解析

1. 血虚萎黄，眩晕心悸　此药甘温质润，长于补血，为补血之圣药。治血虚萎黄、心悸失眠，常与熟地黄、白芍、川芎配伍，如四物汤（《和剂局方》）。若气血两虚者，常配伍黄芪、人参等以补气生血，如当归补血汤（《兰室秘藏》）、人参养荣汤（《温疫论》）。

2. 血虚、血瘀之月经不调，经闭痛经　此药味甘而辛，既善补血，又能活血，"诚为血中之气药，亦血中之圣药"。因长于活血行滞止痛，故为妇科补血活血、调经止痛之要药，又因其性温，故血虚、血瘀有寒者用之尤为适宜。用治妇女月经不调、经闭、痛经，证属血虚者，常与熟地黄、白芍、川芎等补血、活血药配伍，如四物汤（《和剂局方》）；若兼血瘀者，可增加桃仁、红花等活血调经药，如桃红四物汤（《医宗金鉴》）；若月经不调、经闭、痛经，证属冲任虚寒、瘀血阻滞者，可配伍白芍、桂枝、吴茱萸等，如温经汤（《金匮要略》）；证属肝郁气滞者，可配伍柴胡、白芍、白术等，如逍遥散（《和剂局方》）；证属肝郁化火、热迫血行者，可配伍牡丹皮、栀子、柴胡等，如丹栀逍遥散（《校注妇人良方》）；证属气血两虚者，可配伍人参、白术、熟地黄等，如八珍汤（《正体类要》）。

3. 虚寒腹痛，风湿痹痛，跌仆损伤，痈疽疮疡　此药辛行温通，为活血行瘀之良药。此药补血活血、散寒止痛，用治血虚血瘀寒凝之腹痛，可与桂枝、生姜、白芍等同用，如当归生姜羊肉汤（《金匮要略》）；用治风寒痹痛、肢体麻木，常与羌活、防风、秦艽等药同用，如蠲痹汤（《百一选方》）；此药活血止痛，用治跌打损伤、瘀血作痛，常与乳香、没药、桃仁等同用，如复元活血汤（《医学发明》）、活络效灵丹（《医学衷中参西录》）；用治疮疡初起、肿胀疼痛，可与金银花、赤芍、天花粉等药同用，如仙方活命饮（《校注妇人良方》）；用治痈疽溃后不敛，可与黄芪、人参、肉桂等同用，如十全大补汤（《和剂局方》）；用治脱疽溃烂，阴血伤败，亦可与金银花、玄参、甘草同用，如四妙勇安汤（《验方新编》）。

4. 血虚肠燥便秘　此药补血以润肠通便，用治血虚肠燥便秘，常与肉苁蓉、牛膝、升麻等同用，如济川煎（《景岳全书》）；亦可与生何首乌、火麻仁、桃仁等同用。

（四）用法用量

煎服，6～12 g。生当归质润，长于补血、调经、润肠通便，常用于血虚证、血虚便秘、痈疽疮疡等。酒当归功善活血调经，常用于血瘀经闭、痛经，风湿痹痛，跌仆损伤等。又传统认为，当归身偏于补血，当归头偏于止血，当归尾偏于活血，全当归偏于和血（补血活血）。

（五）使用注意

湿盛中满、大便溏泻者慎用。

（六）药理分析

1. 化学成分　此药主要含挥发油：藁本内酯，正丁烯呋内酯，香荆芥酚，马鞭草烯酮，黄樟醚，对乙基苯甲醛等；有机酸类成分：阿魏酸，香草酸，烟酸，琥珀酸。此药还含多糖、维生素、氨基酸等。《中国药典》规定此药含挥发油不得少于 0.4%（mL/g），含阿魏酸不得少于 0.05%。

2. 药理作用　当归精油有抑制子宫肌收缩作用；当归水提液能显著促进血红蛋白及红细胞的生成，显著扩张冠脉及增加冠脉血流量，抗凝血和改善微循环。此外，此药还有提高免疫功能、抗肝损伤、降血脂、抗炎、镇痛作用。

二、熟地黄

此药为玄参科植物地黄的干燥块根经炮制加工制成。其制法为取生地黄，照酒炖法炖至酒吸尽，取出，晾晒至外皮黏液稍干时，切厚片或块，干燥，即得；或照酒蒸法蒸至黑润，取出，晒至约八成干，切厚片或块，干燥，即得。此药气微，味甜。以块肥大、断面乌黑色、味甜者为佳。

（一）药性

甘，微温。归肝、肾经。

（二）功效

补血滋阴，益精填髓。

（三）功能解析

1. 血虚萎黄，心悸怔忡，月经不调，崩漏下血　此药甘温质润，补阴益精以生血，"大补血虚不足"（《珍珠囊》），为治疗血虚证之要药。用治血虚萎黄，眩晕，心悸失眠，月经不调，崩漏，常与当归、白芍、川芎同用，如四物汤（《和剂局方》）；若血虚心悸怔忡，可与远志、酸枣仁等安神药同用；若血虚崩漏下血者，可与阿胶、艾叶等养血、止血药同用，如胶艾汤（《金匮要略》）；若气血两虚者，常与人参、当归等同用，如八珍汤（《正体类要》）。

2. 肝肾阴虚，腰膝酸软，骨蒸潮热，盗汗遗精，内热消渴　此药味甘滋润，入肝肾善于滋补阴血，为治疗肝肾阴虚证之要药。古人谓其"大补五脏真阴"，能补肝肾、益精髓。用治肝肾阴虚之腰膝酸软、遗精、盗汗、耳鸣、耳聋及消渴等，常与山茱萸、山药等同用，如六味地黄丸（《小儿药证直诀》）；用治肝肾阴虚，虚火上炎，骨蒸潮热，颧红盗汗，耳鸣遗精等，常与知母、黄柏、山茱萸等同用，如知柏地黄丸（《医方考》）。

3. 肝肾不足，精血亏虚，眩晕耳鸣，须发早白　此药有补益肝肾、益精填髓作用。用治肝肾不足，精血亏虚，须发早白，常与何首乌、牛膝、菟丝子等同用；用治肝肾不足，精血亏虚所致的五迟五软，可与龟甲、锁阳、狗脊等补肾强骨之品同用。

（四）用法用量

煎服，9～15 g。

（五）使用注意

此药性质黏腻，有碍消化，凡气滞痰多，湿盛中满、食少便溏者慎用。若重用久服，宜与陈皮、砂仁等同用，以免滋腻碍胃。

（六）鉴别用药

鲜地黄、生地黄与熟地黄三药均能养阴生津，治疗阴虚津亏诸证。不同之处在于：鲜地黄甘苦大寒，滋阴之力虽弱，但滋腻性较小，长于清热凉血、生津止渴，多用治血热阴亏属热邪较盛者；生地黄甘寒质润，清热凉血之力稍逊于鲜地黄，但养阴生津之力强于鲜地黄，滋腻性亦较小，长于治疗热入营血、热病伤阴、阴虚发热诸证，滋阴力不及熟地黄；熟地黄甘微温，滋腻性大，入肝肾而功专补血滋阴、填精益髓，长于治疗血虚证及肝肾亏虚证。

（七）药理分析

1. 化学成分　熟地黄是生地黄的炮制品，其化学成分与生地黄相类似，主要含苯乙烯苷类成分（如毛蕊花糖苷等），还含有单糖、多种氨基酸等。《中国药典》规定此药含地黄苷 D 不得少于 0.05%。

2. 药理作用　此药水煎液、醇提物对失血或缺铁性贫血模型动物有促进造血作用；水煎液能使甲亢型阴虚大鼠的体重减轻得以缓解，改善体内醛固酮（AD）水平，改善学习记忆能力；地黄寡糖及梓醇有降血糖作用，地黄多糖及低聚糖有提高免疫功能作用。此药还有抗衰老、防止骨质疏松等作用。

三、阿胶

此药为马科动物驴的干燥皮或鲜皮经煎煮、浓缩制成的固体胶。主产于山东。此药气微，味微甘。以乌黑、断面光亮、质脆、味甘者为佳。捣成碎块用，或取阿胶，烘软，切成 1 cm 左右的丁，照烫法用蛤粉或蒲黄烫至成阿胶珠用。

（一）药性

甘，平。归肺、肝、肾经。

（二）功效

补血，止血，滋阴润燥。

（三）功能解析

1. 血虚萎黄，眩晕心悸，肌痿无力　此药为血肉有情之品，甘温质润，为补血要药。多用治血虚萎黄，眩晕心悸，肌痿无力等症，尤善治出血而致血虚者。可单用此药，亦常配伍熟地黄、当归、白芍等，如阿胶四物汤（《杂病源流犀烛》）；用治气虚血少之心动悸、脉结代，可与桂枝、甘草、人参等同用，如炙甘草汤（《伤寒论》）。

2. 吐血尿血，便血崩漏，妊娠胎漏　此药味甘质黏，止血作用好，为止血要药。常用治吐血尿血、便血崩漏、妊娠胎漏，对于出血而兼阴虚、血虚者尤为适宜，单用即可，临证多与其他药物配伍以增效。治阴虚血热吐衄，常配伍生地黄、白茅根等药；治肺痨嗽血，可配伍人参、天冬、白及等药，如阿胶散（《仁斋直指方》）；治血虚血寒妇人崩漏下血等，可与熟地黄、当归、白芍等同用，如胶艾汤（《金匮要略》）；治中焦虚寒，脾不统血之吐血、衄血、便血、崩漏，可配伍白术、灶心土、附子等，如黄土汤（《金匮要略》）。

3. 热病伤阴、心烦不眠，虚风内动、手足瘛疭　此药养阴以滋肾水，阴液亏虚诸证常用。治疗热病伤阴，肾水亏而心火亢，心烦不得眠，常与黄连、白芍、鸡子黄等同用，如黄连阿胶汤（《伤寒论》）；用治温热病后期，真阴欲竭，虚风内动，手足瘛疭，可与龟甲、鳖甲、牡蛎等同用，如大、小定风珠（《温病条辨》）。

4. 肺燥咳嗽，劳嗽咳血　此药滋阴润肺，用治肺热阴虚，燥咳痰少，咽喉干燥，痰中带血，常与马兜铃、牛蒡子、苦杏仁等同用，如补肺阿胶汤（《小儿药证直诀》）；用治燥邪伤肺，干咳无痰，心烦口渴，鼻燥咽干等，可与桑叶、苦杏仁、麦冬等同用，如清燥救肺汤（《医门法律》）；用治肺肾阴虚，劳嗽咳血，可与天冬、麦冬、百部等滋阴润肺药同用，如月华丸（《医学心悟》）。

（四）用法用量

煎服，3～9 g，烊化兑服。润肺宜蛤粉炒，止血宜蒲黄炒。

（五）使用注意

此药性质黏腻，有碍消化，故脾胃虚弱、食少便溏者慎用。

（六）药理分析

1. 化学成分　此药主要含蛋白及肽类成分，经水解后得到多种氨基酸，如甘氨酸、L-脯氨酸、L-羟脯氨酸、谷氨酸、丙氨酸、精氨酸、天冬氨酸、赖氨酸、苯丙氨酸、丝氨酸、组氨酸等。《中国药典》规定此药含L-羟脯氨酸不得少于 8%，甘氨酸不得少于 18%，丙氨酸不得少于 7%，L-脯氨酸不得少于 1%；含特征多肽以驴源多肽 A_1 和驴源多肽 A_2 的总量计应不得少于 0.15%。

2. 药理作用　此药有促进造血、降低血黏度、抗肺损伤、增强免疫等作用，能提高小鼠耐缺氧、耐寒冷、耐疲劳和抗辐射能力。此外，此药还有抗炎、抗肿瘤、抗休克等作用。

四、何首乌

此药为蓼科植物何首乌的干燥块根。主产于河南、湖北、广东、广西、贵州。秋、冬二季叶枯萎时采挖，削去两端，洗净，个大的切成块，干燥，切厚片或块，称生何首乌。取生何首乌片或块，照炖法用黑豆汁拌匀，置非铁质的适宜容器内，炖至汁液吸尽；或照蒸法清蒸或用黑豆汁拌匀后蒸，蒸至内外均呈棕褐色，晒至半干，切片，干燥，称制何首乌。生何首乌气微，味微苦而甘涩，以切面有云锦状花纹、粉性足者为佳；制何首乌气微，味微甘而苦涩，以质坚硬、断面角质样、棕褐色或黑色者为佳。

（一）药性

苦、甘、涩，微温。归肝、心、肾经。

（二）功效

制何首乌：补肝肾，益精血，乌须发，强筋骨，化浊降脂。生何首乌：解毒，消痈，截疟，润肠通便。

（三）功能解析

1. 血虚萎黄，眩晕耳鸣，须发早白，腰膝酸软，肢体麻木，崩漏带下 制何首乌功善补肝肾、益精血、乌须发、强筋骨，兼能收敛，不寒，不燥，不腻，为滋补良药。用治血虚萎黄，失眠健忘，常与熟地黄、当归、酸枣仁等同用；用治精血亏虚，腰膝酸软，肢木麻木，头晕眼花，须发早白及肾虚无子，常与当归、枸杞子、菟丝子等同用，如七宝美髯丹（《积善堂秘方》）；用治肝肾亏虚，腰膝酸软，头晕目花，眩晕耳鸣，常配伍桑椹、杜仲、黑芝麻等；用治妇女肝肾亏虚之月经不调及崩漏等，可与当归、白芍、熟地黄等同用。

2. 高脂血症 制何首乌能化浊降脂，用治高脂血症，可单用或与墨旱莲、女贞子等同用。

3. 疮痈，瘰疬，风疹瘙痒 生何首乌有解毒消痈散结之功。治疗瘰疬结核，可单用内服或外敷，或与夏枯草、土贝母等同用；治遍身疮肿痒痛，可与防风、苦参、薄荷等同用，煎汤外洗；用治湿热疮毒，黄水淋漓，可与苦参、白鲜皮等同用。

4. 久疟体虚 生何首乌有截疟之功。治疗疟疾日久，气血虚弱，可与人参、当归等补气养血药同用，如何人饮（《景岳全书》）。

5. 肠燥便秘 生何首乌有润肠通便之效。若年老体弱之人精血亏虚、肠燥便秘者，可单用或与肉苁蓉、当归、火麻仁等润肠通便药同用。

（四）用法用量

煎服，制何首乌 6～12 g，生何首乌 3～6 g。

（五）使用注意

此药制用偏于补益，且兼收敛之性，湿痰壅盛者忌用；生用滑肠通便，大便溏泄者忌用。何首乌可能有引起肝损伤的风险，故不宜长期、大量服用。

（六）药理分析

1. 化学成分 生何首乌主要含蒽醌类、二苯乙烯苷类化合物，蒽醌类成分主要为大黄素、大黄酚、大黄素甲醚、大黄酸、大黄酚蒽酮等；还含卵磷脂、粗脂肪等。制首乌除含上述成分外，还含炮制过程中产生的糖的美拉德反应产物、5-羟甲基糠醛、琥珀酸等。《中国药典》规定：结合蒽醌以大黄素和大黄素甲醚的总量计，药材不得少于 0.10%，生何首乌饮片不得小于 0.05%；制首乌含游离蒽醌以大黄素和大黄素甲醚的总量计，不得少于 0.10%。

2. 药理作用 生何首乌有促进肠管运动和轻度泻下作用，还有抗氧化、抗炎、抗菌、抗病毒、抗癌、抗诱变、降血脂、抗动脉粥样硬化、提高记忆能力等作用。制何首乌能增加老年小鼠和青年小鼠脑和肝中蛋白质含量，抑制脑和肝组织中的 B 型单胺氧化酶活性；

抑制老年小鼠的胸腺萎缩，抗骨质疏松，对抗环磷酰胺的免疫抑制；促进骨髓造血，降低急性高脂血症模型家兔的高胆固醇，使之恢复正常水平。

3. 不良反应　口服何首乌及其成方制剂可能有引起肝损伤的风险，超剂量、长期连续用药以及同时服用其他可导致肝损伤药品等可能会增加此风险，生何首乌较制何首乌可能更易导致肝损伤。但总体来看，其所致肝损伤病例一般属轻、中度，多呈可逆性。停药、对症治疗后，预后多较好，虽有严重肝损伤的个案病例报告，但未见迟发型肝毒性的文献报道。何首乌及其成方制剂所致肝损伤不良反应的临床表现主要有全身乏力、消化道症状（食欲不振、厌油等）、黄疸表现（尿黄、目黄、皮肤黄染等）、实验室检查异常（胆红素及转氨酶升高等）。

五、龙眼肉

此药为无患子科植物龙眼的假种皮。主产于广东、广西、福建。夏、秋二季采收成熟果实，干燥，除去壳、核，晒至干爽不黏。此药气微香，味甜。以肉厚、片大、色棕黄、味甜者为佳。生用。

（一）药性

甘，温。归心、脾经。

（二）功效

补益心脾，养血安神。

（三）功能解析

气血不足，心悸怔忡，健忘失眠，血虚萎黄均可应用。此药能补心脾、益气血、安神，既不滋腻，又不壅滞，为滋补良药。治疗心脾两虚、气血不足，心悸怔忡，健忘失眠，血虚萎黄，常与人参、当归、酸枣仁等同用，如归脾汤（《济生方》）。用于年老体衰、产后、大病之后，气血亏虚，可单用此药，加白糖蒸熟，开水冲服，如玉灵膏（一名代参膏）（《随息居饮食谱》）。

（四）用法用量

煎服，9 ～ 15 g。

（五）使用注意

湿盛中满及有停饮、痰、火者慎用。

（六）药理分析

1. 化学成分　此药主要含葡萄糖、果糖、蔗糖、腺嘌呤和胆碱等。其还含蛋白质、有机酸、脂肪，以及维生素 B_1、维生素 B_2、维生素 P、维生素 C 等成分。

2. 药理作用　此药可延长小鼠常压耐缺氧存活时间，降低低温下死亡率。此外，此药还有促进造血、抗应激、抗焦虑、抗菌、抗衰老等作用。

第四节　补阴药

本类药物大多味甘性寒凉质润，具有滋养阴液、生津润燥之功，兼能清热，主治阴虚津亏证。补阴包括补肺阴、补胃（脾）阴、补肝阴、补肾阴、补心阴等，分别主治肺阴虚、胃（脾）阴虚、肝阴虚、肾阴虚、心阴虚证。阴虚证主要表现：一是阴液不足，不能滋润脏腑组织，出现皮肤、咽喉、口鼻、眼目干燥或肠燥便秘。二是阴虚生内热，出现午后潮热、盗汗、五心烦热、两颧发红；或阴虚阳亢，出现头晕目眩。不同脏腑的阴虚证还各有其症状：肺阴虚，可见干咳少痰、咳血或声音嘶哑；胃阴虚，可见口干咽燥、胃脘隐痛、饥不欲食，或脘痞不舒，或干呕呃逆等；脾阴虚大多是脾之气阴两虚，可见食纳减少、食后腹胀、便秘、唇干少津、干呕、呃逆、舌干苔少等；肝阴虚可见头晕耳鸣、两目干涩，或肢麻筋挛、爪甲不荣等；肾阴虚可见头晕目眩、耳鸣耳聋、牙齿松动、腰膝酸痛、遗精等；心阴虚可见心悸怔忡、失眠多梦等。

使用本类药物治疗热邪伤阴或阴虚内热证，常与清热药配伍，以利阴液的固护或阴虚内热的消除。用于不同脏腑的阴虚证，还应针对各种阴虚证的不同临床表现，分别配伍止咳化痰、降逆和中、润肠通便、健脾消食、平肝、固精止遗、安神等药，以标本兼顾。如阴虚兼血虚或气虚者，又需与补血药或补气药同用。

本类药大多有一定滋腻性，故脾胃虚弱、痰湿内阻、腹满便溏者慎用。

一、北沙参

此药为伞形科植物珊瑚菜的干燥根。主产于山东、河北、辽宁。夏、秋二季采挖，除去须根，洗净，稍晾，置沸水中烫后，除去外皮，干燥；或洗净直接干燥。此药气特异，味甘、微苦。以根条粗细均匀、质地坚实、去净栓皮、色黄白者为佳，切段，生用。

（一）药性

甘、微苦，微寒。归肺、胃经。

（二）功效

养阴清肺，益胃生津。

（三）功能解析

1. 肺热燥咳，阴虚劳嗽痰血　此药甘润微苦微寒，能补肺阴，兼能清肺热。用于阴虚肺燥有热之干咳少痰、久咳劳嗽或咽干喑哑等症，常与麦冬、玉竹、桑叶等配伍，如沙参麦冬汤（《温病条辨》）；治阴虚劳热，咳嗽咳血，可与知母、川贝母、麦冬、鳖甲等同用。

2. 胃阴不足，热病津伤，咽干口渴　此药甘寒能养胃阴，苦寒能清胃热，常用于胃阴虚有热之口干多饮、饥不欲食、大便干结、舌苔光剥或舌红少津，或胃脘隐痛、干呕、嘈杂，或热病津伤，咽干口渴，常与石斛、玉竹、乌梅等养阴生津之品同用。胃阴脾气俱虚者，宜与山药、太子参、黄精等养阴、益气健脾之品同用。

（四）用法用量

煎服，5～12 g。

（五）使用注意

不宜与藜芦同用。

（六）药理分析

1. 化学成分　此药主要含多糖、香豆素、香豆素苷、聚炔类、黄酮类、脂肪酸等成分。

2. 药理作用　北沙参多糖有抑制体液、细胞免疫以及降血糖作用。北沙参 5% 甲醇提取液对酪氨酸酶的活性有明显抑制作用。乙醇提取物对急性肝损伤有保护作用。香豆素及聚炔类具有抗菌、镇静、镇痛作用。聚炔类成分法卡林二醇，对 EB 病毒阳性的抑制活性也增强 10 倍。北沙参水提液对多种癌细胞具有抑制作用，有明显的抗突变作用。线型呋喃香豆素，具有明显的抗癌作用，其中欧前胡素和异欧前胡素的抑制作用最强。

二、南沙参

此药为桔梗科植物轮叶沙参或沙参的干燥根。主产于安徽、浙江、江苏、贵州。春、秋二季采挖，除去须根，洗后趁鲜刮去粗皮，洗净，干燥。此药气微，味微甘。以根粗大、饱满、无外皮、色黄白者佳。切厚片，生用。

（一）药性

甘，微寒。归肺、胃经。

（二）功效

养阴清肺，益胃生津，化痰，益气。

（三）功能解析

1. 肺热燥咳，阴虚劳嗽，干咳痰黏　此药甘润微寒，能补肺阴、润肺燥，亦能清肺热，用于阴虚劳嗽，肺热燥咳，干咳少痰、咽干音哑或咳血等症，常与麦冬、知母、川贝母等养阳润肺止咳药同用。此药因有化痰之功，故宜用于肺燥痰黏，咯痰不利者。

2. 胃阴不足，食少呕吐，气阴不足，烦热口干　此药甘寒养阴，能养胃阴、清胃热，用于胃阴虚有热之口燥咽干、大便秘结、食少呕吐、舌红少津等症。此药兼能补益脾气，对于胃阴脾气俱虚之证，有气阴双补之功，故尤宜于热病后期，气阴两虚而余热未清不受温补者，常与玉竹、麦冬、生地黄等养胃阴、清胃热药配伍，如益胃汤（《温病条辨》）。用于气阴不足，烦热口干者，常配伍人参、北沙参、麦冬等补气、养阴清热药。

（四）用法用量

煎服，9～15 g。

（五）使用注意

不宜与藜芦同用。

（六）鉴别用药

南沙参与北沙参来源于两种不同植物，而二者功用相似，均以养阴清肺、益胃生津为主要功效，用于肺阴虚证和胃阴虚证。但北沙参清养肺胃作用稍强，多用于肺胃阴虚有热，症见燥咳无痰、阴虚劳嗽、津伤口渴等；南沙参尚兼有益气、化痰作用，较宜于气阴两伤及燥痰咳嗽者。

（七）药理分析

1. 化学成分　此药主要含三萜类成分：羽扇豆烯酮，蒲公英萜酮；甾醇类成分：β-谷甾醇棕榈酸酯等。此药还含生物碱类、黄酮类、多糖、鞣质等。

2. 药理作用　南沙参多糖具有抗辐射、延缓衰老、提高记忆能力、抗肝损伤及清除自由基的作用；南沙参乙醇提取物和乙酸乙酯提取物有镇咳祛痰作用；南沙参水提取物具有抗炎作用；南沙参水提物和多糖具有免疫调节作用，并有一定的抗肿瘤作用。

三、百合

此药为百合科植物卷丹百合或细叶百合的干燥肉质鳞叶。主产于湖南、湖北、江苏、浙江、安徽。秋季采挖，洗净，剥取鳞叶，置沸水中略烫，干燥。此药气微，味甘。以鳞瓣均匀肉厚、筋少、质坚、色白、味微苦者为佳。生用或蜜炙用。

（一）药性

甘，寒。归心、肺经。

（二）功效

养阴润肺，清心安神。

（三）功能解析

1. 阴虚燥咳，劳嗽咳血　此药味甘性寒，作用平和，能补肺阴，兼能清肺热，有养阴清肺、润燥止咳之效。用于阴虚肺燥有热之干咳少痰、咳血或咽干喑哑等症，常与款冬花配伍，如百花膏（《济生方》）；治肺虚久咳，劳嗽咳血，常与生地黄、玄参、川贝母等润肺、祛痰药配伍，如百合固金汤（《周慎斋遗书》）。

2. 虚烦惊悸，失眠多梦，精神恍惚　此药甘寒，入心经，能养阴清心、宁心安神。治虚热上扰，失眠，心悸，可与麦冬、酸枣仁、丹参等清心安神药同用；治百合病心肺阴虚内热，症见神志恍惚、情绪不能自主、口苦、小便赤、脉微数等，此药既能养心肺之阴，又能清心肺之热，还有一定的安神作用，常与知母、生地黄等养阴清热之品同用，如百合知母汤、百合地黄汤（《金匮要略》）。

（四）用法用量

煎服，6～12g。清心安神宜生用，润肺止咳宜蜜炙用。

（五）药理分析

1. 化学成分　此药主要含甾体皂苷类成分，还含多糖及少量秋水仙碱。《中国药典》规定此药含百合多糖以无水葡萄糖计，不得少于21%。

2. 药理作用 生品和蜜炙百合水提液均有镇咳和祛痰作用；百合水提液有镇静、抗缺氧和抗疲劳作用；百合多糖还能抗氧化，提高免疫功能，降低四氧嘧啶致高血糖模型小鼠的血糖；百合乙醇提取物、乙酸乙酯提取物可抑制藤黄微球菌、金黄色葡萄球菌、大肠杆菌、黄霉菌、粪肠球菌、绿脓杆菌；百合鳞茎提取物抑制革兰氏阳性菌活性作用强于革兰氏阴性菌。

四、麦冬

此药为百合科植物麦冬的干燥块根。主产于浙江、四川。夏季采挖，洗净，反复暴晒、堆置，至七八成干，除去须根，干燥。此药气微香，味甘、微苦。以肥大、淡黄白色、半透明、嚼之有黏性者为佳。生用。

（一）药性

甘、微苦，微寒。归心、肺、胃经。

（二）功效

养阴润肺，益胃生津，清心除烦。

（三）功能解析

1. 肺燥干咳，阴虚劳嗽，喉痹咽痛 此药甘寒养阴，入肺经，善于养肺阴、清肺热，适用于阴虚肺燥有热之鼻燥咽干、干咳痰少、咳血、咽痛音哑等症，常与桑叶、杏仁、阿胶等清肺润燥之品配伍，如清燥救肺汤（《医门法律》）；治肺肾阴虚之劳嗽咳血，常与天冬配伍，即二冬膏（《摄生秘剖》）；治喉痹咽痛，常配伍玄参、桔梗、甘草，如玄麦甘桔含片（颗粒）[《中国药典·一部》（2020年版）]。

2. 胃阴不足，津伤口渴，内热消渴，肠燥便秘 此药味甘柔润，性偏苦寒，入胃经，长于益胃生津清热，常用于胃阴虚有热之舌干口渴，胃脘疼痛，呕吐，大便干结等症。如治热伤胃阴，口干舌燥，常与生地黄、玉竹、沙参等药同用，如益胃汤（《温病条辨》）；治胃阴不足之气逆呕吐，纳少，口渴咽干，常配伍人参、半夏等益气生津、降逆下气之品，如麦门冬汤（《金匮要略》）；治内热消渴，可与山药、天花粉、太子参等药同用；治热邪伤津之肠燥便秘，常与生地黄、玄参等养阴生津之品配伍，如增液汤（《温病条辨》）。

3. 心阴虚及温病热扰心营，心烦失眠 此药归心经，能养心阴，清心热，并略具除烦安神作用。用于心阴虚有热之心烦、失眠多梦等症，宜与生地黄、酸枣仁、柏子仁等养阴安神之品配伍，如天王补心丹（《摄生秘剖》）；治热伤心营，神烦少寐者，宜与黄连、生地黄、玄参等清心凉血养阴之品配伍，如清营汤（《温病条辨》）。

（四）用法用量

煎服，6～12g。传统认为此药清养肺胃之阴多去心用，滋阴清心大多连心用。

（五）使用注意

脾胃虚寒、食少便溏，以及外感风寒、痰湿咳嗽者忌服。

（六）药理分析

1. **化学成分** 此药主要含皂苷类成分：麦冬皂苷 B、D 等；高异黄酮类成分：甲基麦冬黄烷酮 A、B。此药还含多种氨基酸、微量元素、维生素 A 样物质、多糖等成分。《中国药典》规定此药含麦冬总皂苷以鲁斯可皂苷元计不得少于 0.12%。

2. **药理作用** 麦冬能增强网状内皮系统吞噬能力，升高外周白细胞；麦冬多糖可以促进体液免疫和细胞免疫，并诱生多种细胞因子，通过增强免疫功能发挥抗癌作用，对脑缺血损伤有保护作用，还能增强垂体肾上腺皮质系统作用，提高机体适应性；麦冬总皂苷有抗心律失常的作用，并能改善心肌收缩力，改善左心室功能与抗休克作用；麦冬多糖和总皂苷有降血糖作用，麦冬皂苷具有明显的抗炎活性；麦冬水煎液还有镇静、催眠、改善血液流变性和抗凝血的作用。

五、石斛

此药为兰科植物金钗石斛、霍山石斛、鼓槌石斛或流苏石斛的栽培品及其同属植物近似种的新鲜或干燥茎。主产于广西、贵州、云南、湖北。全年均可采收，鲜用者除去根和泥沙；干用者采收后，除去杂质，用开水略烫或烘软，再边搓边烘晒，至叶鞘搓净，干燥。霍山石斛 11 月至翌年 3 月采收，除去叶、根须及泥沙等杂质，洗净，鲜用，或加热除去叶鞘制成干条；或边加热边扭成螺旋状或弹簧状，干燥，称霍山石斛枫斗。此药气微，味微苦而回甜，嚼之有黏性。以色金黄、有光泽、质柔韧者为佳，切段，生用或鲜用。

（一）药性

甘，微寒。归胃、肾经。

（二）功效

益胃生津，滋阴清热。

（三）功能解析

1. **热病津伤，口干烦渴，胃阴不足，食少干呕，病后虚热不退** 此药甘而微寒，入胃经，长于滋养胃阴、生津止渴，兼能清胃热。治疗热病伤津，烦渴，舌干苔黑者，常与天花粉、鲜或生地黄、麦冬等药同用；治胃热阴虚之胃脘隐痛或灼痛，食少干呕，可单用煎汤代茶饮，或配伍麦冬、竹茹、白芍等；治病后阴虚津亏，虚热不退，可与地骨皮、黄柏、麦冬等配伍，如石斛汤（《圣济总录》）。

2. **肾阴亏虚、目暗不明、筋骨痿软，阴虚火旺、骨蒸劳热** 此药入肾经，又能滋肾阴，兼能降虚火，适用于肾阴亏虚之目暗不明、筋骨痿软，以及阴虚火旺，骨蒸劳热等症。治疗肾阴亏虚，目暗不明者，常配伍枸杞子、熟地黄、菟丝子等，如石斛夜光丸（《原机启微》）；治疗肾阴亏虚，筋骨痿软者，常配伍熟地黄、杜仲、牛膝等补肝肾、强筋骨之品；若阴虚火旺，骨蒸劳热者，宜配伍枸杞子、黄柏、胡黄连等滋肾阴、退虚热之品。

（四）用法用量

煎服，6～12 g；鲜品 15～30 g。

（五）使用注意

此药能敛邪，故温热病不宜早用；又能助湿，若湿温病尚未化燥伤津者忌服。

（六）药理分析

1. 化学成分　金钗石斛主要含有生物碱类成分：石斛碱，石斛酮碱，石斛酚等。鼓槌石斛主要含菲类成分：鼓槌菲，毛兰菲等；联苄类成分：毛兰素、鼓槌联苄等。流苏石斛主要含菲类成分：流苏菲、毛兰菲等。《中国药典》规定金钗石斛含石斛碱不得少于 0.4%，鼓槌石斛含毛兰素不得少于 0.03%。

2. 药理作用　石斛水煎液能促进胃酸的分泌和胃蛋白酶排出量；可兴奋肠管，调节胃肠功能；能降低白内障晶状体的混浊度。金钗石斛总生物碱能逆转白内障晶状体混浊度，通过下调诱导型一氧化氮合酶（iNOS）基因的表达，抑制一氧化氮合酶（NOS）的活性，减少一氧化氮（NO）的产生，从而减轻氧化损伤作用。其醇提物有降低全血黏度、抑制血栓形成的作用；其具有直接促进淋巴细胞有丝分裂的作用。鼓槌石斛和金钗石斛中的多种成分对肿瘤有抑制作用。此药还有降血糖、抗氧化作用。

参考文献

[1] 曹灿，董肖，田颐，等．中药归经理论的历史沿革、研究现状与思考［J］．中华中医药杂志，2023，38(1)：38-45．

[2] 朱玥璇，张佳丹，郑玉玲，等．某市级医院中药饮片质量监管研究现状与对策［J］．中医药管理杂志，2023，31(2)：88-90．

[3] 吴丽红，孟凡佳，田园，等．中药化学在中药药物创新中的应用［J］．化工管理，2023，(5)：88-91．

[4] 郑雁雪，王圆圆，王琳，等．中药配伍减毒增效的现代研究及思考［J］．中草药，2023，54(2)：386-395．

[5] 薛蓉，戴衍朋，王彬，等．中药饮片质量控制标准研究与展望［J］．中国食品药品监管，2022(11)：32-41．

[6] 李天娇，包永睿，王帅，等．中药质量控制与评价创新方法研究进展及应用［J］．中草药，2022，53(20)：6319-6327．

[7] 刘志敏，吕春梅，蒋峰，等．中医药特色下的中药炮制教学实施策略［J］．中国继续医学教育，2022，14(17)：25-28．

[8] 陈仁寿．有毒中药临床合理使用的几个关键问题刍议［J］．中医药大学学报，2022，38(12)：1164-1169．

[9] 兰智慧．中医内科学案例教学［M］．北京：中国中医药出版社，2022．

[10] 陈永法，蒋蓉．中国药事管理与法规［M］．南京：南京东南大学出版社，2021．

[11] 钟赣生，杨柏灿．中药学［M］．北京：中国中医药出版社，2021．

[12] 刘梦玲，章新友，丁亮，等．数据挖掘方法在中药配伍规律研究中的应用与进展［J］．中国中药杂志，2021，46(20)：5233-5239．

[13] 国家药典委员会．中华人民共和国药典［M］．北京：中国医药科技出版社，2020．

[14] 王艳平．邢世瑞中医药学术经验传承工作集［M］．北京：阳光出版社，2020．

[15] 张军，成荣新，杨玉龙，等．中药归经理论形成发展源流述要［J］．陕西中医药大学学报，2019，42(2)：15-19．